辨证施治

全新修订版

上海中医药大学　编著

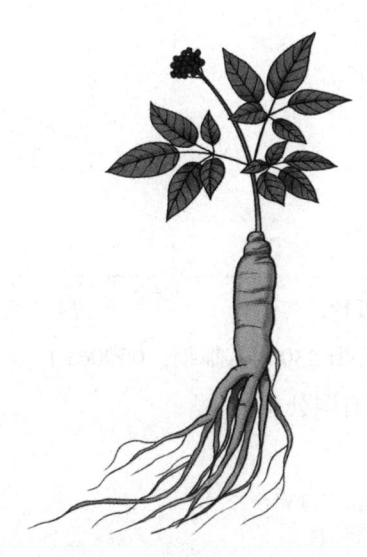

河北科学技术出版社

·石家庄·

图书在版编目（CIP）数据

辨证施治 / 上海中医药大学编著 . -- 石家庄 : 河北科学技术出版社, 2025. 5. -- ISBN 978-7-5717-2379-8

Ⅰ. R241

中国国家版本馆 CIP 数据核字第 2025ZQ8970 号

辨证施治
BIANZHENG SHIZHI

上海中医药大学　编著

出版发行	河北科学技术出版社	
地　　址	石家庄市友谊北大街 330 号 (邮编：050061)	
印　　刷	凯德印刷 (天津) 有限公司	
经　　销	全国新华书店	
开　　本	710 mm×1000 mm　　1/16	
印　　张	18.75	
字　　数	289 千字	
版　　次	2025 年 5 月第 1 版	
印　　次	2025 年 5 月第 1 次印刷	
书　　号	978-7-5717-2379-8	
定　　价	68.00 元	

出版说明

《辨证施治》一书初版于1972年。此次再版，我们致力于为读者呈现更具专业性、准确性且更贴合现代阅读与学习需求的版本。具体调整如下：

一、在对原版进行修订的过程中，我们对部分存在局限性的表述进行了调整。这些调整旨在优化内容，使其更聚焦于中医辨证施治的核心知识体系，从而帮助读者更顺畅、高效地理解和运用其中的理论与方法。

二、我们对书中的专业术语进行了全面细致的梳理与规范，使其表述更加精准且符合当前专业领域的通用标准。例如，将"辨症"统一修改为"辨证"，"粘蛋白"规范为"黏蛋白"等。这一调整旨在确保读者在阅读过程中能够准确理解相关概念，避免因术语差异而产生困惑，从而提升本书在专业学习与实践应用中的权威性和参考价值。

另外，本书编著者原名为上海中医学院，如今已更名为上海中医药大学。

我们希望通过此次修订，新版本的《辨证施治》能够更好地服务于中医领域的专业人士以及广大中医爱好者，为传承和发展中医事业发挥积极作用。同时，我们热忱欢迎读者在阅读过程中提出宝贵意见，以便我们不断完善本书内容。

前 言

中医是我国广大劳动人民在长期与疾病斗争中逐渐形成和发展起来的，历史悠久，并有着极其丰富的实践经验和独特风格的系统理论。几千年来，它在对我国民族的繁衍和维护人民的健康方面发挥了重大的作用，并且对世界医学作出了宝贵的贡献。

中医的丰富经验和独特理论在临床实践中是通过"辨证施治"来体现的，因此，学习中医应当掌握"辨证施治"的规律，这样才能在具体的临床实践中进一步体会到中医是如何医治疾病的。"辨证施治"的观点，在我国现存最早（公元前三世纪）的一部医书《内经》中就已建立，汉代（公元三世纪）张仲景在总结前人经验的基础上，在《伤寒论》一书中更明确地提出了医治疾病必须实行"辨证施治"的原则。他指出，应该"观其脉证，知犯何逆，随证治之"（"证"同"症"），这就是对"辨证施治"的最初概括。这种"辨证施治"的基本精神在以后的一千多年中指导着中医各科的临床实践，并得到不断的充实和发展，日趋完备，成为诊断和治疗疾病必须遵循的普遍法则。

"辨证施治"就是运用四诊（望、闻、问、切）全面了解患者所出现的症候（症状和体征），然后通过对症候进行分析，弄清疾病发生的原因、部位、性质及其发展趋势，从而掌握疾病的实质，确定治疗措施。可见，所谓"辨证"，就是分析症候，掌握实质；所谓"施治"，就是根据对疾病本质的认识，结合患者所处的环境及其个体的特点选用适当的治疗方法。在进行"辨证施治"的过程中，我们必须掌握中医对一些问题的基本观点。

1. 阴阳失调和邪正斗争是决定疾病性质的两个主要因素。

人体内部是一个统一的整体，但又是可分的，可分为阴、阳两个对立的方面。人体内部阴阳的失调，是疾病发生的根本原因，也是决定疾病性质的主要因素。

人与自然的关系也一样，既是统一的，又是对立的。自然条件是人类生存的条件，也往往是一些疾病发生的原因。引起疾病发生的自然条件称为外邪。外邪与人体抵抗疾病的能力（正气）之间的斗争——邪正斗争，也是决定疾病性质的一个主要因素。

因而，"辨证施治"必须首先抓住阴阳失调和邪正斗争这两种矛盾。

2. 疾病是传变的，"辨证施治"必须随时掌握疾病的变化。

疾病的过程是一个不断变化的过程，疾病实质也是不断变化的。因而，"辨证施治"强调必须随时掌握症候的变化，进行分析，以便随时掌握疾病实质的变化并相应地改变治疗措施。

3. 治疗疾病必须把原则性与灵活性结合起来。

"辨证施治"强调"治病必求其本"，即通过辨证深入疾病本质并针对疾病的本质进行治疗，反对不深入本质的对症治疗。但是，又不否定对症治疗的必要性，主张把治本与治标（对症治疗是治标）结合起来，并提出以"急则治标，缓则治本"作为掌握治本与治标的先后、缓急的一般规律。在必要时，甚至可以治标为主，例如一个症状成为当时疾病的主要矛盾，就应当首先解除这个症状。此外，注意地区、气候、个体的特点，也是"辨证施治"原则性与灵活性相结合的一个方面。

从上述"辨证施治"的过程可以看出：要能够对具体患者进行"辨证施治"，首先要掌握症候，这就要求必须懂得"四诊"；掌握症候之后要进行分析，这就要求具有人体生理、病理、病因等方面的认识；最后，要确定方药，也就要求要有治法和方药的知识。所有这些，都是临床进行"辨证施治"的基础知识。因此，本书分为上下两篇，上篇介绍"辨证施治"的基础知识，即生理与病理、疾病与病因、诊断方法、治法与方药，下篇介绍"辨证施治"的临床应用。

为了适应当前西医学习中医的普遍需要，我们编写了这本《辨证施治》，力图理论联系实际，简明扼要地介绍中医的基本内容，使读者边学习，边使用，达到较快地入门的目的。在编写过程中，我们虽然多次征求上海地区的部分中西医务人员和农村基层医务人员的意见做了反复修改，由于时间仓促，因此，本书一定存在着不少缺点以至错误，我们诚恳地欢迎广大医务人员给予批评和帮助。

编者　一九七二年五月

目 录

上篇 辨证施治的基础知识

第一章 生理与病理 ··· 002
第一节 气、血、津液 ····································003
一、气 ···003
二、血 ···004
三、气和血的辨证关系 ·······························005
四、津液 ··005

第二节 经络 ··006
一、经络系统的主要内容 ····························006
二、经络理论的临床应用 ····························029
〔附〕关于经络实质的一些研究情况 ···············031

第三节 脏腑 ··034
一、肺 ···035
二、脾、胃和肠 ······································036
三、肝与胆 ··039
四、肾、膀胱和子宫 ·································041
〔附〕命门（命门火）·······························044
五、心、心包和脑 ···································044
〔附〕三焦 ···046

第二章 疾病与病因 ··· 047
第一节 疾病发生的根本原因 ·························047
一、正邪关系 ·······································047

二、精神因素　　047
　第二节　疾病发生的外在原因　　048
　　一、气候因素　　048
　　二、生活因素　　051
　第三节　疾病发展过程中主要的两种矛盾　　052
　　一、邪正斗争　　052
　　二、阴阳失调　　053

第三章　诊断方法　　055
　第一节　问诊　　055
　　一、问寒热　　055
　　二、问汗　　055
　　三、问头身　　056
　　四、问二便　　056
　　五、问饮食和口味　　056
　　六、问胸腹　　056
　　七、问耳目　　056
　　八、问睡眠　　057
　　九、问妇女和小儿　　057
　　十、问诊断和治疗情况　　057
　第二节　望诊　　057
　　一、总体望诊　　058
　　二、分部望诊　　059
　　三、望舌　　060
　　〔附〕近代对舌苔的研究　　062
　　四、望小儿指纹诊　　063
　第三节　切诊　　063
　　一、脉诊　　063

二、按诊························066
　第四节　闻诊························068
　　一、语言························068
　　二、呼吸························068
　　三、咳嗽························068
　　四、嗅气味······················069

第四章　治法与方药························070
　第一节　概述························070
　　一、中草药的性能和炮制················070
　　二、中草药的配伍及制剂················072
　　三、治法与方药分类··················075
　第二节　解表法······················075
　　一、辛温解表法····················076
　　二、辛凉解表法····················077
　第三节　祛风湿法·····················079
　第四节　祛寒法······················082
　　一、温中散寒法····················082
　　二、温经通络法····················084
　第五节　清热法······················085
　　一、清热泻火法····················085
　　二、清热凉血法····················090
　第六节　祛湿法······················092
　　一、化湿法······················092
　　二、利湿法······················095
　第七节　化痰法······················099
　　一、化痰止咳法····················099
　　二、化痰消坚法····················104

第八节 消导法 …………………………………… 105
第九节 驱虫法 …………………………………… 106
第十节 泻下法 …………………………………… 110
    一、通里攻下法 ………………………………… 110
    二、峻下逐水法 ………………………………… 111
    三、润肠通便法 ………………………………… 113
第十一节 理气与降气法 ………………………… 114
    一、理气法 ……………………………………… 114
    二、降气法 ……………………………………… 116
第十二节 活血与止血法 ………………………… 117
    一、活血法 ……………………………………… 117
    二、止血法 ……………………………………… 121
第十三节 息风与安神法 ………………………… 125
    一、息风法 ……………………………………… 125
    二、安神法 ……………………………………… 128
第十四节 开窍法 ………………………………… 129
    一、凉开法 ……………………………………… 129
    二、温开法 ……………………………………… 130
第十五节 收涩法 ………………………………… 131
第十六节 补法 …………………………………… 134
    一、补气法 ……………………………………… 134
    二、补血法 ……………………………………… 137
    四、补阳法 ……………………………………… 140
    〔附〕适用于肿瘤的一些中草药 ……………… 142

下篇　辨证施治的临床应用

第五章　辨证施治总纲——虚实阴阳辨证 150
第一节　虚实辨证 150
一、实证 150
二、虚证 151
第二节　阴阳辨证 151
一、实证与阴阳辨证 151
二、虚证与阴阳辨证 151
三、阴阳与寒热的关系 151

第六章　外感热病的辨证施治 153
第一节　外感热病的发病原理与辨证要点 153
一、辨虚实 154
二、辨病邪 154
三、辨部位、深浅 154
第二节　外感热病的症候与治疗 155
一、实证期 155
二、虚证期 157
〔附〕伤寒论六经病症和温病卫气营血病症 158
第三节　外感热病的传变 163
第四节　外感热病辨证举例 164

第七章　杂病的辨证施治 169
第一节　体表、经络病症的辨证 169
一、体表经络病症 169
二、体表经络病症辨证举例 171
第二节　气、血、津液辨证 173

一、气、血病症 ……………………………………… 173
　　二、津液病症 ……………………………………… 178
　　三、气、血、津液辨证举例 ……………………… 179
　第三节　脏腑病症的辨证 …………………………… 180
　　一、肺病的辨证 …………………………………… 180
　　二、心病的辨证 …………………………………… 183
　　三、脾病的辨证 …………………………………… 186
　　四、胃病的辨证 …………………………………… 189
　　五、肠病的辨证 …………………………………… 192
　　六、肝胆病症的辨证 ……………………………… 196
　　七、肾病的辨证 …………………………………… 200
　　〔附〕关于肾阴肾阳问题的研究资料 …………… 205
　　八、膀胱病症的辨证 ……………………………… 206
　　九、内脏同病举例 ………………………………… 207

第八章　常见症候的辨证施治 …………………… **212**
　第一节　内儿科常见症候的辨证施治 ……………… 212
　　咳嗽 ………………………………………………… 212
　　哮与喘 ……………………………………………… 214
　　泄泻 ………………………………………………… 217
　　水肿 ………………………………………………… 219
　　黄疸 ………………………………………………… 220
　　眩晕 ………………………………………………… 222
　　心悸 ………………………………………………… 224
　　疼痛 ………………………………………………… 225
　　出血 ………………………………………………… 236
　第二节　外伤科常见症候的辨证施治 ……………… 239
　　疮疡 ………………………………………………… 239

皮疹 …… 246

　　损伤 …… 250

　第三节　妇产科常见症候的辨证施治 …… 256

　　月经不调 …… 256

　　带下 …… 258

　　胎漏 …… 261

　　产后恶露不绝 …… 263

　第四节　眼、喉科常见症候的辨证施治 …… 264

　　眼科疾患 …… 264

　　外眼病 …… 265

　　眼内病 …… 267

　　咽喉疾患 …… 269

第九章　辨证施治的原则性与灵活性 …… 272

　第一节　治病必须治本 …… 272

　　一、真热假寒 …… 272

　　二、真寒假热 …… 272

　　三、至虚有盛候（真虚假实）…… 273

　　四、大实有羸状（真实假虚）…… 273

　第二节　灵活掌握标本缓急关系 …… 274

　　一、标本兼顾问题 …… 274

　　二、标本缓急问题 …… 274

　第三节　密切注视症的转化 …… 275

　第四节　注意因人、因地、因时制宜 …… 275

附录 …… 276

　常用药物索引（包括用于肿瘤的中草药）…… 276

　常用方剂、成药索引 …… 283

上 篇
══辨证施治的基础知识══

第一章 生理与病理

中医关于人体生理病理的论述，以古代人体解剖为依据，通过深入细致的临床观察，在古代自发的、朴素的辩证法思想指导下分析推理综合归纳而成的。

中医关于人体生理病理的论述有两个特点。

一、整体观

人体由脏腑、经络、气、血、津液、皮毛、血脉、筋肉、骨骼，以及眼、耳、鼻、舌、口、前阴、后阴等孔窍所组成。人体各组成部分之间以五脏为主，不但五脏之间相互制约、相互依赖，有密切的联系；而且脏与腑之间，脏腑与皮、脉、肉、筋骨及孔窍之间，都有密切的联系，这种联系是通过经络和流行在经络中的气血来实现的，使整个人体成为一个统一体。人体正常的生理活动，需要人体各部分的密切协调配合才能进行。如肺、脾、肾三个脏，胃、膀胱、小肠、大肠、三焦五个腑，互相协调配合才能完成人体水液的吸收、输布、排泄等生理活动。某些病理现象，虽然表现于局部，但与脏腑之间往往有密切的内在联系，如眼结膜炎与肺有关，眼底病变与肝肾有关，等等；某些病理现象虽然表现于内脏，但可在体表局部发生某种反应，如阑尾炎与阑尾穴，胆囊炎与胆囊穴，等等。

二、可分的观点

人体一切组织器官的形态结构、生理活动或病理变化等，无不可以用阴阳两方面来分解剖析，这就称作"人身有形，不离阴阳"。整个人体可以分为阳气与阴液两个对立面，但两者又是密切联系的，阳气可以推动阴液的吸收和输布，而阴液又是产生阳气的基础。因此，有"阴以阳为主，阳以阴为根"之说。在中医理论中，人体可分的观点不一而足，如以人身结构而言，体表为阳，体内为阴；体表的背面为阳，腹面为阴。以气与血相对而言，气属阳，血属阴。以脏腑相对而言，脏属阴，腑属阳，但属阴的脏，其内部又可分为阴阳，如心有"心阴""心阳"；肾有"肾阴""肾阳"；属阳的腑，其内部也可分为阴阳，如胃有"胃阴""胃阳"。由此可见，以阴阳来分析生理病理既是具有可分的观点，而且不是绝对的、固定不变的，而是相对的，在一定条件下可以互相转变的。人体的生理活动和病理变化，就存在于阴阳两个方面互相对立而又互相联系之中。

现在把中医关于人体生理病理的理论加以初步整理，分为气、血、津液，经络和脏腑三节阐述。

第一节 气、血、津液

气、血、津液沿着经脉不断地流行，输布到全身各个脏腑各个部分，是人体生理活动的物质基础之中很重要的一部分。

一、气

（一）**气的生理** 人体的气表现形式多样，最基本的是"元气"（又称"真气"）。元气主要由肾中先天之精化生，并依赖后天水谷精微滋养，它根于肾，通过三焦流注全身，是维持人体生命活动的基本物质，有"人之有生，全赖此气"之说。《灵枢·刺节真邪篇》所说的"真气者，所受于天，与谷气并而充身者也"，强调了元气生成既与先天有关，也需后天补充。元气具有推动人体生殖、生长和发育的功能和作用。

气是一种流动的物质，它的运动形式，可以通过人体各个脏腑的生理病理活动而清楚地认识到。

气的生理可以概括为以下四个方面。

1. 抵抗外邪侵入，布散于胸腹，流行于肌表的称为卫气，有温暖肌表、内脏，润泽皮肤，管理汗孔开合抵抗外邪入侵等作用，这种作用称为"气主煦之"。如果卫气虚弱，就容易得外感疾病或者发生汗液分泌失常。

2. 将食物中的营养物质化生为血和津液，输布全身，并将废液排出于体外，称为"气化"。

3. 气在全身流通，无处不到，上升下降，维持着人体动态平衡，称为"气机"。

4. 各个脏腑之气，体现了各个脏腑的生理特点，如心气主心脏跳动、血脉流行和精神活动；肺气主呼吸；脾气主运化；胃气主受纳；肝气主疏泄；肾气主生长发育、主生殖，等等。将分别在脏腑一节中详述。

（二）**气的病理**

1. **气虚** 气虚表现为人体生理活动的不足和衰退。如呼吸无力是肺气虚的表现；胃口不好、消化不良，就是脾胃气虚的表现；遗精、阳痿是肾气虚的表现；此外，容易感冒是卫气虚的表现，全身虚弱为元气不足，等等。

2. **气滞** 因气机不利，气的流通不畅所引起，或称气郁。如脾胃气滞，出现腹胀作痛；肝气郁结，出现胸闷胁痛等等。

3. **气逆和气陷** 气的运动形式主要是升和降，升降之间应该保持相对的平衡，如果升降之间失去相对的平衡就会出现气逆或气陷的病理，如咳嗽、气急是肺气上逆的表现；恶心、呕吐、呃逆是胃气上逆的表现；久泻不止、脱肛等症是中气下陷（中气即脾胃之气的合称）的表现。气逆大多属于实证，气陷则属于虚证。

二、血

（一）血的生理 血也是来源于脾胃运化而来的水谷精气，经过心和肺的作用，变化而成。所谓"中焦取汁，变化而赤，是谓血"，中焦指脾胃，变化指心肺的作用。血形成之后，依靠心和阳气的推动流行于全身，有营养全身各个脏腑各个部分的作用。前人称为"血主濡之"，即是说明这个作用。全身的皮肤、肌肉、骨骼、内脏等，都需要得到血液充足的营养，才能进行各种生理活动。如"目受血而能视，掌受血而能握，足受血而能步"。由于血具有营养作用，所以血也称为"营"，或营血合称。而营气也就是指血液的营养作用。

（二）血的病理 血的病理变化主要表现为血虚、血瘀和血热三个方面。

1. **血虚** 心脾功能不足，血的来源减少或失血过多，则为血虚。血虚主要表现为头晕、心悸、乏力、唇舌淡白，以及失眠心烦、目糊、筋脉挛急、皮肤干燥、头发枯焦等症。

2. **血瘀** 血瘀的病理是血流不畅或局部有瘀血停滞。外伤跌仆、气虚气滞、出血以后及血寒、血热等原因，均能引起血瘀。血瘀主要表现为局部肿胀、疼痛，痛如针刺刀割，固定不移，唇舌皮肤青紫，出血紫黑成块等症。

3. **血热** 热毒侵入血分，使血的流行失常，称为血热。表现为出血鲜红，或皮肤出现红色斑疹，以及心烦、口渴、舌绛等症，严重者可出现神志昏迷。

三、气和血的辩证关系

血和气沿着经脉一起流行,互相联系,互相依存,是矛盾的对立统一。矛盾的主要方面是气,称为"气为血帅";血的流行,主要靠气的推动,称为"气行则血行,气滞则血瘀"。气不但能推动血的流行,同时又能控制血循行于经脉之中,称为"气能摄血"。气可以促进血的新陈代谢,称为"气能生血";大量出血必然导致气血两虚,称为"气随血脱"。

四、津液

(一)津液的生理 津液的形成、输布和排泄的过程是比较复杂的,与脾、胃、肺、肾、大小肠、膀胱等都有关系,这些内脏的有机配合才能使津液的运化正常。古人有"饮入于胃,游溢精气,上输于脾,脾气散津上归于肺,通调水道下输膀胱"之说,但还不够全面。其具体过程是:饮水入胃,胃吸收水分,经过脾的"散精"作用,一方面输送到全身,一方面上输到肺。经过肺的"通调水道"的作用,使水液一方面输送到全身,一方面将多余的水液和废物下输到膀胱,因此,有"肺为水之上源"之说,通过膀胱的气化使尿液排出体外。水液通过大小肠时,大小肠能吸收一部分水液,以调节人体水液的平衡,因此有"小肠主液,大肠主津"之说。肾阳在全身水液的吸收、输布、排泄的过程中,起主要的作用,既能促使水液向全身布散,又能将多余的水液和废物下输膀胱,并控制膀胱的排尿,因此有"肾为水脏"之说。这些脏腑对水液调节的功能总称为"气化"。

津液的功能是:布散于全身,滋润脏腑、皮肤、肌肉,滑利关节,补养脑髓,转化为唾液、涕、泪等分泌液滋润孔窍,废物和多余的水分,则由尿液和汗液排出体外。

(二)津液的病理

1. **伤津和伤阴** 津液不足,轻的称为伤津,重的称为伤阴。造成津液不足的原因主要有热邪灼伤,津液减少。其主要表现为口渴,咽、喉、唇、舌、皮肤干燥,大便干结,小便短少等症候。

2. **水肿和痰饮** 水肿和痰饮都是津液不正常的积聚,肺、脾、肾三脏气化功能不足,都会出现水肿或痰饮。肺失通调的水肿多见于头面,肾脏阳气不足的水肿多见于下肢,脾失运化的水肿多见于全身。腹水多与脾肾气化不足有关，胸水多与肺气不降有关，脑积水则与肾气不足有关。津液积聚于局部，则成为痰（稀薄的则称为"饮"），如肺气的宣散和肃降功能失调，则出现咳嗽咯痰，而慢性咳嗽长期咯痰则不但与肺有关，还和脾失运化、津液积聚成痰有关。因此有"肺为贮痰之器，脾为生痰之源"之说。如肾气衰弱，气化不足，水液大量积聚可以向上侵犯心肺，叫作"水饮凌心""水饮射肺"。心力衰竭、肺水肿时的心悸、气急、咳嗽、吐大量泡沫痰，多属这种病理。如果痰积于四肢，则为关节肿痛；痰聚于经络，则出现痰核肿块；痰聚于心，则神志失常，称为"痰迷心窍"；痰聚于胃，则引起恶心、呕吐；痰留于脑，则出现眩晕，称为"痰蒙清窍"。

第二节　经络

经络是人体运行气血津液，联络内外、上下、左右，调节各部分功能的一个完整的系统。它有规律性的循行路线和错综复杂的联络交会，遍布全身，把人体各部分紧密地连成一个统一的整体。

通过经络的沟通，人体气血运行散布到全身，为各脏腑器官组织的功能活动提供了必要的物质基础。通过经络的联系，各脏腑器官的功能可以互相配合、互相影响。通过经络的传导，脏腑的生理功能和病理变化可以反映到体表一定部位上来，体表不同地方的病变也可以影响某些脏腑的功能。局部的病变可以引起全身的症状，全身的症状也可以影响局部的病变。因此，根据以上的这些关系，我们可以通过在经络穴位上针灸、推拿、敷药等方法来治疗脏腑疾病，也可以通过脏腑功能的调整来治疗体表疾病。所以，经络学说在说明人体生理活动、疾病发生发展和指导临床实践等方面都有着重要意义。

一、经络系统的主要内容

经络是"经"和"络"的统称。纵行的大干线称为"经"，又称"经脉"；经脉的细小分支称为"络"，又称"络脉"。比络脉再细小的分支称为"孙络"。"经"和"络"纵横交错，遍布全身。

经脉是经络系统的主体，它有"正经"12条（十二经脉）和"奇经"8条（奇经八脉）。分别简述如下。

（一）十二经脉　十二经脉在体表各分布于四肢、头、身部，在体内每一条经脉又各与肺、心包、心、大肠、三焦、小肠、脾、肝、肾、胃、胆、膀胱等某一个脏腑有特定的"属""络"联系（与同名脏腑的互相联系称"属"，与相为表里的脏腑的互相联系称"络"）。

1. **十二经脉的分布规律** 十二经脉中，循行分布到上肢的经脉称"手经"，循行分布到下肢的经脉称"足经"。一般来说，循行到四肢内侧（上肢是指屈侧，下同）的称"阴经"，循行到四肢外侧（上肢是指伸侧，下同）的称"阳经"。在四肢内侧前缘循行的阴经称"太阴经"，在中间的称"厥阴经"，在后缘的称"少阴经"，总称手三阴或足三阴。在四肢外侧前缘循行的称"阳明经"，在中间的称"少阳经"，在后缘（在下肢为后侧）的称"太阳经"，总称手三阳或足三阳（表1）。根据这些规律也说明了每条经脉的一些特性，如手太阴肺经是内通于肺，在上肢主要循行分布于屈侧前缘的一条经脉，又可简称为肺经或手太阴经。

需着重强调的是，十二经脉的循行路径并非局限于四肢部位。各经脉在循行过程中，通过主干与分支扩散的方式，将循行范围拓展至躯干、头面部以及其他部位。如足阳明胃经经面部下行，足太阴脾经循行经过腹部等。因此，上述对十二经脉四肢部位的阴阳、手足分类命名，是基于其在四肢分布规律的概括性表述。

表1 十二经脉在四肢的分布规律

部位		阴经（内侧）	阳经（外侧）
手经（上肢）	前	手太阴肺经	手阳明大肠经
	中	手厥阴心包经	手少阳三焦经
	后	手少阴心经	手太阳小肠经
足经（下肢）	前	足太阴脾经	足阳明胃经
	中	足厥阴肝经	足少阳胆经
	后	足少阴肾经	足太阳膀胱经

说明：在小腿部和足部，足太阴脾经和足厥阴肝经位置前后互换，肝经在前，脾经在中间。至内踝上8寸处交叉后才是脾经在前，肝经在中间。

表格中的内容，是基于其在四肢分布规律的概括性表述，经络的具体的循行路径，详见本书中的经络图。

2. 十二经脉循行路线概述①

（1）手太阴肺经（图1）：起于中焦，向下网络大肠，回过来沿着胃的上口，穿过膈肌，入属肺，再从气管到喉，横过上胸（中府），沿着上肢屈侧前缘，经过大鱼际肌，到拇指桡侧端（少商）。

腕后支脉——从腕后（列缺）分出，经过手背，到食指桡侧端（商阳）。

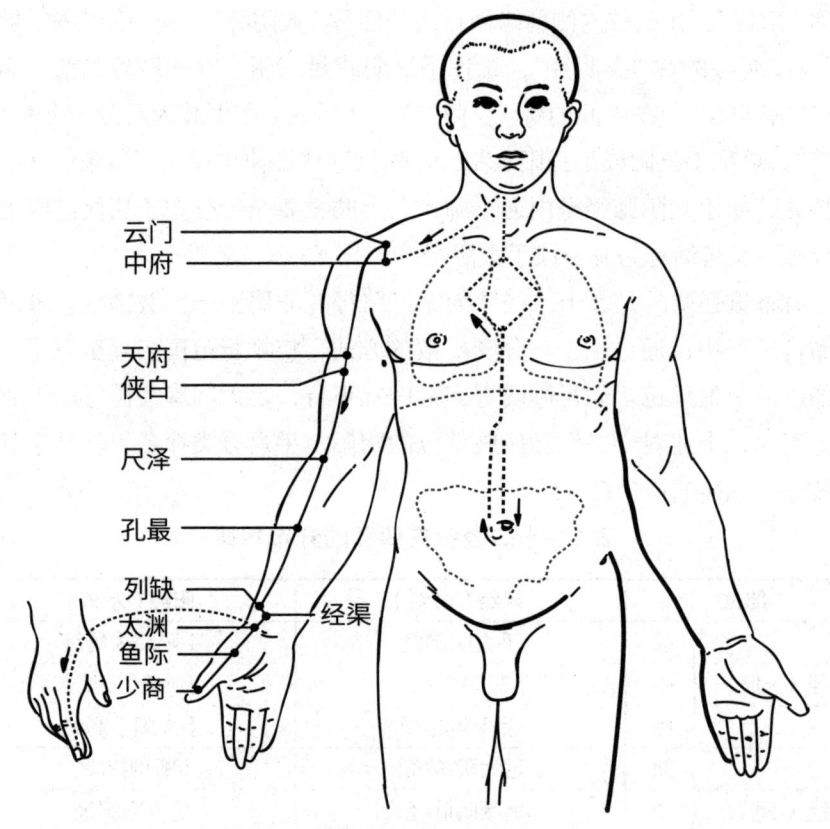

图1　手太阴肺经循行分布示意图

---

① 这里的十二经络循行路线概述，是十二经络各经（如手太阴肺经）的具体循行路径，而非十二经络循行的总体路线概述。

（2）手厥阴心包经（图2）：起于胸中，属于心包，向下穿过膈肌，联络上、中、下三焦。

胸部支脉——沿胸中在乳头外侧腋缝下3寸处（天池），穿出胸腔，上抵腋窝，沿上肢屈侧中线进入掌内，沿着中指到指端（中冲）。

掌中支脉——从掌心（劳宫）分出，沿无名指尺侧缘到指端（关冲）。

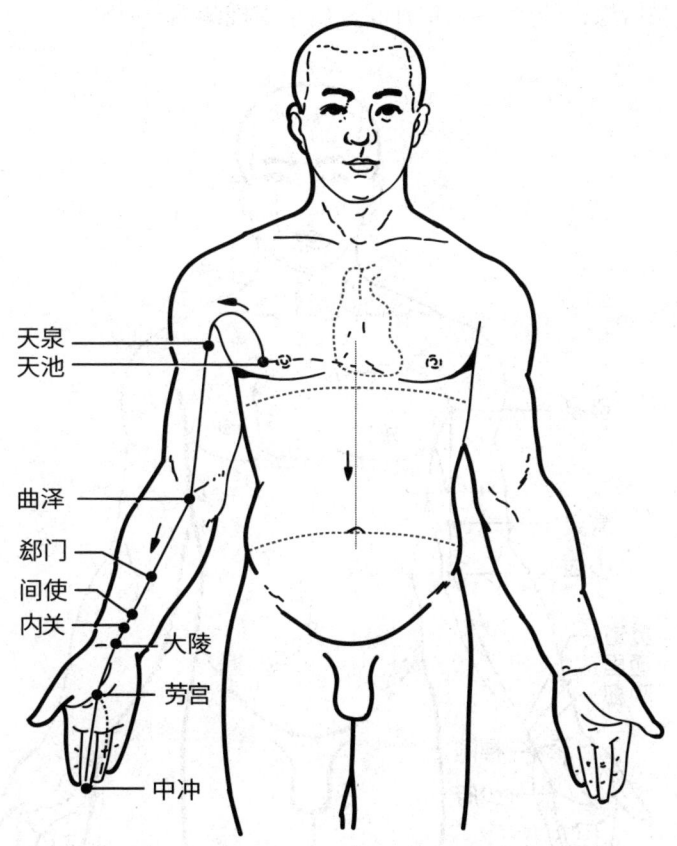

图2　手厥阴心包经循行分布示意图

（3）手少阴心经（图3）：起于心中，出属于"心系"（肺下悬心之系），下穿膈肌，络小肠。

从"心系"上行脉——从"心系"沿食管上行连系"目系"（眼与脑相联系之脉）。

从"心系"直行脉——从"心系"上行肺部，穿出腋窝前壁（极泉），沿上肢屈侧后缘，经第4～5掌骨间，到小指桡侧端（少冲）。

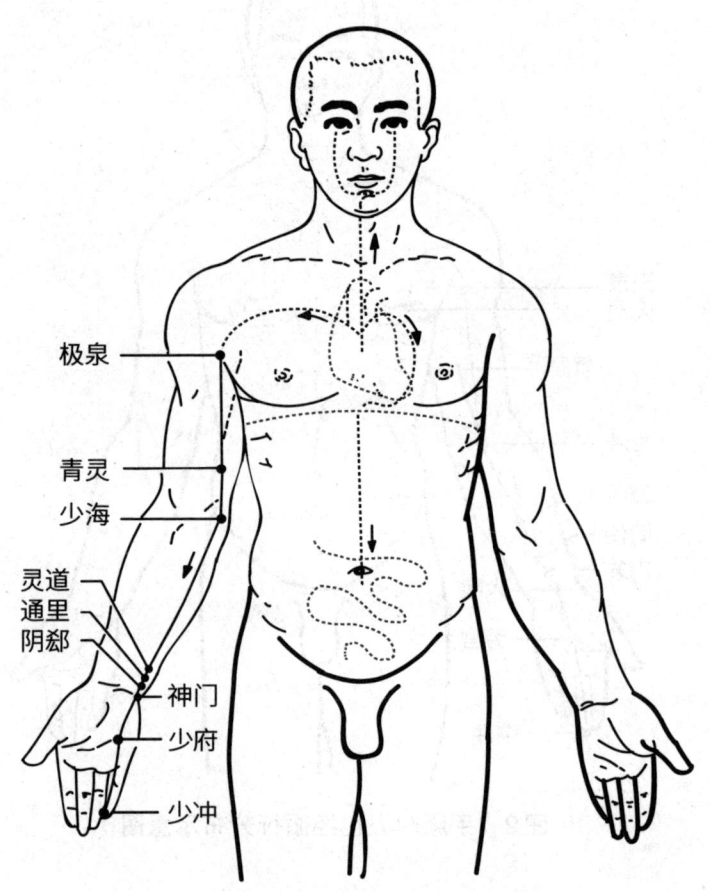

图3　手少阴心经循行分布示意图

(4)手阳明大肠经(图4):起于食指桡侧端(商阳),沿食指桡侧缘向上,走在上肢伸侧前缘,经过肩锁关节上方,经过大椎,进入锁骨上窝,向下网络肺,入属大肠。

缺盆支脉——从锁骨上窝上行,经颈部到面颊,进入下齿龈,再回绕出来经过口角和上唇,到对侧的鼻翼旁边(迎香)。

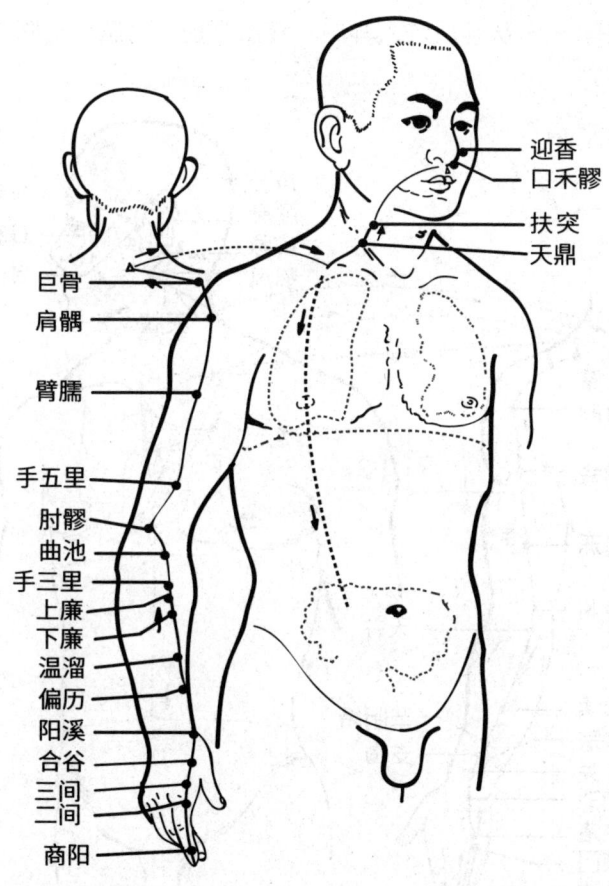

图4 手阳明大肠经循行分布示意图

（5）手少阳三焦经（图5）：起于无名指端（关冲），经无名指尺侧缘及手背第4~5掌骨间，沿上肢伸侧中线到肩关节后面，横过肩胛冈外段上缘，折而向前进入锁骨上窝，分布于前胸正中，络心包，再穿过膈肌，遍属上、中、下三焦。

膻中支脉——从前胸正中向上，穿出锁骨上窝，上走项部，沿耳后上行至耳上方，再弯下走向面颊部，到眼眶下方。

耳部支脉——从耳后进入耳中，穿出耳前，与膻中支脉交叉后到眉外端（丝竹空）。

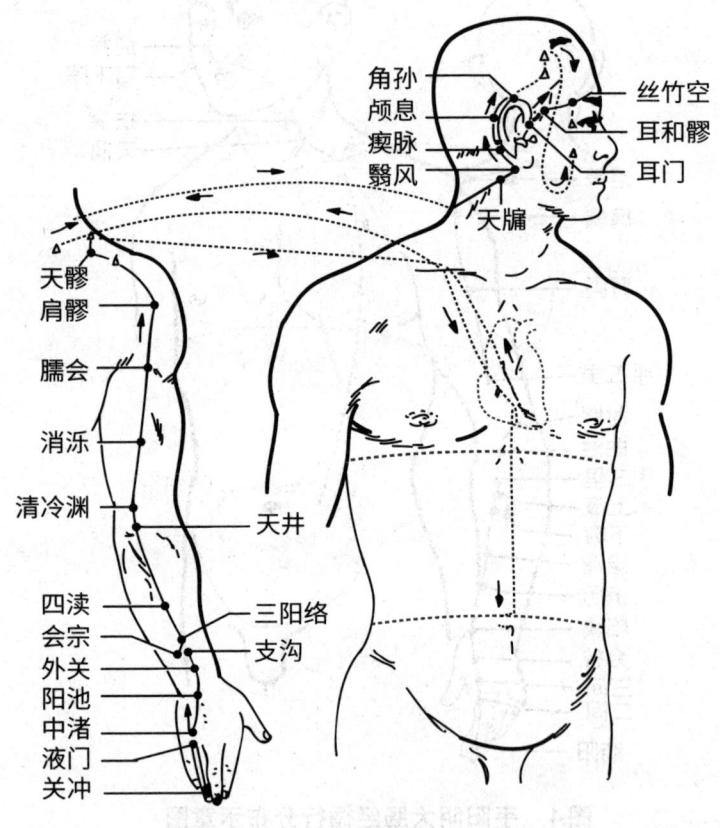

图5　手少阳三焦经循行分布示意图

（6）手太阳小肠经（图6）：起于小指尺侧端（少泽），沿上肢伸侧后缘，经肩关节后下方，绕行肩胛部，与督脉交会于大椎，再折而向前，进入锁骨上窝，络心，沿食管通过膈肌，经过胃，属小肠。

缺盆支脉——从锁骨上窝经过颈侧部和下颌角,到眼外角,再转入耳中(听宫)。

颊部支脉——从颊部分出,经由眼的下方走向鼻旁,到眼内角。

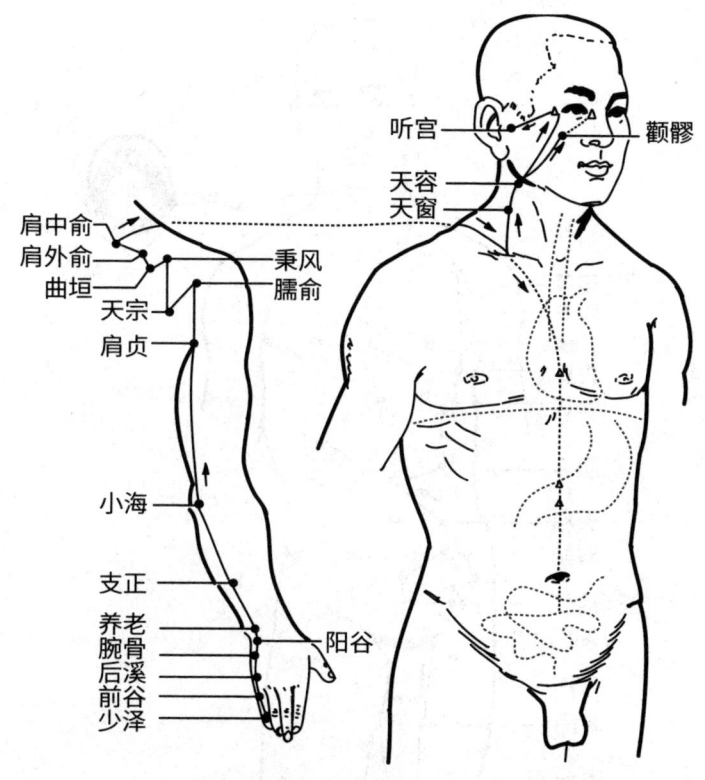

图6 手太阳小肠经循行分布示意图

(7)足太阴脾经(图7):起于足大踇趾内侧端(隐白),沿着足背内侧至内踝前面,再沿着胫骨后缘上行,经膝股内侧前缘,进入腹部,沿腹中线旁4寸行于腹里,属脾,络胃,穿过膈肌,行于胸中线旁6寸处至周荣穴,再内斜至咽喉,连系舌根,分布于舌下。另一支络向外斜分布于胸胁(大包)。

从胃部分出的支脉——从胃部分出,向上通过膈肌,注入心中。

(8)足厥阴肝经(图8):起于足大踇趾背面趾甲后(大敦),沿着足背经过内踝前1寸处(中封),上行至小腿内前侧,在小腿中部(内踝上8寸)交叉到足太阴脾经后方,沿着股内侧上行,回绕外生殖器,上达小腹,再走到胃旁(期门),属肝络胆,从肝往上穿过膈肌,分布于胁肋,再沿喉咙的后面，向上进入鼻咽部，连接"目系"，再向上经过前额到达头顶。

"目系"支脉——从"目系"分出，循面颊的里面下行，环绕嘴唇。

从肝部分出的支脉——从肝往上，穿过膈肌，注入肺。

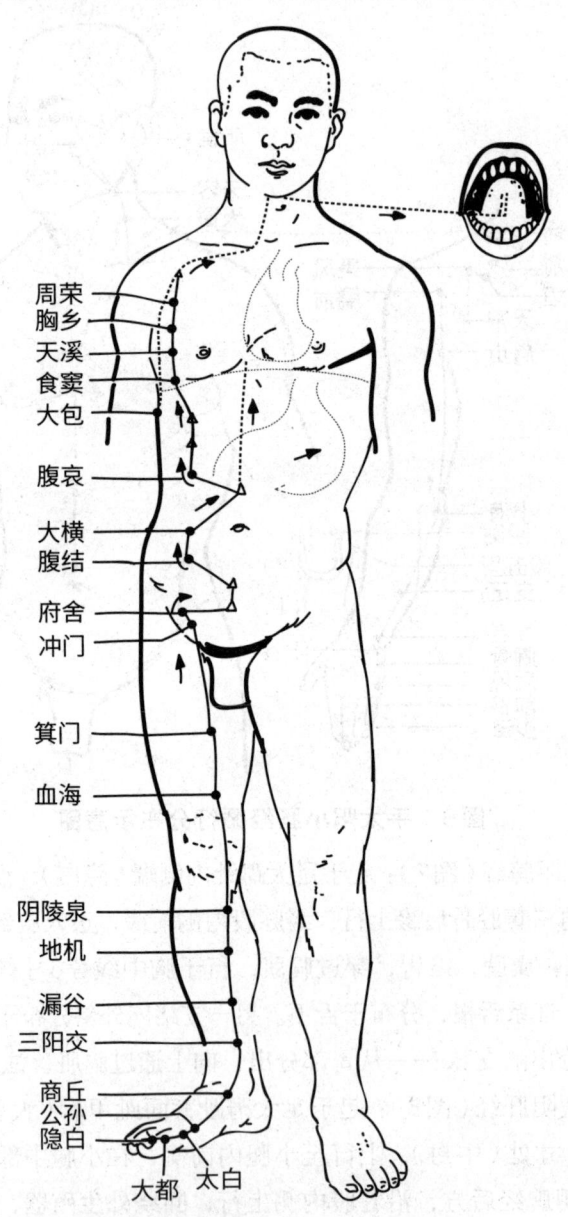

图7　足太阴脾经循行分布示意图

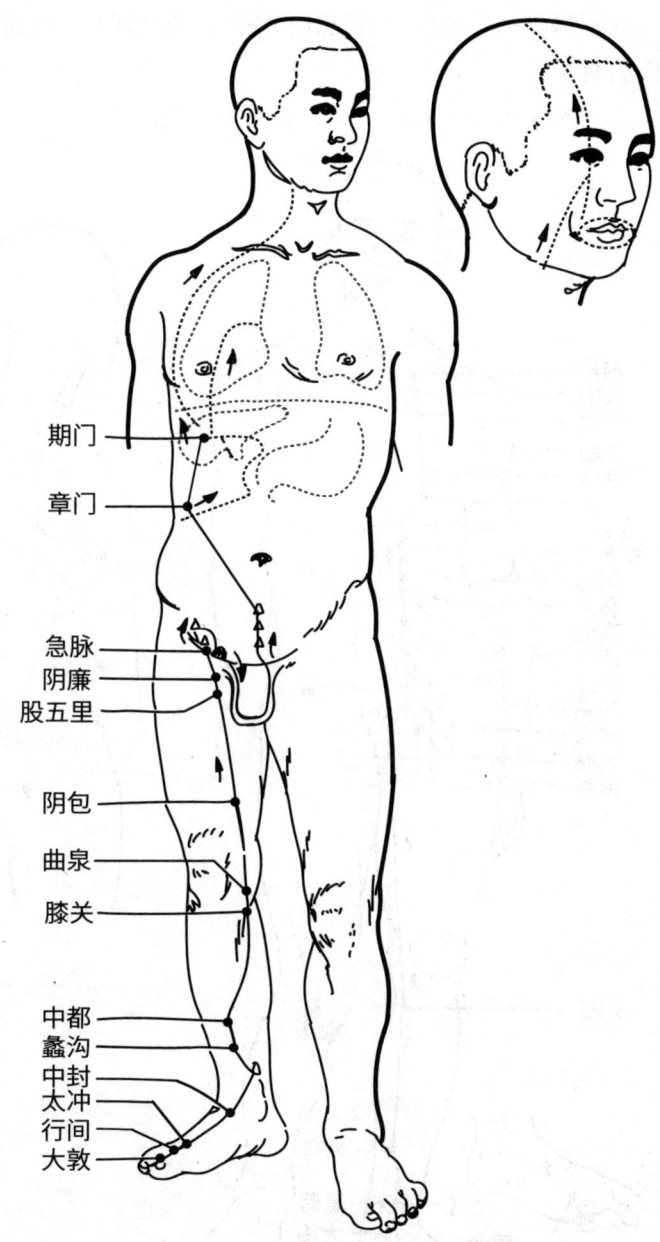

图8 足厥阴肝经循行分布示意图

（9）足少阴肾经（图9）：起于足小趾下，斜向足心（涌泉），出于舟骨粗隆下，经内踝下方进入足跟，再向上沿下肢内侧后缘，入腹贯穿脊柱，在腰部属肾并下络膀胱，再向上通过肝和膈肌，进入肺中（俞府），沿着喉咙，到舌根的两侧。

从肺部分出的支脉——从肺出来，联络心，散于胸中。

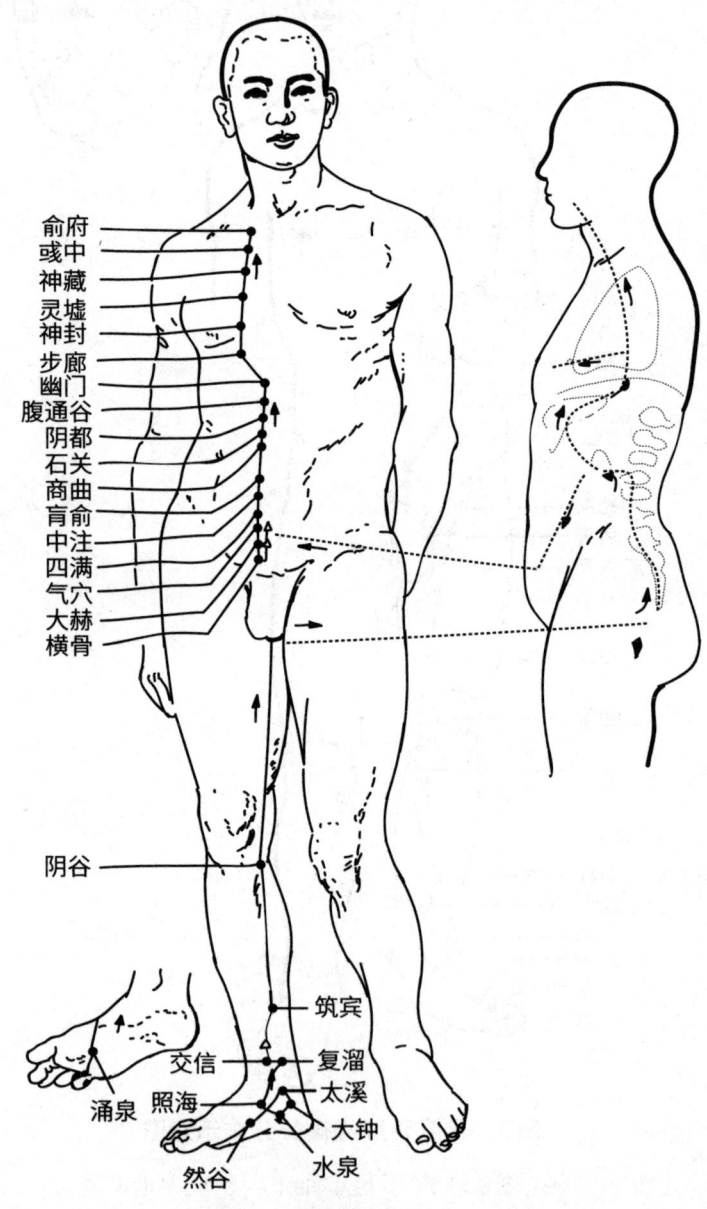

图9　足少阴肾经循行分布示意图

（10）足阳明胃经（图10）：起于鼻部，经过眼内角到眼下（承泣），进入上齿龈，绕过口角与对侧经脉交会于颏唇沟（承浆），然后往后沿着下颌角经过耳前，循着前发际到前额部。

面部支脉——从面颊部分出，沿着喉咙进入锁骨上窝，穿过胸膈，属胃络脾。

缺盆部直行脉——从锁骨上窝下行，经乳头，沿腹中线旁2寸到腹股沟（气冲）。

胃部支脉——起于胃口，循腹里，与缺盆部直行脉会合于气冲，斜行至髀关，沿下肢外侧前缘，经足背两筋间（解溪），到第2足趾外侧端（厉兑）。

胫部支脉——从膝下3寸（足三里）分出，下行到第3趾外侧端。

足背支脉——从足背（冲阳）分出，进入足大拇趾内侧端（隐白）。

（11）足少阳胆经（图11）：起于眼外角（瞳子髎），向上到达额角部（颔厌），下行至耳后（风池），沿着头颈走在手少阳三焦经的前面，到肩上退回交出于手少阳三焦经的后面，向下进入锁骨上窝。

耳部支脉——从耳后（风池）穿过耳中，经耳前到眼外角。

眼外角支脉——从眼外角分出，下走大迎，与手少阳三焦经会合于目眶下，下经颊车和颈部，进入锁骨上窝与前入锁骨上窝的一支经脉会合，继续下行胸中，穿过膈肌，络肝属胆，沿着胁肋内到耻骨上缘阴毛边际处（气冲），横入髋关节部（环跳）。

缺盆部直行的脉——从锁骨上窝走到腋下，沿胸腹侧面，在髋关节与眼外角支脉会合，自此向下沿下肢外侧中线，经外踝前面，沿足背到足第4趾外侧端（足窍阴）。

Ⅱ上篇 辨证施治的基础知识

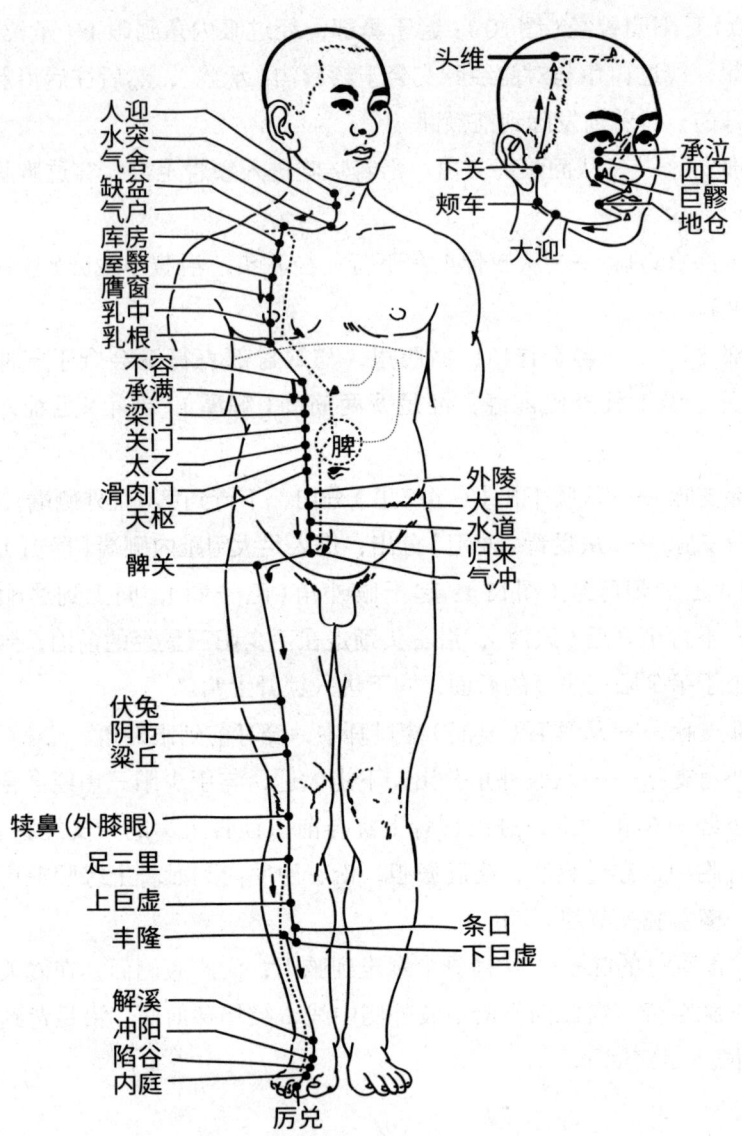

图10 足阳明胃经循行分布示意图

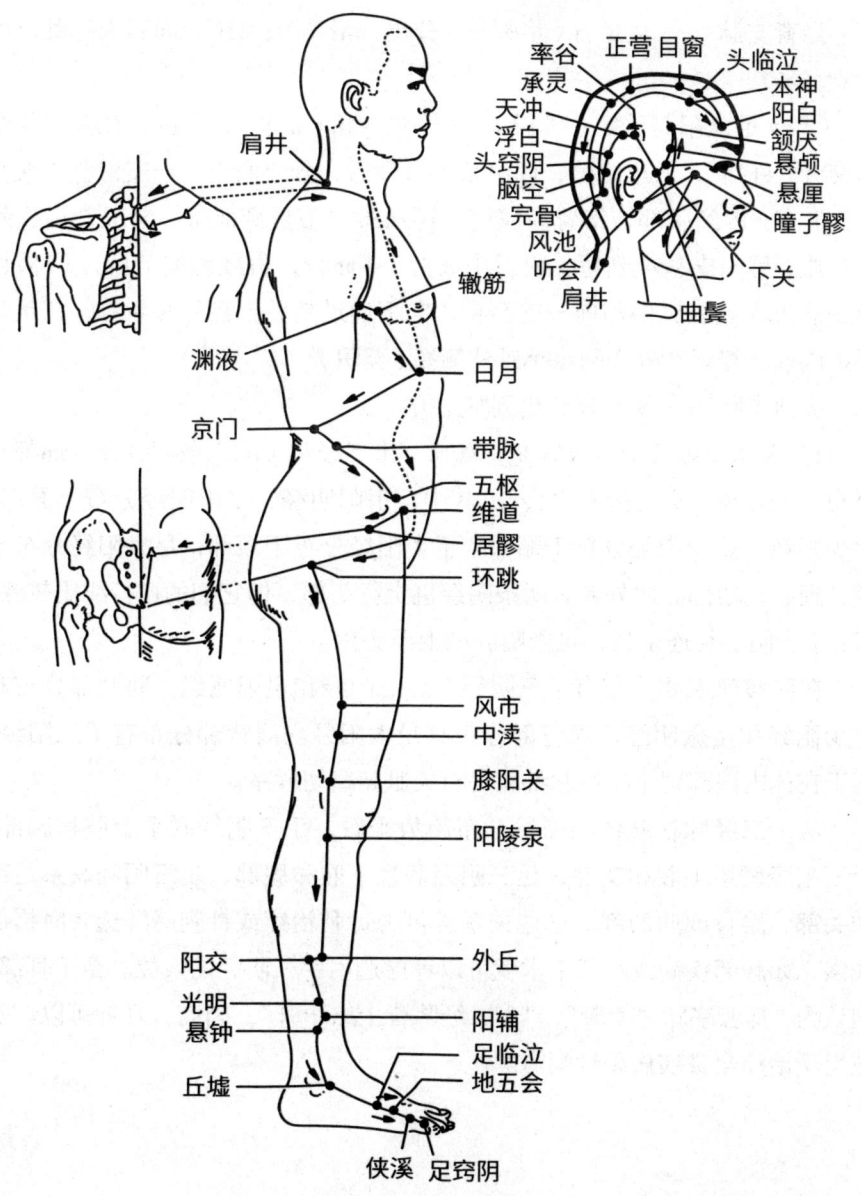

图11 足少阳胆经循行分布示意图

足背支脉——从足背（足临泣）分出，沿第1~2跖骨间到大踇趾爪甲后（大敦）。

（12）足太阳膀胱经（图12）：起于眼内角（睛明）、上额，在头顶与督脉交会（百会），入里络脑，回出来下行项后，分成两支，一支沿背中线旁1.5寸，下行到腰部，络肾属膀胱，再从腰向下贯穿骶部，经股部后面到腘窝中；另一支从项到臀，沿背中线旁3寸而行，再经髋关节后方（环跳）及股后外侧到腘窝中与前一支会合，向下通过腿肚，经外踝后方，在足跟部折向前，经足背外侧到足小趾外侧端（至阴）。

头顶支脉——从头顶分出到耳上方。

3. **人体各部的十二经脉分布概况**　十二经脉中的六条阳经在头部都有分布，所以说"头为诸阳之会"。其中，手阳明经、足阳明经分布于面部，手少阳经、足少阳经分布于颞部，手太阳经分布于颊部，足太阳经分布于额、顶、枕项部。此外，有两条阴经也上行头部，但它们的循行线比较深，即：手少阴心经连于目，足厥阴肝经上至头顶。

在胸腹部主要分布有手三阴经、足三阴经和足阳明经。胁肋部分布有足少阳经和足厥阴经。腰背部分布有足太阳经。肩背部分布有手三阳经。至于在体内深部则十二经脉都和各有关脏腑密切联系。

从十二经脉在肢体的循行分布趋势来看，手三阴经联系上肢和胸部，手三阳经联系上肢和头部，足三阴经联系下肢和腹部，足三阳经联系足部和头部、腰背或胁肋部。这些关系常可为针刺治疗或针刺麻醉选穴时提供线索，如胸部疾病或胸部手术就可以考虑选用手三阴经的穴位。至于耳部，则认为"耳者宗脉之所聚"，"十二经脉皆上络于耳"，因此，耳针可以广泛应用于治疗全身疾病和针刺麻醉。

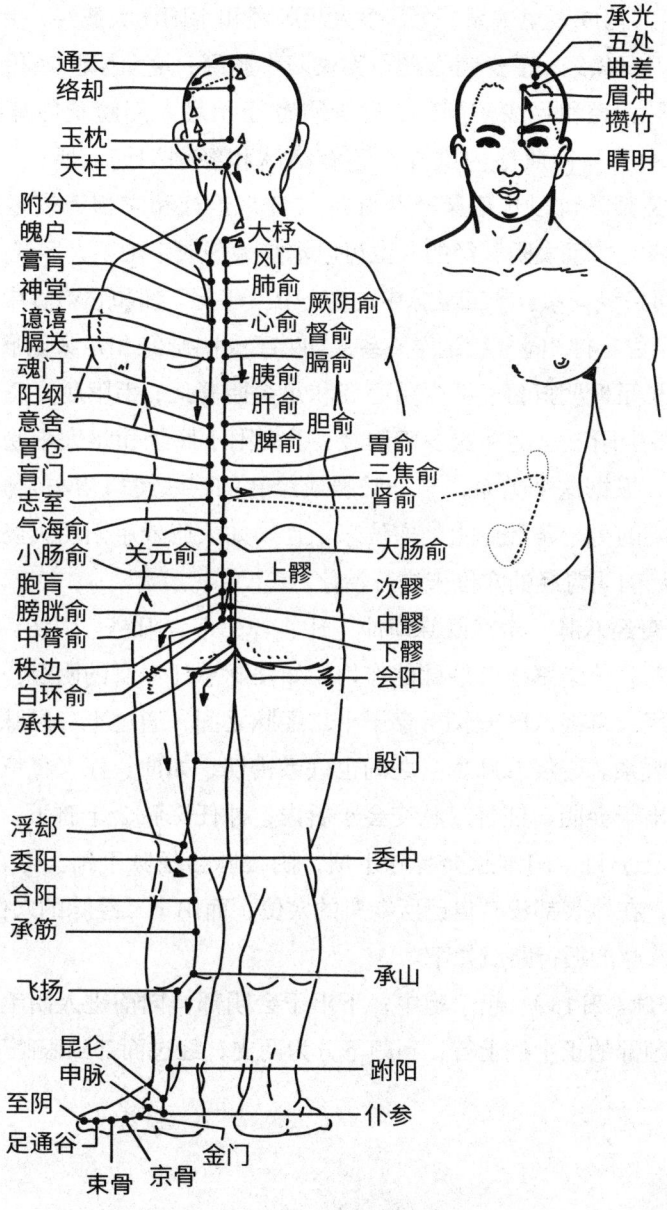

图12 足太阳膀胱经循行分布示意图

4. 十二经脉的相互关系

(1)表里经关系：十二经脉中的每一条"阴经"都和它分布位置相对的

一条"阳经"构成表里关系。如：手太阴肺经和手阳明大肠经；手厥阴心包经和手少阳三焦经；手少阴心经和手太阳小肠经；足太阴脾经和足阳明胃经；足厥阴肝经和足少阳胆经；足少阴肾经和足太阳膀胱经都有表里关系。它们除了互相属络内脏外，还有络脉和经别相连，所以关系密切。根据这个关系，可以选取某一经脉的穴位来治疗和它相为表里的脏腑或经脉的疾病。如手太阴肺经的穴位可以治疗大肠或手阳明大肠经的疾病。

（2）同名经关系：十二经脉中的每一条"手经"都和它前、中、后相应位置的"足经"有"同气相通"关系，如：手太阴肺经和足太阴脾经；手厥阴心包经和足厥阴肝经；手少阴心经和足少阴肾经；手阳明大肠经和足阳明胃经；手少阳三焦经和足少阳胆经；手太阳小肠经和足太阳膀胱经都有这种关系。根据这个关系，某一脏腑或经脉的疾病可以用与它同名太阴、厥阴或少阴的另一条经脉上的穴位来治疗，如大肠或手阳明大肠经的疾病可以选取足阳明胃经的穴位来进行治疗。

（二）奇经八脉　奇经八脉即冲、任、督、带、阳跷、阴跷、阳维、阴维八条，有调节统率十二经脉的作用，如任脉总任一身的阴经，督脉总督一身的阳经。奇经八脉交叉贯穿于十二经脉之间，通过十二经脉和人体其他脏腑相联系。奇经八脉本身之间也联系密切，如冲、任、督三脉同源于胞宫，同出于会阴。任督二脉交会于唇内，冲任二脉会于脐下。阴跷、阳跷二脉同会于目。阳维脉会督脉于项，阴维脉会任脉于颈。但它们除任、督二脉外，在体表都没有自己所专有的穴位，而由十二经脉的穴位代表。

奇经八脉的循行路线如下。

1.**任脉**（图13）　起于胞中，下出于会阴部，向前进入阴毛部，沿着腹、胸、颈部的正中线上行，到颌下分为两支，经过面部到眼眶下部。

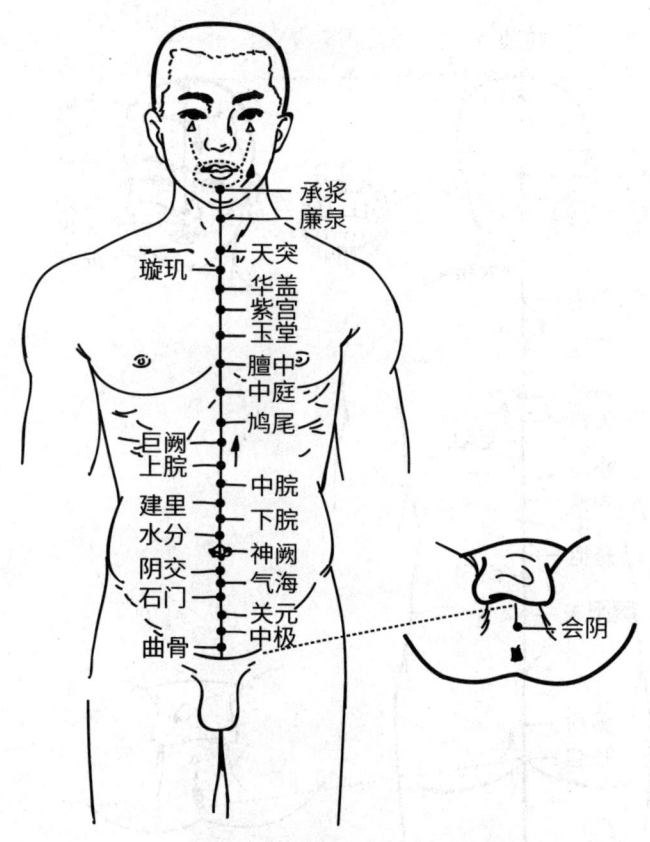

图13 任脉循行分布示意图

2. **督脉**（图14） 起于胞中，下出于会阴部，向后沿骶、腰背、项的正中线上行，至项后（风府）进入脑内，越过头顶，经额、鼻、上唇正中线，到上唇内唇系带处（龈交）。

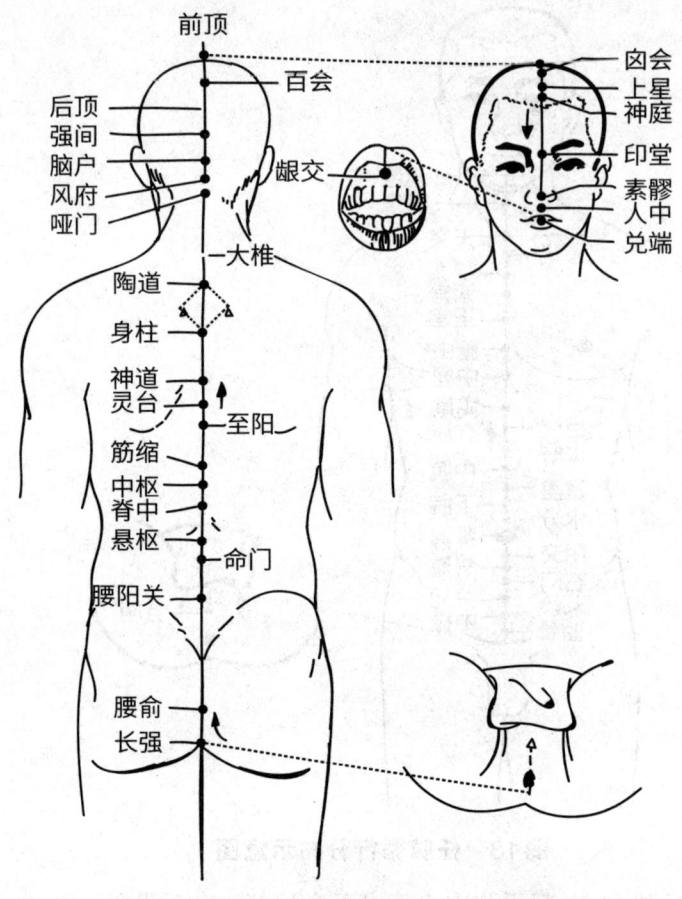

图14 督脉循行分布示意图

3. 冲脉（图15） 起于胞中，下出于会阴部，在腹股沟（气冲）处与足少阴肾经相并上行，抵胸后散布于胸中，再向上行到喉，环绕嘴唇；从少腹分出的一支上行于脊柱内。

4. 带脉（图16） 起于胁肋部下面，斜向下行到带脉穴，沿髂骨上缘到少腹部，绕身一圈。

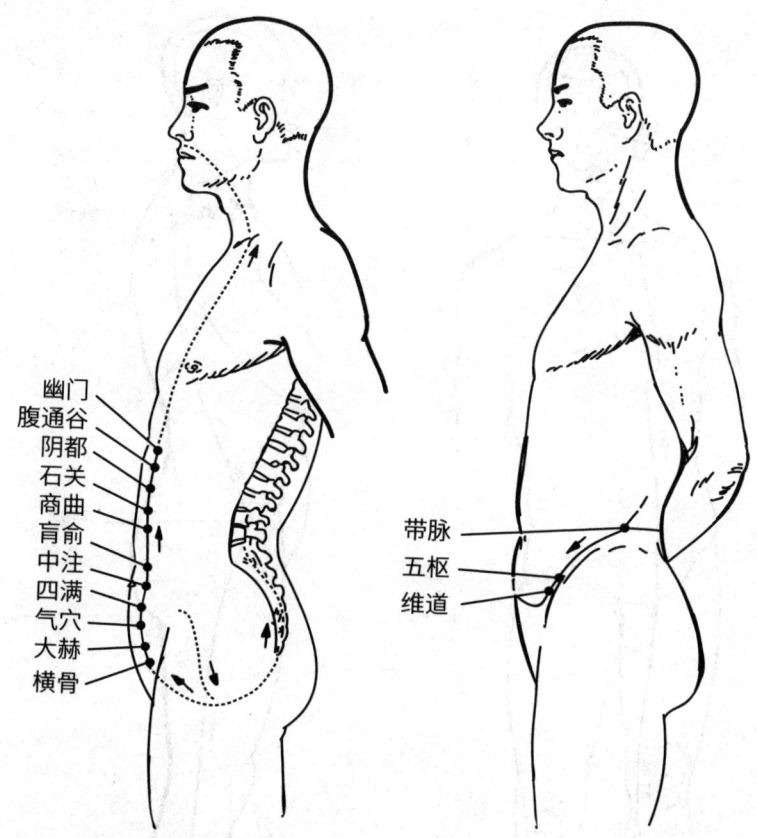

图15 冲脉循行分布示意图　图16 带脉循行分布示意图

5. **阴跷脉**（图17）　起于足舟骨后方（照海），上行至内踝上部，沿大腿内侧后缘，至前阴部，上沿胸部，进入锁骨上窝，上行喉结旁人迎之前，沿颧骨部到眼内角与阳跷脉会合。

6. **阳跷脉**（图18）　起于足跟外侧（申脉），沿外踝上行，经腓骨后缘，沿大腿外侧、胁肋后方，从腋缝后上肩，沿颈部上挟口角，进入眼内角（睛明），与阴跷脉会合，再沿足太阳膀胱经上额与足少阳胆经会合于风池。

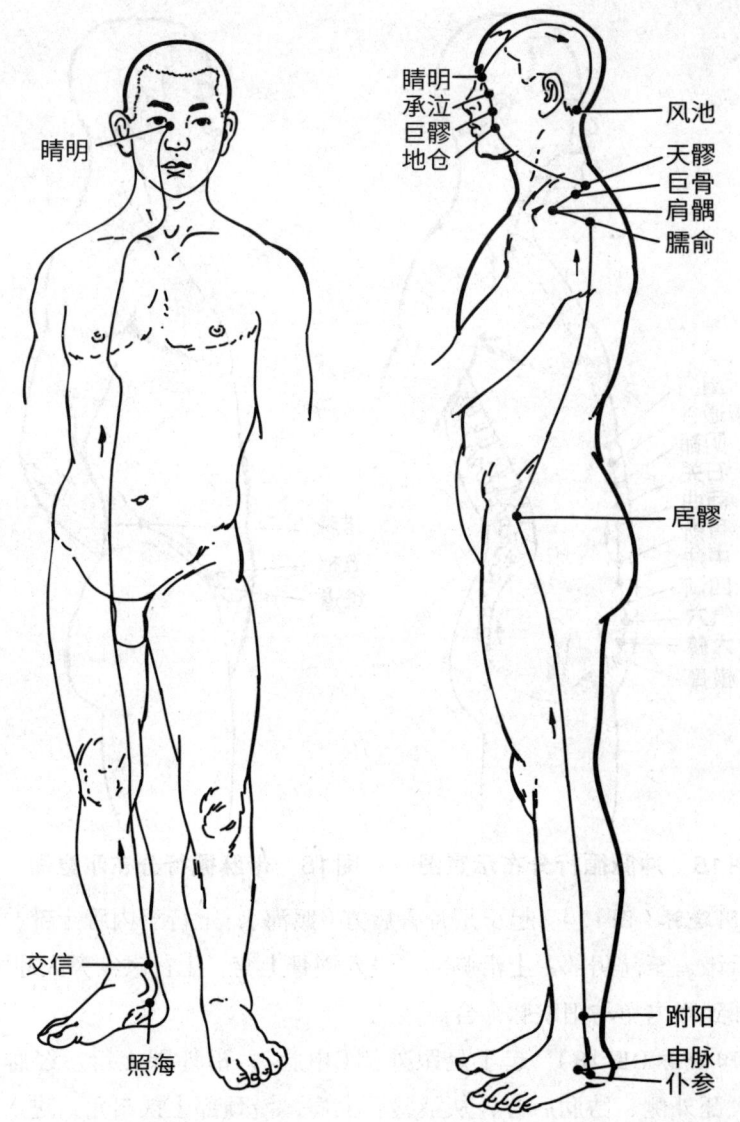

图17 阴跷脉循行分布示意图　图18 阳跷脉循行分布示意图

7. 阴维脉（图19）　起于小腿内侧，沿大腿内侧上行到腹部，与足太阴脾经相合，沿着胸部与任脉会于颈部（天突、廉泉）。

8. 阳维脉（图20）　起于足跟部（金门），向上出外踝，沿足少阳经上行，经过髋关节部，循胁肋后侧，从腋后上肩，到前额，再到项后，和督脉会合（风府、哑门）。

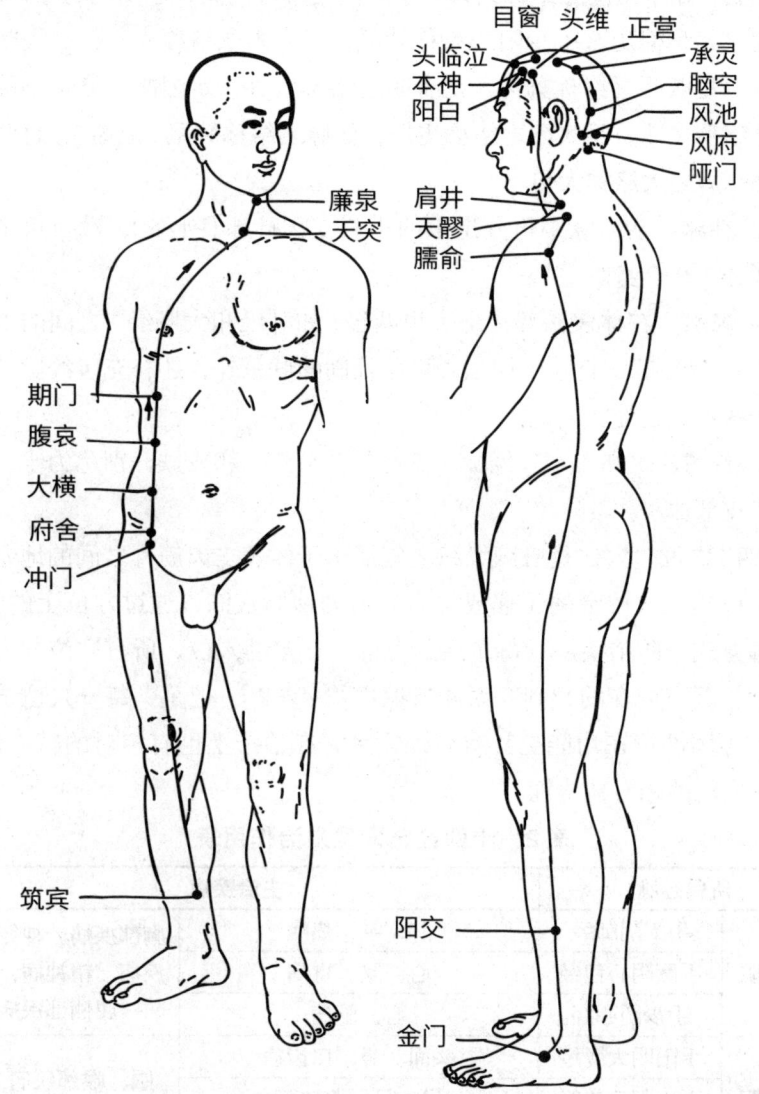

图19　阴维脉循行分布示意图　图20　阳维脉循行分布示意图

（三）络脉，孙脉，经别，经筋和皮部

1. **络脉**　经脉的细小分支称络脉，数目较多。比较主要的有十五条，即一般所称的十五络脉。其中十二经脉各有一条，主要沟通表里两经，还有任、督二脉各有一条和脾之大络一条。它们都以从经脉分出处的穴位名称来定名，如手太阴之络称列缺，手厥阴之络称内关，手少阴之络称通里，手阳明之络称偏历，手少阳之络称外关，手太阳之络称支正，足太阴之络称公孙，足厥阴之络称蠡沟，足少阴之络称大钟，足阳明之络称丰隆，足少阳之络称光明，足太阳之络称飞扬，任脉之络称鸠尾（尾翳），督脉之络称长强，脾之大络称大包。

2. 孙脉　从络脉中再分出来的小分支称孙脉（孙络），数目更多，像网一样分布在全身。

3. 经别　在体表深部沟通表里两经（如肺经和大肠经）之间的别行支脉称"十二经别"，它除了加强表里两经间的联系外，还补充了经脉循行方面的一些不足之处。

4. 经筋、皮部　十二经脉所支配的关节筋肉和皮肤分别称为十二经筋和十二皮部。

（四）穴位　穴位是脏腑经络之气通达于体表皮肉筋骨之间的地方。所以，可以通过穴位上的压痛或异常来帮助诊断疾病，通过穴位上的针灸、推拿等方式来防治疾病。每条经脉上都有一定的穴位，所有穴位与内脏或其他部位都有内在的共同联系和普遍规律（表2）。但是，每一穴位与不同脏器或不同部位在功能上又有特殊联系，在治疗上也有相对的特殊作用，这就是穴位的相对特异性。

表2　十四经脉穴位主治作用表

所属经脉		主治疾病	
手三阴	手太阴肺经	肺、喉、热病	胸部疾病、神经系统疾病、精神病、上肢屈侧部疾病
	手厥阴心包经	心、脑、胃病	
	手少阴心经	心、脑病	
手三阳	手阳明大肠经	头面、鼻、口齿病	眼、喉部疾病，热病、上肢伸侧部疾病
	手少阳三焦经	颞、耳、胸胁病	
	手太阳小肠经	头项、耳、精神、神经系统疾病	
足三阴	足太阴脾经	胃肠、小腹部疾病、月经病	腹部疾病、生殖泌尿系统疾病、下肢内侧部疾病
	足厥阴肝经	肝、生殖、泌尿、神经系统疾病	
	足少阴肾经	肺、喉、肾、大小肠疾病	

（续表）

所属经脉		主治疾病	
足三阳	足阳明胃经	面、齿、喉、腹部、胃肠、肺、心、下肢疾病	头部疾病、神经系统疾病、精神病、热病、下肢瘫痪
	足少阳胆经	眼、耳、胸、胁、肝、胆、下肢外侧部疾病	
	足太阳膀胱经	头、项、眼、背、腰、下肢病和内脏疾病	
任脉		胃、肠、泌尿、生殖系统疾病，水肿病	神经系统疾病、内脏病、精神病
督脉		热病，头、项、腰背及运动系统疾病	

二、经络理论的临床应用

（一）用以诊断疾病

1. 经络可表现疾病的传变途径　人体受内、外致病因素侵扰时，如果经络功能失常，不能发挥其调节和防御作用的话，即成为传变疾病的途径。如风寒外袭肌表，进而可侵及肺而引起咳痰、胸痛等症。肾脏疾病可影响及膀胱或发生腰痛，肝脏疾病可引起胁痛等情况。

2. 经络可表现疾病受病的部位　由于经络有一定的循行部位和脏腑联系，经络可以反映所属络脏腑和循行部位的病症。可以根据临床症候来辨别病在哪一经或哪几经，然后有的放矢地选穴配方，用不同方法进行治疗。《伤寒论》六经分证法则也是在经络基础上发展出来的，如太阳病的头痛项强，少阳病的胁痛、耳聋等，就是根据经脉的循行部位确定的。

〔十二经脉的病候〕　主要反映本经所属脏腑的病症和所循行部位的局部病变，如手太阴肺经的病候是咳嗽、气喘、喉痛、伤风、胸部胀满、缺盆部（锁骨上窝）及手臂内侧前缘疼痛等，其他经脉也是如此。

〔奇经八脉的病候〕

（1）任脉：连接肾与胞宫（子宫、膀胱），主要与妇女月经、妊娠及泌尿、生殖系统有关，表现为月经不调、经闭、不孕、流产、带下，以及疝气、遗尿、小便不利、小腹结块等。

（2）督脉：主要病变表现为脊柱强痛、角弓反张。

（3）冲脉：称为"血海"和"经脉之海"，有调节十二经气血的功能，与任脉共称"冲任"。冲脉和肝肾二脏有密切关系，主要与出血疾病和妇女的月经、妊娠、乳汁分泌有关。表现为气逆上冲、吐血、腹内拘急而痛，妇女崩漏、小产、乳少、经闭。

（4）带脉：与下腹部疾病关系密切，主要病变表现为带下、腹部胀满、子宫脱垂、腰及下肢无力。

（5）阴跷脉和阳跷脉与人体肌肉的运动和眼的开合有关，其病变表现为目开无力或目闭不紧。

（6）阴维脉表现为心痛不止，阳维脉表现为病寒热长期不退。

在各种症候中尤以疼痛的症候与经络关系密切，十二经脉的症候除表现于脏腑的病症外，主要就是身体内外各部位的疼痛。各种致病因素所引起的疼痛，无论是风湿痹痛、外伤肿痛还是疮疖的痛都是经络瘀滞、气血运行失畅的缘故，所以说"不通则痛，通则不痛"，需以通经活络的方法来治疗。临床常用的针灸、推拿等治疗方法有显著的镇痛效果，针刺麻醉也是在这个基础上发展起来的。

3. 从经脉穴位诊断脏腑疾病　通过经脉穴位上的异常变化或病理变化的观察，常可用来帮助诊断脏腑疾病。一般常见有三种情况。

（1）阳性反应物：有时在穴位皮下可触到结节状或条索状的病理反应物。根据它的部位、形状的不同可以表示不同的病症。如：肺俞上出现结节可能表示肺有病变，一般出现梭状形结节可能多见于急性肺炎，出现条索状物可能多见于慢性支气管炎，出现扁平或椭圆形结节可能多见于肺结核。

（2）压痛：有时按压穴位时出现显著的疼痛或酸胀、麻木等异常感觉，和另一侧或其他穴位对比有明显差异。如肺病可能在中府穴有压痛，胆道疾病可能在胆囊穴有压痛，阑尾炎可能在阑尾穴有压痛。

（3）形态变化：穴位处的肌肤隆起、凹陷、坚实、紧张、柔软松弛以及皮肤颜色、温度变化也与疾病有一定关系。如脾胃长期运化不良，可在脾俞见到肌肤下陷、弹力减退。

（二）用以治疗疾病

1. 循经选穴和分经论治　根据经络在体表与脏腑之间相互联系的理论，脏腑的病症可在体表相应经络的分布部位进行治疗。经络分布部位的病症可选该经的穴位或按该经所属脏腑进行治疗。如针刺手阳明经、足阳明经的穴位可以治疗口唇、齿、颊部的病变。阴囊部和腹股沟内侧属于肝经的部位，可从肝或肝经着手治疗。足跟痛属肾，可用补肾法治疗。针灸、推拿和最近创造的许多新型疗法，基本上都是通过经络穴位来辨治人体各部疾病的。

2. 经络穴位的治疗作用

（1）镇痛：经络穴位有显著的镇痛作用，针灸和推拿穴位治疗各种疼痛证候，具有良好的效果。我国广大医务人员通过临床实践，将针刺止痛治病的经验加以总结和提高，创造了针刺麻醉。大量的临床实践证明，针刺麻醉安全、简便、经济、有效。在40多万患者中，运用这种麻醉技术进行手术，成功率达到90%左右。这说明针刺麻醉不仅可以止痛，而且可以防痛。

（2）调整人体机能：经络穴位根据机体机能状态的不同而起着调整人体各部分机能的作用。针刺同样一个穴位，可以根据机能状态的不同而引起不同的反应。当功能亢进时它起抑制作用，当功能降低时可起促进作用。如针刺有关经脉上的穴位，在胃弛缓时可使它收缩加强，紧张时可使它弛缓。针刺溃疡患者的两侧足三里后，胃液分泌量可下降，酸度也可降低。针刺内关可使低血压升高，高血压降低；心率慢的加快，快的减慢。针刺麻醉就是通过针刺穴位所产生的防痛和调节（包括镇痛）作用综合的结果。

（3）调动和加强人体内抵抗疾病的积极因素：针灸或刺激经络穴位能调动机体抗病因素，积极地恢复和调整人体循环、呼吸等各项机能，增强和疾病作斗争的能力。如针刺可增加周围血液中白细胞的数量，并可使其噬菌能力加强。针灸可使急性阑尾炎患者血液中的氢皮质素增高以提高抗炎能力。动物实验证明：针刺可防止由于炎症而引起的组织坏死，有抗炎症渗出作用，而对炎症的屏障作用不但不削弱反而加强。针刺有助于炎症的控制，加强了机体对创伤修复的机能。此外，目前临床使用针刺治疗休克也有很好效果，也说明了这一点。

〔附〕关于经络实质的一些研究情况

古代文献中虽对经络的循行路线、起止点以及所属络脏腑作了详细描述，但由于受当时社会条件和科学水平的限制，没有进一步明确它的实质。我国医务工作者对这方面作了不少研究工作，简介如下，可供参考。

1. **经络穴位的形态特点**　有人认为经络的形态学基础是神经系统、血管系统和淋巴系统。经络的功能是这三者功能的综合,而神经系统在其中起主导作用。因为应用解剖学或同位素示踪等方法都未能找到可以作为经络的特殊结构。而根据解剖观察,穴位都和神经有着密切关系,穴位处各层组织中都具有丰富的神经末梢、神经丛和神经束。经脉的许多循行路线特别是肘膝以下,几乎都和一根或几根神经干及其主要分支的行程相一致。如手厥阴心包经和正中神经行程基本一致,足太阳膀胱经和坐骨神经及其分支胫神经的行程基本一致。在经脉的弯曲部位及从经脉中分出较大分支的部位上也几乎都有相应的神经分布。经络的表里关系也是有着同一神经或在脊髓内属同一部位的神经联系为基础的。

在耳部有来自三叉神经、面神经和迷走神经等颅神经,以及第二、三脊神经的分支,所以它不仅和中枢神经系统各节段发生联系,在外周还和咽喉、气管、食管及胸腹腔内脏的感觉运动有关。研究证明:实验性猴耳廓压痛点和脑的联系密切,参与耳廓压痛现象的神经结构受来自脑干网状结构活动的影响,脑干前端的中央部分是参与耳廓压痛反应的一个环节。

2. **经络穴位的"得气"感应**　针刺、推拿经络穴位所引起的酸、胀、重、麻等"得气"感应和针灸对人体各部机能的影响,常因有关神经通路的阻滞、切断、破坏而减弱或消除,这说明"得气"与神经系统功能的完整有密切关系。实验结果表明"得气"感应是镇痛的必要条件,如针刺合谷可对身体某些部位产生镇痛效果,但将合谷穴周围的神经阻断,针刺时的镇痛作用也就消失了。穴位局部神经分布丰富,"得气"感应也明显。

但是,在某种条件下或某种病变时,某部神经机能已经完全消失时,经络规律的活动现象仍然存在。在对部分麻痹(神经机能消失)的肢体上或对昏迷(大脑皮层机能处于广泛抑制的状态下)患者进行针灸治疗,仍然可以获得疗效。所以,有人认为这种现象用神经学说是无法解释的。

针刺感应有时会向一定的方向扩散,具有一定的分布特点,常与经络的路线一致,成为"循经行走"的"经络现象"。但有人认为这"可能是中枢兴奋扩散路线在体表的投射",未必在外周一定存在着经络组织。认为这可能和在局部麻醉开颅时刺激大脑皮层感觉区时所引起在身体上的游走样感觉一样,是在中枢神经系统里进行的一种过程。况且,有时针刺感应方向和经络路线并不一致。如针刺合谷感应不到食指端而到拇指端，针刺环跳感应不到第4趾而到整个足部。

3. **经络与生物电现象**　人体皮肤上有些点的电阻比较小而导电量比较高或电位比较高。这些点有的和穴位相符，有的并不一致。于是进行了大量的测定和研究，也就是一般所称的"经络测定"，但由于所得结果不同，意见也不同。

第一种意见认为：皮肤导电量和电位的活动与经络穴位表现了某种程度上的一致性，可看成是一种"经络现象"，尤其是皮肤电位的测定能较好地反映出经络的活动情况。虽然测定结果非常复杂，但如果综合考察各条经上的变化及其相互关系，就可以看出一定的规律。由此推测，经络是人体内生物电的通路，是一种独特的沿着特定路线循行的电磁波。而穴位是体内外通电的门户，是通电量最大的地方。

第二种意见认为：皮肤导电量和皮肤电位测定受许多物理因素的影响，因此所得结果变化很大。并且认为它只是反映了表皮组织的变化，不能与"经脉"等同起来。在测定中又出现了不少"阴性"的没有规律的结果，于是认为它所反映的现象和经络是不相干的两回事。

然而，这两种意见中有一点是比较一致的，即认为无论穴位或非穴位上皮肤电的活动和变化都是由神经系统，特别是交感神经系统参与调节的。

4. **经络与神经系统的作用**　经络学说与现代医学的神经理论在许多地方是一致的，但也不完全相同。

某些研究认为，针刺镇痛是一种神经系统的作用，是不同感觉传入信号在脑内相互斗争、相互作用的结果。从针刺部位传入的非痛觉信号和从痛源部位或手术部位传入的痛觉信号，在中枢神经系统内经过某种加工过程，使痛觉信号得到抑制，因而可以消除或缓解疼痛。这种加工过程，也就是痛觉与非痛觉相互斗争的过程，是在中枢神经系统的各个水平，如脊髓、延髓、中脑、丘脑和大脑皮层发生作用的。其中丘脑是一个重要的环节，而大脑皮层是决定痛觉信号是否能进入意识领域的必要一环。《灵枢·邪气脏腑病形篇》称："十二经脉，三百六十五络，其血气皆上于面而走空窍。"这里所谓的"空窍"就包括了颅腔中的脑髓，说明所有经络同脑都有密切的联系。有些研究提出，面针和鼻针的作用就是通过脑神经之一——三叉神经来起作用的。

关于穴位镇痛作用的相对特异性，有人认为是由于这些穴位下面的神经和手术部位（或病变部位）的神经在大脑及大脑以下各级脑髓里是处于相同水平或邻近部位。但也有一种意见不同意这种看法，认为与手术切口同一神经分布部位的穴位，在针刺麻醉中不一定就是镇痛的特殊有效穴。在手术过程中，牵拉内脏而引起的泛恶现象，如配以经络学说为指导的穴位，如"内关""足三里""公孙"则往往有很好效果。

经络学说中关于体表和内脏间的关系，有一部分反映了神经节段支配的规律。然而，经络学说所概括的人体各部位之间的联系规律，有些用我们所知的神经解剖生理学知识尚难解释。如根据经络学说针刺足少阳胆经的"光明"穴，可作用于眼部，若用现有的神经解剖生理学知识来看就很难解释。

某些研究指出：经络是有物质基础的，它包括神经、血管等在内，而又不止于此，可能还包含着我们现在尚未认识的人体内部的某种联系途径和活动规律。应该说经络学说和现代神经解剖生理学都是以人体结构、功能及其相互联系的规律为研究对象的，实践证明这两种学说都在一定程度上反映了人体的某些客观规律。因此，两者不应该是对立的，而可能殊途同归——无论对经络学说或现代神经解剖生理学说都不要采取绝对的肯定或否定的态度。我们应从针灸治疗和针刺麻醉的丰富临床实践经验入手，进一步研究经络的实质，从而得出较全面的结论。

第三节　脏腑

脏腑包括肺、脾、胃、小肠、大肠、肝、胆、肾（命门）、膀胱、子宫、心、心包、脑，以及三焦等内脏。其中，心、肝、脾、肺、肾就是通常所说的"五脏"，胆、胃、大肠、小肠、膀胱、三焦就是通常所说的"六腑"。人体的皮毛、血脉、筋、肉、骨骼等组织，以及耳、鼻、眼睛、口腔、前后阴等孔窍，又各属于五脏所统辖，六腑的功能也大多与五脏相互配合，因此在人体各个内脏，各种组织之中以五脏为主。

以上这些脏器的含义与现代医学同名器官的含义，有一部分是相同的，但大部分是不同的。总之，中医的脏腑学说与现代医学的生理病理学说是两种不同的生理病理概念。

我们将中医的脏腑学说经过初步整理，分为肺；脾、胃、肠；肝、胆；肾、膀胱、子宫；心、心包、脑五个方面分别阐述，并附带说明三焦与命门。

一、肺

肺是空气出入之处。主要的生理功能是呼吸，其次有生成元气，帮助气血流行和调节水液的功能。

（一）肺主气 肺主气，主要指肺的呼吸功能。空气的吸入和浊气的呼出主要是由肺来完成的。肺有宣散和肃降两种运动形式，肺有宣有肃，气就能出能入，吸入空气，呼出浊气。肺吸入的空气是生成人体元气的一个重要组成部分。这些功能就称为"肺主一身之气"。如果宣散和肃降的对立统一受到破坏，就会出现"肺气不宣""肺失肃降"以及"肺气壅塞"等病理变化，发生咳嗽、气急、哮喘等症状。严重时可影响全身的气化和气血的流行。但是，人体整个呼吸运动单靠肺的宣散和肃降的功能还是不够的，特别是吸气功能，需要肾与肺的协作，称为"肺为气之主，肾为气之根"。肺主呼出，肾主吸入，一呼一吸，一出一入，才能全部地完成呼吸运动。如在肺病后期，"久咳伤肾"，或者肾气不足，不能协助肺的吸气功能，就会产生"肾不纳气"（纳就是吸入的意思）的病变，临床上出现动则气急、呼吸短促等症状。

在有关肺的病理中，除了肺气不宣、肺失肃降和肾不纳气之外，还有肺气虚和肺阴虚。两者同属肺的虚证，但表现不同。如热邪、燥邪侵犯肺脏，灼伤肺的津液，出现干咳、少痰、咽干、口燥、盗汗以及阴虚生内热的症状（舌红、脉数、颧红、上火），就是肺阴虚；如久咳伤肺，呼吸无力、音低气怯、脉虚、舌淡，以及皮毛干枯等症，就是肺气虚。肺气虚进一步发展，往往出现肾不纳气。肺阴虚与肺气虚往往同时出现，治疗时就要气阴双补。

（二）调节水液 人体水液的调节是由脾、肺、肾，以及膀胱等脏腑协同完成的。肺在其中起了一部分作用，这一作用叫作"通调水道"，就是指脾胃输送到全身的水液，必须通过肺气的通调，才能分布到全身，并同时使无用的水液通过气化往下输送到膀胱（见第5页津液的病理）。

(三)肺与人体其他各部分的联系

1. **"肺合皮毛""其华在毛"** 在生理上，肺能宣发卫气，使卫气充分地流行于体表，以抵御外邪的侵袭，并使皮毛润泽。对于宣发卫气的作用，称为"肺主一身之表"，润泽皮毛的作用称为"其华在毛"。在病理上，外邪由体表内侵，大多先出现肺的病症；肺气虚也能出现皮毛干枯的现象。在治疗上一部分皮肤病可以用治肺的方法治疗。针刺耳部肺穴，治愈神经性皮炎的临床实践，充分说明肺和皮毛之间存在着内在联系。

2. **肺开窍于鼻** 在生理上鼻是呼吸的通道。在病理上，鼻病可以发展成肺病，肺热气急可以出现鼻翼扇动。在治疗上鼻塞流涕、嗅觉失常等鼻病可以用治肺的方法治疗。丰富的耳针临床实践，用针刺耳部肺穴，治愈了鼻息肉、慢性鼻炎，为"肺开窍于鼻"的理论，又提供了新的论据。

3. **肺上通咽喉** 咽喉是呼吸的门户，又是肺的经脉通过的地方。因此，肺虚、肺热等病变，会影响咽喉，而产生发音嘶哑、咽喉红肿等症候。

4. **肺与大肠相表里** 这一联系主要表现在经络方面，肺经属肺络大肠，大肠经属大肠络肺，所以称为肺与大肠相表里。

综上所述，中医的肺，主要指呼吸系统（包括鼻、咽喉、气管和肺），但与体液调节、血液循环有一定关系。因此，在临床上呼吸系统疾病大多宜从肺治；一部分体液和血液循环方面的疾病，以及一部分皮肤病，同样和肺有关，可适当考虑用治肺的方法治疗。

二、脾、胃和肠

脾、胃和肠是消化食物的主要脏腑，尤以脾和胃，一脏一腑，互相协作，是完成消化运动的主要脏器。因此，脾胃合称为"后天之本"。脾除了消化功能之外，还具有调节水液，统摄血液流行等功能。

(一)脾胃主运化

脾和胃，一脏一腑，既对立又统一，脾主运化，胃主受纳；脾主升，胃主降；脾喜燥恶湿，胃喜湿（润）恶燥，它们之间，互相制约、互相配合，在消化食物和运化水液方面起着主要作用。分述如下。

1. **脾主运化，胃主受纳** 胃主受纳是指受纳饮食，脾主运化是指消化和吸收食物营养和水液。因此在疾病表现上，食欲不振或嘈杂易饥，病在于胃；消化不良，食后饱胀，大便稀薄，病在于脾。但胃的受纳和腐熟水谷（初步消化），是为脾的运化作准备；脾的运化，"为胃行其津液"，正是适应胃的继续纳食的需要，两者必须密切配合、协调，才能完成消化运动。如食欲虽好，但消化不良，称为胃强脾弱，能食不运，即属病态。

2. **脾主升，胃主降** 脾主运化，不仅指消化食物，还包括吸收和输送食物中的营养物质和水液。脾的这种输送作用，主要是向上输送到心肺的，所以称为"脾主升"。如果脾气不升，就是中气下陷的病理现象，会出现腹泻、脱肛等症候。胃主降是指胃将食物初步消化后，应将食物向下输送到小肠。胃以通降为顺，如果胃失通降而上逆，就会出现恶心、呕吐、嗳气等症候。脾升胃降，是互相为用的，脾升的是清气（即水谷精气），胃降的是浊气，清气不升必然导致浊气不降，浊气不降也能影响清气的上升。因此，食欲不振、胸腹饱胀、恶心嗳气、腹泻、舌苔厚腻等症状往往同时出现，称为"清气在下，则生飧泄（大便泄泻夹有不消化食物）；浊气在上，则生䐜胀"。

3. **脾喜燥恶湿，胃喜润恶燥** 湿邪容易犯脾，影响脾的运化功能；脾虚不运，水谷不化，也容易生湿。脾为湿困，应该用燥湿、利湿药治疗即可达到健脾的目的。这种情况称为"脾喜燥而恶湿"。热邪容易犯胃，灼伤胃津，或因胃气上逆，频繁呕吐，都会出现口舌干燥、渴欲饮水、食欲减退、大便干结、舌质光红少苔等燥象，治疗就需用润燥养胃药，这种情况称为"胃喜润而恶燥"。

4. **脾与胃相为表里** 脾和胃是一个总体的两个对立的方面，脾的病理有脾失健运、中气下陷、脾为湿困等不同表现，大多属阳气不足。胃的病理有胃纳减退、胃气上逆、胃火旺盛等不同表现，大多属阴液不足。阳气与阴液既是可分的，又是有密切联系的，所以脾胃在生理病理上多互相影响互相转化。如脾失健运影响及胃也会出现恶心、呕吐、纳呆等胃的症候；胃阴不足影响及脾也会出现腹胀、腹痛、腹泻等脾的症候。又如溃疡病初期多出现脾胃气滞或脾胃气虚的症候，用芳香燥湿药，能取得疗效，这是根据脾喜燥而恶湿的理论；但在后期，伤及胃阴，就需根据"胃喜润恶燥"的理论，需用润燥养胃药为主治疗，这时如过多应用或单用芳香燥湿药，不但无益而且有害了。因此，在临床上往往脾胃合称，在治疗上大多兼顾脾胃两个方面，有"调理脾胃"之称。

脾与胃不但在生理、病理上是对立统一的两个方面，在经络上又互相络属，因此称为脾与胃相为表里。

5. 脾胃在运化水液方面的作用（见第5页津液的生理）。

（二）小肠有"化物"和"主液"的功能 小肠上接胃，接受来自胃的初步消化的食物，进一步加以消化，这个功能中医称为"小肠者，受盛之官，化物出焉"。小肠还有"主液"的功能，就是吸收食物中的水液，将精华部分输送到人体各部，把无用的废液，化为小便，排出体外。这个功能也称为"分清别浊"。因此，小肠的病变主要表现为大小便异常，如腹泻、尿赤、尿频等症。

（三）大肠有"传导"和"主津"的功能 "主津"就是大肠继续吸收食物残渣中的水分。"传导"就是传送从小肠下移的糟粕，变化成为粪便，通过肛门排出体外。因此，大肠病变表现为津枯大便秘结，大便失禁或腹泻、里急后重，使人体丧失津液。

（四）肾和肝对消化的影响 消化运动的完成，除了脾胃和肠互相协作之外，还有赖于肾阳的推动和肝气的疏泄。

1. *肾阳的推动* 肾脏阳气（又称命门火）对脾胃的消化功能有推动作用，如果肾阳不足（又称命门火衰），脾胃的消化功能就缺少动力，会出现脾肾阳虚，发生久泻不止、五更泄泻、完谷不化等症候。

2. *肝气的疏泄* 肝气的正常疏泄，对脾胃的消化功能有促进作用，如果肝失疏泄，肝气郁结，就会影响消化功能，出现脘腹胀痛、纳呆、嗳气、恶心、呕吐、泄泻等症，这种病理现象称为"肝气犯胃"或"肝脾不和"。

（五）脾统血 统血就是控制血的流行。人体元气生成主要靠脾，脾气健运则元气充足，就能充分发挥"气能摄血"的作用。所以"脾能统血"与"气能摄血"基本上是同一个意义的。如果脾虚气衰，就有可能失去统血的作用，会出现慢性出血，如崩漏、便血等症，这种病理现象称为"脾不统血"。

（六）脾胃与人体其他各部分的联系

1. *脾主四肢、肌肉，其华在唇* 脾是气血生成的主要场所，脾健则气血充盈，气血充盈则四肢活动有力，肌肉壮实，唇色红润。气血不足，就会出现四肢沉重，肌肉消瘦，唇色淡白。

2. *脾胃与口腔的联系* 脾胃病变最容易在舌苔上反映出来，特别表现为舌苔厚腻。口腻、口苦、口干、口润及唾液多少也是脾胃病变的反映（见55页诊断方法一章），因此有"脾开窍于口"之称。足阳明胃经经过齿龈、咽喉等部位，因此，口臭、风火牙痛、扁桃体炎等症，可以用清胃火的方法治疗。

综上所述，中医的肠、胃和现代医学的肠胃基本上相同，而中医的脾则与西医的脾基本不同。中医的脾具有消化、调节体液、管理血行等作用。在临床上消化系统的疾患主要应该从脾胃来治疗，但也要考虑到治肾、治肝；而一部分出血性疾患、水肿病和一部分呼吸道疾病，也可以用治脾的方法来治疗。

三、肝与胆

肝与胆的生理功能与病理变化主要表现在气血的流通、精神情志的活动、胆汁的分泌与排泄等方面，这些，可用"肝主疏泄"来概括。其次，表现在藏血和经络联系方面。

（一）**肝主疏泄** 疏泄为疏通、舒畅之意。肝主疏泄，是指肝脏的正常功能活动包括气血的运行、精神的舒畅、胆汁的分泌与排泄三个方面。

1. **与气血流通的关系** 肝的疏泄功能，主要和气机的流通有密切关系。由于"气为血帅""气行则血行"，所以和血的流行也有关系。疏泄功能正常，则人体气血流通。如肝失疏泄，则会出现气滞不通的病理现象，如胸闷、胸胁胀痛、乳房胀痛、小腹胀痛等，称为"肝郁气滞"。进一步，则出现气血瘀结，如胁痛持续不止、胁下结块等。由于肝失疏泄与气血不通有如此密切的关系，所以疏肝、理气常常并称，疏肝的药物与理气的药物多是一致的，很多理气的药物也是疏肝的药物。在治疗瘀血时，也常在化瘀活血的同时，配合疏肝、理气的药物。

2. **与精神情志活动的关系** 精神情志活动是人体对客观事物的反映。中医认为精神情志活动与肝有密切关系。所谓"肝喜疏泄""肝喜条达"，是说只有精神乐观、心情舒畅，肝的疏泄功能才能正常发挥，使人体气血流通，加强抗病能力，与健康有密切关系。如果心情抑郁，悲观消极，则会使肝失疏泄，气机不畅，出现胸闷胁痛、咽中作梗等肝郁气滞症候，也叫"肝气郁结"或"肝失条达"。肝郁进而可以化火、生风，出现肝火、肝风，前者表现为头晕头痛、面红上火、口苦便秘、舌红苔黄、脉弦数等症，后者表现为震颤、抽搐、口眼歪斜等症。

3. **与胆汁分泌、排泄的关系** 肝与胆相为表里，肝的疏泄功能表现于胆汁的分泌、排泄，肝失疏泄可致胆道不利。肝气郁结也包括胆道病变，出现胸闷、胁痛、黄疸、口苦、小便黄赤等症。

（二）肝与胆相为表里 "胆附于肝"，这是肝与胆在解剖上的联系。胆所贮藏的胆汁是"借肝之余气，溢入于胆，积聚而成"。这是肝与胆在分泌和贮藏胆汁方面的联系。肝经属肝络胆，胆经属胆络肝，这是肝与胆在经络上的联系。因此，在病理变化上，肝胆湿热常同时存在。这些联系综合起来称为"肝与胆相为表里"。

（三）肝藏血 古代医生已经认识到"人动则血运于诸经，静则归于肝"。肝能贮藏血液，肝有调节血量的功能。这一调节功能发生障碍，可以出现两方面的病变。

在分布到人体各部分的血液不足方面，如血不养目则眼花、干涩、夜盲；血不养筋则筋肉挛急、屈伸不利；在妇女可出现月经量减少或经闭，这种病理现象称为"肝血虚"。在藏血功能减退方面，可以发生咯血、呕血、血崩（月经过多），以及失眠多梦等症，称为"肝不藏血"。肝的阴血不足，也可表现为阴虚阳亢（肝阳上亢），出现肝火、肝风等症候。

（四）肝与人体其他各部分的联系

1. **肝主筋，其华在爪** 肝支配全身筋肉的运动，肝有病变时，可以出现筋肉运动方面的病变。如肝风内动时出现震颤、抽搐、口眼歪斜、角弓反张，肝血不足时出现的筋肉拘急、屈伸不利等等。"爪为筋之余"，肝血不足，还会出现爪甲变薄、变脆、枯槁、凹陷等现象。

2. **"肝开窍于目"** 有不少眼科疾患是肝病的反映，如肝血虚则夜盲眼花；肝火旺则目赤肿痛；肝阳亢则头晕目眩。

3. **肝的经络联系** 肝的经脉除和胆经相互络属之外，分布区域很广，围绕阴部，经过小腹，分布在胸胁、喉咙、眼睛、直到头顶。如疝气、睾丸肿痛、小腹痛、胁痛、乳房疾病、梅核气、头顶痛等都属于肝经部位的疾患，可以用治肝的方法来治疗。

综上所述，中医的肝脏在分泌和贮藏胆汁方面与现代医学的肝、胆基本上相同。在精神情志、主筋、藏血等方面与现代医学的肝不完全相同或完全不同。中医的肝与西医的脑、脊髓、植物神经、心血管、内分泌、生殖等系统有关。再加上经络联系，它们在生理功能和病理反应上所涉及的范围就更广。

四、肾、膀胱和子宫

肾是一个很重要的脏器，称为"先天之本"。肾主要有生长发育、生殖及调节水液等作用。膀胱是贮尿和排尿的器官，子宫是孕育胎儿的器官，都与肾有密切的联系。肾的生理与病理主要表现于肾阴、肾阳两个方面，是人体生理与病理十分重要的一部分。

（一）肾藏精　肾精来自两个部分，一部分叫"先天之精"，来自父母；一部分叫"后天之精"，来自脾胃的"水谷精气"。两者结合，贮藏在肾，称为"肾藏精"。肾精是人体生长发育和生殖功能的物质基础，影响到人体各个脏腑。肾精亏损的病理变化表现在生长发育方面，如小儿生长迟缓、侏儒、解颅、囟门闭合延迟、骨软无力、智力不全等症；成人早衰、腰脊酸痛、头晕耳鸣、精力衰退等症。肾精亏损表现在生殖功能方面，如生殖器官发育不全、女子月经初潮来迟、经闭、不孕等症；男子精少、阳痿、不育等症。

（二）肾阴与肾阳　肾的生理与病理主要表现在肾阴和肾阳两个方面。

1. **肾阴**　肾阴是肾精作用的体现，全身各个脏腑都要依靠肾阴的滋养，是人体阴液的根本，所以又称"元阴"。人体各个脏腑失去肾阴的滋养就会发生病变，如肝失滋养则肝阴虚，肝阳亢，甚至出现肝风；心失滋养则心阴虚、心火旺、心烦失眠、心神不安；脑失滋养则眩晕耳鸣。反过来，各个脏腑的阴液严重不足时，也会导致肾阴不足，如热邪侵犯灼伤肺、胃阴液，进一步就会损伤肾阴，称为"肾阴涸"。由于"阴虚则阳亢""阴虚生内热"，肾阴虚往往会出现潮热、升火颧红、舌红、口干咽燥、脉数无力等热象，但也有虚而无热，则称为"肾精亏损"。

2. **肾阳**　肾阳能推动人体各个脏腑的生理活动，是一身阳气的根本，也称"元阳"。肾阳不足就会影响各个脏腑的生理活动而发生病变。如肺失肾阳的帮助则出现动则气急，吸气不足等症称为肾不纳气；脾失肾阳的推动则出现五更泄泻、完谷不化等症；心失肾阳的鼓动则出现心悸、气急、胸闷等心阳不足的症候；膀胱失去肾阳的气化则出现小便不利或失禁或余沥不尽或遗尿；津液的吸收、输布失去肾阳的气化则发生水肿；肾脏本身阳气不足则出现阳痿、遗精、腰脊酸软等症;如果肾阳衰竭则出现面色苍白、四肢厥冷、冷汗如油、脉微欲绝等危险的症候,称为亡阳。"阳虚则阴盛""阳虚生外寒"。肾阳虚必然会产生寒象,如形寒肢冷、面色㿠白、腰脊冷痛、喜热饮、小便清长、大便清稀、舌淡苔白等症。如果虚而寒象不明显,一般称为"肾气虚"。肾阳虚与肾气虚同属肾虚,基本上相同;区别在于有无明显的寒象。

3. **肾阴、肾阳的相互关系** 肾阴与肾阳是肾脏生理的两个方面。滋养全身各个脏腑的作用,称为肾阴;推动全身各个脏腑的活动的作用,称为肾阳。肾阴虚和肾阳虚是肾脏病理的两个方面,虚而有热为阴虚,虚而有寒为阳虚。两者的性质是不同的,阴阳、寒热,是对立的两个方面。但两者又共居于肾脏之中,是肾精和肾气的具体体现,又是密切联系不可分割的。阴液需要依靠阳气的推动,阳气需要阴液作为基础。肾阴虚和肾阳虚往往互相影响,出现阴虚及阳或阳虚及阴的病理现象。我们对肾阴虚和肾阳虚的症状同时出现的时候,不能平均看待,必须具体分析,看哪个方面是病理变化上起着主导作用的方面。以肾阴虚为主者,在治疗上要滋补精、血,使肾阴充足,肾阳才能振奋。在中医理论上叫作"精能化气"。以肾阳虚为主者,在治疗上首先要培补元气,使肾阳得到旺盛,才能促进肾阴恢复。在中医理论上称为"精血不能速生,元气所当急固"。"然而这种情形不是固定的,矛盾的主要和非主要的方面互相转化着,事物的性质也就随着起变化。"因此,我们还必须注意,在疾病发展的过程中肾阴虚和肾阳虚的主要位置常会变换,治疗的重点就要相应起变化。

(三)肾和膀胱在调节水液方面的作用

1. **肾主水液** 水液在人体内散布和排泄的过程,主要是依靠肾阳的推动,肾脏的这种功能,称为"肾主水液",亦称"气化"作用。如肾阳不足,"气化"作用减退,就出现水液调节方面的病变,如小便短少,全身水肿;或水饮积聚,上凌心肺,出现心悸、气急;或影响膀胱出现小便癃闭,尿有余沥,小便过多,遗尿与失禁等(见第3页气、血、津液一节)。

2. **肾与膀胱相表里** 膀胱的功能是贮藏和排泄尿液,膀胱的这种功能与肾气有密切联系,前者属于肾阳的固摄作用,后者属于肾阳的气化作用,合起来称为肾的"开、合"作用。肾气的一开一合,控制着尿液下注膀胱能贮存而不外流，贮存到一定程度又能及时排泄。如开合失调，可引起"膀胱不利为癃，不约为遗尿"。因此，膀胱的病理表现主要为排尿异常，除由膀胱直接感受湿热外邪等原因引起外，多因肾病所累及。

膀胱与肾在生理上有密切联系，在经络上又互相络属，所以称肾与膀胱相为表里。

（四）肾与人体其他各部分的联系

1. **肾主骨，生髓，齿为骨之余** 肾藏精，精生髓，髓养骨。骨的生长、发育、修复要靠肾精的滋养，靠肾气的推动。由于肾主骨，所以小儿囟门闭合延迟、骨软无力是肾精不足的一种表现，不少补肾的药物能加速骨折愈合。齿为骨之余，所以小儿牙齿生长迟缓，成人牙齿松动早脱，也是肾气虚的一种表现。一部分表现虚证的牙病，可以用治肾的方法来治疗（另一部分表现实证的牙病，因齿龈属胃经的经脉所分布，可以用治胃的方法来治疗）。

2. **肾，其华在发** 是指头发的润泽和枯槁、生长与脱落主要与肾精、肾气的盛衰有关，老人发脱齿落，即属肾气衰的一种表现。头发还靠血的滋养，因此，又有"发为血之余"之称。

3. **肾的开窍** 肾在上"开窍于耳"，耳鸣和听力减退是肾虚的一个主要症状；肾在下"开窍于二阴"，肾虚可表现为大小便异常，如尿少、尿闭、尿多、尿失禁；久泻、五更泄泻等。

（五）子宫与月经的生理 子宫（又名女子胞、胞宫）的功用有月经和受孕两方面，关于月经和受孕的生理，两千多年前的《内经》一书中就有这样一段记载："女子七岁，肾气盛，齿更发长，二七而天癸至（天癸是肾精中与生殖功能有关的一部分），任脉通、太冲脉盛，月事以时下，故有子。……七七任脉虚，太冲脉衰少，天癸竭，地道不通，故形坏而无子也。"这说明月经和受孕的生理与肾精、肾气及冲、任两个经脉有关。因此，维持正常月经和受孕有三个方面的因素。

1. **肾精的涵育** 女子生殖系统的发育要靠肾精、肾气，发育成熟之后维持正常月经，胎孕成长都受肾的支配，这是一个基本的因素。老年肾衰，生殖机能衰退，月经就停止，生殖能力就消失。

2. **冲任的调节** 冲脉和任脉起于子宫，与十二经脉联接。任脉在小腹与肝、脾、肾三经会合。冲脉在小腹部与肾脉并行，与肝脉也有密切联系。十二经中的气血充盛，溢入冲、任二脉，经过冲、任的调节，进入子宫，形成月经。到五十岁左右，由于肾气衰，导致冲、任二脉虚衰，逐渐出现月经紊乱，以至经绝，属于生理现象。在病理方面，如果气血亏虚，或肝肾不足，也会导致冲任失调，出现月经减少与过多、经期紊乱，甚至经闭、不孕。

3. **肝脾的支持**　肝藏血，脾统血，对血行有调节和控制的作用。如果肝不藏血，脾不统血，会出现月经过多，经期超前，称为"藏统失司"。此外，精神情志失常也会发生月经不调。这种病理现象，也属于肝。

〔附〕 命门（命门火）

对于命门历来有许多争论，有的认为命门就是右肾，有的认为命门是独立的一个脏器，有的认为命门火就是肾阳，有的认为命门火存在于肾阳之外。我们认为肾所包括的范围很广，许多内分泌腺的功能都与肾有关，如睾丸又称外肾。因此，没有必要在肾之外另外规定一个脏器称作命门。我们认为命门火就是肾阳，补命门火的药物就是温肾阳的药物。我们省略了有关命门的理论，以免不必要的烦琐争论。

综上所述，中医的肾与生殖、泌尿、内分泌（如肾上腺、垂体、性腺、甲状腺等）、中枢神经、植物性神经等系统都有关系。在临床上，上述各系统的一部分疾病可以用治肾方法治疗。它牵涉的范围很广，骨骼、牙齿等疾患也可考虑从肾施治，如骨折后常用补肾药促进断骨的愈合。

五、心、心包和脑

心在中医中包括脑的一部分功能。认为它是一个主要的脏器，在各个内脏中起着主导和支配的作用。心包在解剖部位上包在心的外面，在经络上是十二经脉之一，但在生理功能、病理变化上，不同于现代医学的心包，在药物治疗方面，与治心的药基本相同，应该和心合并起来阐述，没有独立的意义。至于过去有心包代心受邪之说，则是受了封建思想的影响，是应该批判的封建性糟粕。

（一）**心在思维和神经精神方面的作用**　心的正常生理功能表现为神志清晰，精神健旺。因此有"心藏神"和"心主神明"的说法。如果这一生理功能发生障碍，可出现神情躁动、心烦、多梦、失眠等症；或者出现神情呆钝、精神萎靡、健忘、倦卧、嗜睡等症；严重者还可出现胡言乱语、神志昏迷，称为"心神不安""痰迷心窍"或"热入心包"。

（二）心主血脉，其华在面 心脏联系全身血脉，推动气血的流行。气血充盈，流行正常，则面色红润，因此，有"心其华在面"的说法；气血流行不畅，就会出现面色苍白，唇、舌、指甲青紫，甚至四肢不温等症候。

（三）心阴与心阳 在心的生理活动中存在着兴奋与抑制、亢进与衰退等矛盾着的两方面。中医就用"心阴""心阳"来概括。这些矛盾相对的统一若被破坏，就会发生病变，称为"心阴虚"或"心阳虚"。心阴虚的症候如心悸、心烦、失眠、多梦、盗汗、颧红升火、口干咽燥、舌红起刺、脉细数等，表现为津液不足，功能上发生虚性的亢奋（虚热）现象；如果没有热象，面色苍白、舌淡则为心血虚。心阳虚的症候如心悸、倦卧、嗜睡、神情呆钝、健忘、面色苍白、自汗、气短、胸闷、形寒肢冷、舌淡或舌色青紫、脉沉迟或结代等，表现为心的功能衰退、抑制，并有寒象；如果没有寒象就称为心气虚。

（四）心与人体其他各部分的联系

1. **心开窍于舌（又称舌为心之苗）** 主要表现在心的病变可以在舌上反映出来。如心火旺则舌尖红、起刺或碎腐肿痛；病邪入心会出现舌强、言语不便；气血瘀阻，血脉凝滞，则舌色青紫；心阴虚则舌红而干；心阳虚则舌淡而胖等等。

2. **心与小肠相表里** 心经与小肠经互相络属，心火旺表现为舌尖红而起刺，或碎腐肿痛。如同时出现小便短赤、灼痛等症候，称为心火下移小肠（因小便异常可与小肠有关），因此，称为"心与小肠相表里"。

3. **心主汗** 主要表现在病理反应上，如心阳虚多见"自汗"，心阴虚多见"盗汗"，因此称为"心主汗"，又称"汗为心液"。

4. **心与其他脏器的联系** 心为五脏之主，与其他各脏多有联系。如

（1）心与肾的关系：心在上焦，肾在下焦，心在脏属阳，肾在脏属阴。在正常生理情况下，阴阳上下之间有相互制约、相互依存的关系，这种关系称为"心肾相交"。如果这关系受到破坏就会出现失眠易醒、健忘、怔忡，也可能同时出现遗精、腰酸等症。这就叫作"心肾不交"。

（2）心与肺的关系："心主血脉""肺朝百脉"；心脉连肺，肺脉贯心。

这是心和肺在解剖上的联系。心主血，肺主气，心与肺在生理病理上反映了气和血的关系。肺气滞可导致心血瘀阻，出现唇青、舌紫等症；心气虚，心阳不足，血脉流行不畅，也能影响肺气的宣通，因而出现咳嗽、咯痰等症。

（3）心与脾胃的关系：在生理上，血的生成要依靠心、脾二脏的协调配合。在病理上，如精神活动失常，心血过度消耗，会影响脾胃的运化；反之，脾失健运，不能充分地把水谷精气输送到心，也会造成心血不足。从而出现"心脾两虚"的症候。

（4）心与肝的关系：在生理上，心主血，肝藏血，血行通畅，肝得所养，则肝阴肝血充足，才能制约肝阳，不致过亢。在病理上，心阴虚、心血虚和肝阴虚、肝血虚的病症常同时存在；心火旺和肝火旺也会相互影响。

必须指出，人体内部矛盾运动的相互斗争和相互依赖是普遍存在的。一事物与其他事物存在联系，心脏如此，其他脏腑也是如此。人体各个脏腑间的关系都是非常密切的，无论在生理功能或是在病理变化上，都是互相影响的。其他脏腑的相互关系可见有关章节。

（五）脑　脑的功能在中医学上虽主要被包括在心、肝、肾的范围之内，但古代中医对脑和脊髓的生理、解剖已有相当的认识，如称脑为"元神之府"（即指具有精神活动的主要脏腑），并认为"人之记性皆在脑中"，脑有视觉、听觉和冷热等感觉。"脑为髓之海，诸髓皆属于脑，故上至脑，下至尾骶，皆精髓升降之道路。"

脑的生理和病理主要分属于心、肝、肾三个脏器，有关思维作用方面属于心，神经精神作用方面属于心和肝，脑发育不全与功能衰退等病变属于肾。因而在治疗上，清心火，开心窍，养心血，平肝阳，熄肝风，滋肾阴，补肾阳，益肾精等方法可以分别治疗各种脑和脊髓的病变。

〔附〕　三焦

三焦为六腑之一，但历来对三焦的实质有许多不同看法和争论。我们认为三焦是上焦、中焦、下焦的合称，它有两种意义。一是指部位，上焦主要指胸部，头部有时也包括在内；中焦指脐以上腹部；下焦指脐以下腹部，包括阴部。二是指几个脏器的总称，一般认为上焦指心和肺，中焦指脾和胃，下焦指肝和肾。它的功能实际上也是这些脏腑功能的综合。

第二章 疾病与病因

人体的内在环境各部分之间，以及内在环境与外在环境之间既是对立的，又是统一的，两者处于不断地矛盾而又不断地维持其相对平衡的状态，这就是人体正常的生理活动。如果这种状态遭到破坏，就会发生疾病。这是中医对疾病发生的基本概念。

在哪些情况下会使这种相对平衡遭到破坏，一时又不能恢复而引起疾病？主要是人体内部的阴阳失调，正气不足，其次为自然因素、生活因素，以及外伤、虫兽咬伤等。

第一节 疾病发生的根本原因

人体内部矛盾性的改变是导致疾病的发生和发展的根本原因，主要表现在正邪关系和精神因素两个方面。

一、正邪关系

人生活在自然界之中，与自然界密切相关。许多自然因素中，有的因素是人体生命活动的必要条件，也有一些因素在一定条件下能侵害人体而致病，这些能使人致病的自然因素称为"邪"或"邪气"。人体对这些能致病的自然因素具有一定的抵御能力，这种抵御能力称为"正"或"正气"。只有当人体正气不足以抵御外邪，或邪气侵袭人体的力量超越人体正气时，才能发病。古代医书《内经》对邪与正的关系有以下一些看法："正气存内，邪不可干"，"风雨寒热不得虚，邪不能独伤人"，"邪之所凑，其气（正气）必虚"。这些看法初步体现了辩证法的思想。

二、精神因素

精神情志的变化可影响脏腑的功能活动。精神忧虑可导致"肝郁"，严重的肝郁可以引起脏腑气血功能失调，而发生疾病。如悲伤欲哭、咽喉作梗、失眠、心悸、怔忡，以及胸闷、胁痛、嗳气、腹胀、食欲不振等病症，常由忧郁、思虑、惊恐、恼怒等过度精神刺激所引起或诱发；这种发病原理称为"因郁致病"。反过来，某些慢性病，久治不愈，也可影响一些人的精神状态，出现情志不舒或性情暴躁，则称为"因病致郁"。

积极乐观的精神状态可使"肝气条达"或"肝气疏泄",它能使人体气血流畅,从而提高人体的抗病能力。

第二节 疾病发生的外在原因

一、气候因素

自然界的气候,古人把它归纳为六种,即风、寒、暑、湿、燥、火,称为六气。这六种气候的正常变化,人体具有适应调节的能力,不致引起疾病;但气候如果发生异常变化,如冬寒过甚,夏热过甚,或冬应寒而反暖,夏应热而反凉,在人体抵抗力低下时,就能成为致病因素。当六气成为致病因素时,就称为"六淫"("淫"是"邪"的意思)。或者气候变化虽属正常,但人体本身适应调节机能低下,也同样能引起疾病,例如夏天感受暑病,冬天感受寒病,也属于六淫致病。

总之,六淫致病具有一定的季节性,一方面由于自然界气候变化影响人体,另一方面由于人体抵抗力低下而发生疾病,这是中医对六淫致病的基本看法。这种疾病如在人群中广泛流行,则称为"疠气""瘟疫""时行",例如流行性感冒,中医就称为"时行感冒"。

六淫引起的疾病,虽有一定的季节性,如夏天多暑病,冬天多寒病,但由于自然界气候变化的复杂性及人体个体的差异,在同一季节里,可以感受不同外邪,发生不同疾病。怎样识别病因?必须透过现象看本质,把各种疾病的不同表现,加以分析、归纳、推理,然后决定是哪一种或哪几种病邪致病。这种分析、归纳的过程,叫作"辨证求因";针对不同的原因,用不同的方法去治疗,就叫作"审因论治"。

以下分述六淫致病的特点。

(一)风邪 风邪的表现是将自然界"风"的现象来比拟人在患病时所出现的一系列症候。自然界的"风"来去较快,呈流动性,时有时无,会使树木摇动,尤其是树梢摇动最显著,因此,风邪的特点是:

(1)发病急,变化快,故称为"风者善行而数变";

(2)有抽搐、震颤、摇头、眩晕、游走性疼痛、瘙痒与怕风等症状;

(3)容易侵犯人体的高位和肌表,如头部(身体的上部)、肺部(内脏的上部)和皮肤等部位;

（4）常与其他病邪结合而发病，如风湿、风寒、风热、风痰等等，引起的疾病较为多见，故称"风为百病之长"。

古人已认识到上述这些症候的出现，有些与自然界的风有一定关系；有些与自然界的"风"不一定有关，例如肝阳可以化风，出现眩晕、震颤甚至惊厥等症候；热极可以生风，出现高热昏迷、颈项强直、手足抽搐等症候。这些都不是外来的风邪所引起，而是人体内部病理变化的表现，称为"内风"。因此，风邪有"外风"和"内风"的区别。在治疗上外风宜"散"，内风宜"熄"，也有原则上的不同。

（二）寒邪 寒邪的表现，同样是将自然界寒冷、冰冻、凝结的现象来比拟人在患病时所出现的一系列症候。它的特点是：

（1）全身或局部有寒冷的征象，例如怕冷、喜热、四肢不温、小便清长、痰液稀白等；

（2）容易导致气滞血瘀，出现较剧烈的疼痛，所谓"寒胜则痛"；

（3）寒邪如侵入经络，可出现筋脉拘挛、收缩。

在疾病过程中，这些症候的表现，有一部分是外来寒邪所引起。例如冻伤、着凉、饮冷水等；但人体本身阳气衰退，失其正常的温煦作用，也可以使"寒从中生"。前者属于"外寒"，后者属于"内寒"。两者又互有联系，互有影响，例如阳虚的人，容易感受外寒；外来的寒邪属于阴邪，容易伤害人的阳气，可以导致产生内寒。在治疗上，对外寒的疾病，多数以温散寒邪为主；内寒的疾病，以温补阳气为主。

此外，外来的寒邪，在一定条件下，还可以向相反方面转化——寒化为热，例如：感冒风寒，当其怕冷症状消失，出现咽红口渴、咳痰黄稠等症，就属于寒邪化热。

（三）火邪 火和热只是程度上的不同，热极便是火，所以火邪基本上即是热邪，所表现的特点：

（1）全身或局部有显著的热象，如高热、怕热、喜冷、面红、目赤、尿赤、舌红、苔黄、脉数，以及外科疮疡红、肿、热、痛；

（2）容易耗伤津液，出现舌干无津、口渴饮冷、大便干结等症状；

（3）迫血妄行，引起出血；或者灼伤脉络，发生斑疹。

火邪有实火和虚火的分别。实火主要是由感受外邪所引起，至于虚火，则由阴虚内热所产生，症候表现上与实火的主要不同点一是兼有阴虚证状，二是火热的症状较实火为轻。

治疗实火，应该采用清热泻火的方法；治疗虚火，须以滋阴为主，清火作为辅助的方法。

（四）湿邪　湿邪的表现，也是将自然界气候潮湿，水流停滞淤积等现象来比拟人在患病时所出现的一系列症候。湿病与季节有一定关系，多发于夏季气候潮湿时期，但经常坐卧湿地、住处潮湿、水中作业、汗出沾衣、也可引起湿病。湿邪的特点：

（1）湿性黏腻，发病比较缓慢，病程较长，难以速愈；

（2）湿性停滞，有身体沉重、四肢困倦、头重如裹等症状；如湿邪侵犯经络、关节，可出现关节疼痛固定在一处，活动不便，肌肉麻木等症状。

（3）湿邪容易侵犯脾胃，出现食欲不振、胸闷、腹胀、大便稀薄，以及小便短少等症状，舌苔厚腻，脉象多见濡脉。

（4）全身或局部水湿淤积，如水肿、脚气、白带、湿疹，以及疮疡流水多等也属于湿。

湿邪也有内湿、外湿之分，内湿指脾胃虚弱不能运化水湿所产生，外湿指外感湿邪所引起。但不论内湿、外湿，治疗一般都用芳香化湿、清热燥湿与利湿等方法；略有不同的是，以内湿为主的，需着重健脾。湿邪多与热邪、寒邪、风邪等兼夹，称为湿热、寒湿、风湿，分别用清化湿热、温化寒湿、祛风燥湿等方法治疗。

（五）暑邪　暑天有两个特点：一是气候炎热；二是雨水较多，比较潮湿。因此，暑邪致病不仅有明显的季节性，而且表现出热邪与湿邪致病的特点。

暑病以热邪为主的称为暑热，主要表现出高热、口渴、心烦等症候，治疗以清热为主；以湿邪为主的称为暑湿，主要表现出胸闷、不思饮食、困倦无力、腹泻、舌苔腻等症候，治疗以化湿为主。

（六）燥邪　燥，是指人体出现一系列干燥的症候，由于气候干燥或津、血不足所引起。前者称为"外燥"，后者称为"内燥"（伤津或津枯血燥）。它的特点：

（1）因空气干燥而引起鼻孔干燥或鼻衄、口干、咽干而痛、唇燥而裂、皮肤燥裂、便秘、舌干无津等，多见于干燥的季节和地区；

（2）因高热、大量出汗、多尿等引起的津液不足，出现口干、口渴、皮肤弹性丧失、舌干无津；

（3）因营养不良、贫血等出现的皮肤干燥，指甲、毛发干枯无光泽，舌干无津。

燥邪致病的治疗原则以润燥、生津、养血为主。

二、生活因素

（一）饮食失调 饮食失调包括三种情况：

（1）进不洁食物或生冷的食物；

（2）暴饮暴食，或过食膏粱厚味；

（3）有饮酒等不良嗜好。

饮食失调不但可以直接损伤脾胃，引起消化不良、食积、胃痛、泄泻等病症，还能生热、生痰、生湿，是造成脏腑病理变化的一个重要原因。

（二）房事不节和劳倦 房事不节即性生活过度、使肾精耗伤，引起身体虚弱，容易导致疾病，或者出现肾虚证状，如腰酸遗精、神疲乏力、眩晕等；或者损伤冲任，引起月经不调、经闭、带下等症。

中医认为劳倦可以伤脾，导致元气虚弱。劳倦致病不能误解为劳动致病，所谓劳倦是指劳累过度而言。劳累过度和营养不良确是一个重要的致病原因，如劳倦伤脾所表现的症状为疲乏无力、精神倦怠、面黄肌瘦、气血虚弱。

（三）虫兽外伤 外伤致病有伤血和伤气两种病理现象，两者往往同时存在，伤血又可分出血和瘀血两种病理现象，两者也可以同时存在。外伤致病之中以出血最为重要。

蛇咬伤是由蛇毒致病，应该用清热解毒的方法治疗。我国劳动人民对毒蛇咬伤有丰富的治疗经验。我国医务工作者整理了一批疗效很高的治疗毒蛇咬伤的方药，今后还应该进一步挖掘总结和提高。

中医对肠寄生虫病、疟疾、血吸虫病等也有许多有效的方药，有待我们去整理提高。至于过去有"湿热生虫"的理论，这是倒因为果的说法，实际上是肠寄生虫能引起脾胃湿热，而不是脾胃湿热能引起肠寄生虫。

第三节　疾病发展过程中主要的两种矛盾

在疾病的发展过程中，最多见到两种不同矛盾运动形式的表现，即邪正斗争与阴阳失调。

如上所述，疾病发生的根本原因，在于人体内部的矛盾性。中医用阴阳二字来代表这种矛盾的两方面。疾病，只有通过人体内部的阴阳失调，才能发生，这是一切疾病发生与发展的根本原因。在疾病发展的过程中可以有邪正斗争与阴阳失调两种矛盾同时存在。有时邪正斗争表现为主要矛盾；有时阴阳失调表现为主要矛盾。

一、邪正斗争

邪正斗争又称为"邪正相搏"，这里的"邪"，主要指外来的病邪（如六淫）。例如感冒风寒，出现发热、怕冷等一系列症候，即属"邪正相搏"的表现。不但感冒是这样，凡属外感原因引起的疾病，都是这样。一切症候的表现，都属人体的正气跟病邪作斗争的反映。在一般情况下，取得矛盾的主要方面地位的是人体的正气，通过正气的防御能力，逐渐战胜了病邪，促使疾病的痊愈。但是，在一定的条件下，正邪双方斗争的力量会发生变化，有时正气的防御能力一时抵制不了病邪的侵袭，于是疾病就朝着不利于人体健康方面转变，造成疾病的恶化，甚至引起死亡。这就决定疾病的转归不外乎两种可能：正胜邪退，疾病痊愈；或邪盛正衰，疾病恶化。

（一）**正胜邪退**　通过邪正斗争，正气克服了病邪，人体内部的阴阳，在新的基础上重新取得了相对的平衡。这时疾病的过程也告一段落，进入恢复期。虽然暂时可能出现邪退正虚的局面，但最终恢复健康。

（二）**邪盛正衰**　在邪正斗争的发展过程中，病邪的致病的作用没有停止或反而继续增强，人体所受到的病理性损害没有得到修复，特别表现正气对病邪虽然还在抵抗，但力量明显不足，从而使病情趋向恶化。例如：热性病过程中，"亡阳"等症候的出现，都是疾病重危的指征。

也有一些疾病，会出现邪正相持或邪去正伤的情况，前者如急性转成慢性，后者如留下一些后遗症，使人体脏腑和气血的功能遗留着一定的障碍，对于这些情况，医务人员有责任与患者共同合作，彻底治疗，并尽可能防止其发生。

南开医院对于肠梗阻、腹膜炎及胰腺炎等疾病广泛地使用了通里攻下、清热解毒、活血化瘀等"攻"法，取得了良好的效果。因此，处理邪正斗争的矛盾，必须对病邪发动主动进攻，以祛邪为主，解表、清热、解毒、泻下、攻痰、化湿、利水、破瘀等多种治疗方法，都是为祛邪而设。当然，扶正也不能废，例如温阳利水，温阳是为扶正而设，但同时也是辅助利水的一种手段；又如临床上有先补后攻的治疗法则，"补"正是为"攻"创造条件，准备进入"攻"的一种手段。因此，我们认为，攻法与补法是用以解决邪正斗争这对矛盾的基本治疗法则。

二、阴阳失调

阴阳失调是一切疾病的根本矛盾，由于人体内部的阴阳失去相对平衡所致。

人体内部同样存在着许多矛盾。例如，在呼吸过程中存在着肺气的宣散和肃降的矛盾，肺主呼出和肾主吸入的矛盾；在消化过程中存在着脾主升和胃主降的矛盾，脾主运化和胃主受纳的矛盾；在肝的生理病理活动中，存在着肝气的疏泄和郁结的矛盾；在肾和心的生理活动中存在肾阴和肾阳、心阴和心阳的矛盾；以及气和血的矛盾等。这些矛盾在人体正常生理活动的情况下，应该处于相互斗争而又相对平衡的状态。如果这种相对平衡状态遭到破坏，而代之以新的病理状态下的矛盾，就是疾病。如肺失肃降，肾不纳气；胃气上逆，脾失健运；肝气郁结，肝阳上亢；肾阴不足，心阳不振，心肾不交，以及气不摄血、气随血脱等。这些矛盾各有其特殊性，每一个矛盾的两方面，又各有其特点，具体地分析这些矛盾的特殊性和矛盾双方的特点，具体地解决这些病理状态下的矛盾是治疗疾病的主要方法之一。由于普遍性存在于特殊性之中，因此，这些各个不同的病理状态下的矛盾，都可以用"阴阳失调"来概括。

以邪正斗争为主的矛盾需要祛邪扶正的方法解决；以阴阳失调为主的矛盾，就需要恢复阴阳相对的平衡，如育阴潜阳、温阳散寒、交通心肾，以及宣肺、肃肺、和胃、健脾、纳肾气、疏肝气等等，都是调整人体内部阴阳失调的方法。

邪正斗争与阴阳失调两个矛盾，其主要矛盾的地位是可以转化的。如外感病邪与正气相搏，本来属于邪正斗争的矛盾，但病邪也有阴邪（如寒、湿）、阳邪（如热）的分别，阴邪容易损害阳气，阳邪容易耗伤津液，结果就有可能从以邪正斗争为主要矛盾转化为以阴阳失调为主要矛盾，需用温阳或养阴的方法，在热性病后期所出现的阴虚或阳虚就是这种情况。又例如人体阳衰阴盛，会产生痰饮；阴虚阳亢，会产生内火；在产生之后，痰饮与内火，就都属于病邪的性质，又成为从阴阳失调的矛盾转化为邪正斗争为主的矛盾，需用温阳化饮或滋阴降火的方法治疗。因此，在治病过程中必须随时注意病情的发展变化，既要掌握一定的原则性，又要具有充分的灵活性。

第三章　诊断方法

人体是一个统一的整体，体内有病，一定会有相应的症状和体征表现出来。中医诊断疾病，就是根据这个客观规律，通过问、望、闻、切四种诊断方法（称为"四诊"）向患者作全面的调查，从其表现出来的症状、体征，以及疾病发展的过程中搜集辨证资料。

进行四诊，应具有高度的责任感及严肃认真的科学态度，绝对不能粗枝大叶。四诊的内容虽然不同，但都是为了诊断疾病这一目的。只有在互相配合的前提下，才能搜集疾病的全面情况。如果没有实事求是的科学态度，只从单方面看问题，把四诊各个孤立，对疾病就不能获得完整的认识，最后也就不可能作出正确的诊断和治疗。

第一节　问诊

从医生和患者的相互交谈来了解病史，达到了解患者当前的自觉症状；疾病的发生、发展过程中的情况和就诊前的治疗经过；以及与疾病有关的其他方面情况，称为问诊。它是搜集辨证资料的方法之一。

中医的问诊内容，主要从以下十个方面进行询问，来搜集与疾病有关的辨证资料，其中第九点只适用于妇女和小孩，一般患者不需询问。现将内容逐点介绍于下。

一、问寒热

有无发热和怕冷。如果发热、怕冷同时出现，来势急促，多为外感表证；如但热不寒，邪已入气分；午后发热，热势不高，称为潮热，属阴虚内热；先怕冷，后发热，发作有时，称为寒热往来，邪在半表半里。

二、问汗

询问有汗、无汗，如果有汗，必须追问出汗的时间及出汗时的感觉。例如：怕冷发热无汗为表实；汗出热不退为表热传里；睡着出汗，醒时汗止为盗汗，多属阴虚；身无热而汗自出为自汗，属气虚不能固表；病势重危，汗出如油，淋漓不止，多为亡阳虚脱。

三、问头身

询问头部或肢体有无不舒。如果头身酸痛，怕冷发热，多为表证；头重如裹，是湿邪上扰；头痛眩晕，心烦面赤是肝火；骨节酸痛，阴天加剧为痹症。

四、问二便

询问大小便色、质、量的改变。如小便短赤是热证；小便频数，短赤刺痛，是下焦湿热；渴饮无度，小便过多为消渴症；大便秘结，有发热者多为胃肠实热；年老或体虚，大便长期干结，其他没有特殊症状，多为肠液不足；面色萎黄，食后作胀，大便溏薄为脾虚；大便里急后重，泻下量少，脓血相兼，多为痢疾。

五、问饮食和口味

询问饮食喜恶、食欲增减、口味的变异等。

（一）渴饮　不渴属寒，渴喜热饮亦属寒；渴喜凉饮是热；渴不多饮是湿。

（二）食欲　食欲减少，消化不良，多为脾胃虚弱；嘈杂易饥多为胃热；食后胀闷多为气滞或食积。对一些久病体虚或重危患者，古人常以"有胃气则生，无胃气则死"，来判断疾病的预后。如久病体虚患者，胃纳日益减退，说明胃气已虚，预后较差，反之病中胃纳逐渐增加，说明胃气渐复，预后多为良好。

（三）口味　口味变甜多为脾湿；口淡无味多为脾虚；口苦多为肝胆火旺。

六、问胸腹

询问胸腹有无胀满、疼痛及其性质。

胸胁作痛，或胸闷叹息，多为肝郁气滞；胸部或腹部疼痛如针刺，固定不移，多为血瘀；腹胀作痛，排气则减，多为气滞。

七、问耳目

询问听觉、视觉的改变。

耳鸣伴有头晕、腰酸多为肾虚；耳鸣伴有口苦、胁痛，多为肝火。两目不红而昏糊畏光或入夜视物困难，多是肝肾不足。

八、问睡眠

询问睡眠的深浅。

病重嗜睡多为危象；昏睡若见于热性病，多为热入心包；多眠见于阳虚阴盛或痰湿阻滞；多梦易醒常为肝肾阴虚或心脾血虚；失眠多见于心血不足或阴虚火旺。

九、问妇女和小儿

（一）问妇女　除询问一般的病史外，还要问清经、带、胎、产的情况。

月经提前，量多色紫，多为血热；月经推迟，量少色淡，多为血虚；经来量多，色淡质薄，多为气虚；经来少腹疼痛、拒按，多为血瘀；白带多而稀薄，多为脾虚或肾虚；白带黄稠腥臭，多为湿热；婚后妇女有停经史，晨起恶心、呕吐，须考虑怀孕恶阻；妊娠腰酸见红，多为堕胎先兆；产后恶露不净，多为冲任受损；若兼见腹痛拒按，多为瘀血未净；产后自汗潮热，多为气血两亏。

（二）问小儿　询问小儿病史，要着重询问其衣着冷热及饮食的情况。父母的健康状况，周围热性病流行与否等也要详细询问，这些因素往往与患者的疾病发生有关。

十、问诊断和治疗情况

主要询问起病原因，有何旧病，来治前曾在何时、何地做过诊断和检查，还要询问和查阅所治疗的药物、剂量、服法及效果。

此外，患者经常掌心足心发热，多为阴虚体质；如果平时比别人怕冷兼有四肢不温，多为阳虚体质；平时喜食辛辣厚味易致痰湿内盛；又如：平时性情急躁，容易发怒，多为肝火偏旺；反之，平时沉默寡言，心情不畅，多属肝郁气滞。这些也要询问，可为临床诊断疾病提供参考。

第二节　望诊

通过观察患者神色或体表各部形态，以及患者排泄物色、质的改变，从而获取与疾病有关的辨证资料，称为望诊。

在临床上为了有顺序地进行望诊，分为总体望诊、分部望诊、望舌，以及小儿指纹望诊等步骤。其中望舌是中医特有的诊断方法之一，望神色在中医临床上也很重视，都是望诊的重点，应仔细观察。

望诊内容虽然很多，如果结合现病史，有步骤、有重点、有目的地进行，就不会感到烦琐。在望诊时，最好在自然光线比较充足的地方，或采用较强的电筒光，进行辨别色泽。如果光线较暗，往往会把白色误成灰色，红色误认紫色，甚至会把白色与黄色混淆起来，不利于确切诊断。另一方面，我们在进行分部望诊时，必须对患者注意保暖，以免受凉。

望诊的内容现分述于下。

一、总体望诊

主要观察神色和形态。

（一）**望神色** 就是指观察精神意识和面部气色。

1. **精神意识** 它是人体生命活动的总体现。中医认为，"神"的盛衰，通过人体的面目及意识来表现。所以观察精神意识的改变程度，可以测知疾病的轻重和预后。例如：一个患者精神尚好，意识清楚，面色红润有泽，两目有神，呼吸调匀，中医称为"有神"，病情属轻，预后较好；反之，精神委顿，意识错乱，面色晦暗，两目无神，呼吸急促或不匀，称为"失神"，病情属重，预后大多不良。此外，还有一种假神，看来精神似乎很好，实际上是假的，不要被假象迷惑。如病情很重的患者，很多时候精神极度衰颓，意识昏糊不清，突然见到精神转"佳"，说话滔滔不绝，即属假神，必须识别，以免造成误诊。

2. **气色** "十二经脉，三百六十五络，其气血皆上注于面"，从而说明内脏与面部有着密切联系。望气色，就是指望面部的色泽而言。正常人面色红润且有光泽，人体一旦受病，面部的色泽就发生改变。如果面色晦暗多主病重；面色、口唇苍白，多为阳气虚或血虚；面色萎黄，多为脾胃虚；面色红赤，多为热证；午后颧红多为阴虚内热；面色嫩红带白多为虚阳上越（或称戴阳）；面色、口唇青紫，多为血瘀或寒证；面色、目眶暗黑多为肾亏；面部有白斑，多为腹中有虫。

（二）**望形态** 观察患者的形体肥瘦强弱，以及动静姿势，来测知疾病的内在变化。

1. **形体** 健康人发育正常，形体魁梧，肌肉充盈，皮肤润泽。反之，形体肥胖，肌肉不实，纳食量少，多见于脾胃虚弱，痰湿内盛，前人所谓

"肥人多痰湿"；如果形体瘦弱，胸廓狭窄，多见于易受外感或多咳嗽的患者，称"瘦人多劳嗽"。

2. **动态** 不同的疾病，往往可以有不同的姿态，例如：头摇不能自主，多为肝风；眼、面颊、口唇、四肢不时振动，在热性病多属发痉的预兆，在内伤病中多见于中风病症；又如：坐而喜伏，多为肺虚气短；坐而不安，面带苦容，多为身有疼痛。

二、分部望诊

主要观察四肢、皮肤、呼吸以及排泄物四部分。

（一）四肢 观察四肢的色、态改变：手足瘦削多为虚证；下肢浮肿，按之凹陷是水肿；手足关节屈伸不利，为痹症；扬手掷足是热盛烦躁之外候；半身或偏体瘫痪，多为中风；指甲苍白，多属血虚；指甲下有片状或点状瘀点，按之不退，多属体内有伤；指甲紫黑，多属血瘀。

（二）皮肤 观察皮肤形、色的变化。

1. **皮色** 周身皮肤、眼白、指甲、口唇发黄为黄疸；如果单纯皮肤发黄，眼白不黄，而口唇、面色或苍白，或见周身轻度浮肿多为血虚（黄胖病）；皮色青紫多为瘀血；皮肤枯燥多为气血不足。

2. **肿胀** 周身皮肤浮肿，按之如泥是为水肿；腹胀如鼓，称为臌胀，如果兼见形体消瘦，青筋暴露，面色暗黑，面、颈、胸部有蜘蛛痣者（中医称为有红丝、红缕，形如蟹爪），是为血臌重症。

3. **斑疹** 皮肤色红，呈片状，不高出皮肤表面，称斑，在热性病与内伤病（例如紫癜）都可见到；若色红形如粟米，略高出皮肤的，称疹，多见于热性病。

在热性病中，邪热入于血分，见到斑疹红活，发后热退，神志清楚，预后一般良好。如果斑疹紫黑，稠密紧束，发后热势依然不退，或斑疹突然隐没，神志昏糊，则预后较差。

4. **痒疹脓疱** 是由湿热所致，色红为热轻，色紫为热重；痒甚为湿热挟风；痒中有痛是为湿热化火；黄水淋漓则为湿甚。

5. **痈、疽、疔、疖** 皮肤肌表焮红且有局限性肿大，伴有发热怕冷，是为外疡初发，多属阳证；肿而皮色不红，多属阴证。阳证病程短，阴证病程长。

〔痈〕红肿高大，根盘紧束。

〔疽〕肿势漫散，皮色不红。

〔疔〕色红形如粟粒，头尖色白，根脚坚硬，患处皮肤麻木或痒痛。

〔疖〕形小红肿，长于肌表。

（三）**望呼吸** 观察呼吸的节律。正常人呼吸每分钟15～20次左右。如果热性病见到呼吸急促，鼻翼扇动多为邪热壅肺；内伤多为肺气虚；呼吸表浅而快多为胸腹剧痛；重症见到呼吸深而缓慢，或时快时慢多为危象。

（四）**排泄物** 观察痰涕及二便的色、质。

1. **痰涕** 鼻涕色黄多为外感风热或鼻渊；鼻涕色白如水多为外感风寒；咳痰黄稠多为肺热；咳痰稀薄色白多属寒痰；吐脓血痰，且腥臭是为肺痈；痰中带血，是为热伤肺络。

2. **大便** 正常大便色黄，干湿适中。如果大便溏薄，色黄腥臭多为肠中有热；清泻如水，挟有食物，多为肠中有寒。

3. **小便** 小便色如清水量多为寒证；小便短赤为热证；小便尿血，热在下焦（肾、膀胱）；小便频数，欲解不出，滴沥不尽或排出砂石是为淋证，属湿热下注膀胱。

三、望舌

舌为心之苗，苔为胃气的反映；从经络上看，肝、脾、肾三经也与舌体相连。观察舌体与舌苔的异常改变，可以测知疾病的寒热、虚实、表里、轻重。即前人所说：观舌色可以诊知正气的虚实；看舌苔可以辨别邪气之深浅；再审其润燥，以验津液之盈亏。

在望苔色时，必须注意染苔。所谓染苔，就是某些食物或药物的颜色污染了正常的苔色。例如：吃黄色食物，舌苔转黄；吃橄榄后舌苔变黑等等。染苔其色浮于舌体表面，容易擦去。

（一）**望舌体** 主要观察舌色和形态的变化。正常人的舌体淡红润泽，伸缩自如，转动灵活。如果人体有病，舌体也就发生变异。列举如下：

1. **舌色**

（1）舌质淡白，多为血虚或阳气虚。

（2）舌质红，多为热。

（3）舌质绛（深红），多为热入营血。

(4)舌质红绛,舌光无苔、有裂纹,为阴虚伤津液。

(5)舌质青紫,或边有瘀斑,多为血瘀。

(6)舌上有芒刺,为热甚。

2. 舌形

(1)舌淡肥胖,边有齿印,多为阳气虚。

(2)舌肿大而色红绛,多为热毒上壅。

(3)舌瘦干瘪、色淡,多为气血两亏。

(4)舌干瘪色红绛,为热盛阴亏。

(5)舌绛短缩,为热极生风。

(6)舌体僵硬或舌体偏斜,为中风。

(7)舌体抖动,为肝风内动。

(8)弄舌(舌在口中上下、左右掉动不停),为热病动风,发痉预兆,多见于小儿。

(二)望舌苔 观察苔色和苔质的变化。正常舌苔薄白而湿润,生于舌体上面,不易擦去。如果人体有病,可见苔色和苔质发生以下变化。

1. 苔色

(1)白苔,多主寒主表。

(2)黄苔,多主热。

(3)黑苔,有寒或有热,多见于重病者。

2. 苔质

(1)苔白而薄,主表寒;苔白薄腻主寒湿;苔白而干主寒邪化热,津液受伤。

(2)苔黄而薄,主表热;苔黄薄腻主湿热或痰湿食滞;苔黄糙主胃热伤津;苔黄厚主胃肠实热。

(3)苔黑而薄湿润,主虚寒;苔黑厚燥主实热。

(4)舌苔中剥多为阴亏脱液之征。

(三)舌体与舌苔结合辨证 在临床上,舌体与舌苔之诊察不可孤立对待,而应结合辨证。例如:舌淡苔白而薄为风寒在表;舌红苔白腻是湿遏热伏;舌红苔黄腻是肠胃实热;舌青紫苔黑为寒凝血滞等。

〔附〕近代对舌苔的研究

中西医结合运用现代科学的方法，对中医的舌诊进行了不少研究，现将陆续发表的文献，摘录于下供学习参考。

1. **淡白舌** 多见于慢性病患者，如贫血及营养不良，但也可见于产后脑垂体机能减退症、黏液性水肿等。主要认为是由于内分泌失调，新陈代谢偏低，畏寒而使末梢血管收缩所致。

2. **舌胖齿形** 可能由：①炎症性疾病影响到舌质肥大；②异常舌的结果；③巨舌；④B族维生素缺乏；⑤舌肌张力丧失等原因所致。

3. **红绛舌** 是由基础代谢偏高的疾病造成，病情一般多属严重。

4. **舌干燥** 是由失水造成，所以认为舌干燥是诊断失水的最好指征，因为任何原因引起的失水最早表现为舌干燥。

5. **青紫舌** 多见于肝胆系统及心脏病患者。形成原理与静脉淤血、缺氧等因素有关，其他如红细胞增多、饮酒、色素沉着、血中寒冷凝集素增高等，可为其辅助原因。

6. **白苔** 正常情况下，由于咀嚼、吞咽等动作及唾液、饮食的冲洗，可使丝状乳头间的物质及角化上皮脱落清除，使舌苔仅为薄白一层。当有病时，食欲减退，或进软食，使口腔的咀嚼作用减少，同时对舌苔减少了机械性摩擦；或由于发热、失水，使唾液分泌减少，因而影响了舌苔的自洁作用，使丝状乳头延长，而致舌苔堆积。白苔出现于：

（1）表证初起及严重疾病的恢复期；

（2）各种慢性炎症：如慢性支气管炎、支气管扩张、哮喘、慢性盆腔炎、骨关节结核等。

7. **黄苔** 由于发热或炎症，导致消化功能紊乱，而致局部丝状乳头增殖。同时加上局部的着色作用，即舌之局部炎症的渗出物，以及产色微生物的作用，共同形成黄苔。

8. **黑苔** 是由于机体内在因子和外在因子共同作用的结果，诸如：高热、脱水、慢性炎症、毒素刺激、霉菌感染等，均与之有关。临床上凡见急性病黑苔患者，病情多属严重。曾有报道，30例黑苔病例中，属病情危重者有20例，其中6例死亡。

四、望小儿指纹诊

通过观察小儿食指桡侧所显现的脉络形色,可作为辨别病情的参考,一般只用于三岁以下的小孩。自食指掌端桡侧的一节为起始,三节定为三关,第一节为风关,第二节为气关,第三节为命关(图21)。如指纹红黄相间,隐隐不显,是正常指纹。若见指纹色紫为热,色鲜红为感受外邪,色青为惊风,色白为疳积,色黄为脾虚。纹色见于风关为病轻,透至气关为病重,若过命关病更重。观察指纹,还须视其纹形曲直多少,配合诊断。如纹直为热,纹曲为寒,纹多为热,纹少为寒。指纹显露于外,多为表证,反之为邪入里。

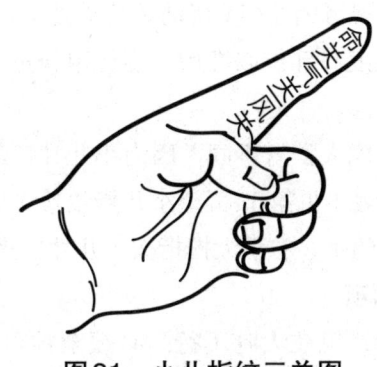

图21　小儿指纹三关图

第三节　切诊

切诊是中医诊断学中重要组成部分,内容包括脉诊和按诊两个方面。它是运用医生的手对患者的脉搏和体表进行触摸按压,以此来收集临床资料的一种重要诊断方法。临床上要与问诊、望诊和闻诊联合应用,才能全面地收集辨证资料,进行分析和归纳,从而掌握病情的变化,达到辨证施治的目的。

一、脉诊

脉诊是中医独特的诊断方法,它是用医生的手按患者的脉搏,研究其性状,以达到对病情的诊察和判断的方法。我们应该在不断的临床实践中领会和运用它,努力加以继承和发扬。

(一)切脉的部位和方法　中医文献记载的诊脉方法有三部九候诊法,

人迎脉口诊法，寸口诊脉法等。目前临床上常用的是寸口诊脉法，即以桡动脉搏动处为切脉的部位。古人将寸口脉分为寸、关、尺三部，腕后高骨处（桡骨茎突）为关脉，关前为寸脉，关后为尺脉。患者左手之寸、关、尺与心、肝、肾相应，右手之寸、关、尺与肺、脾、肾（命门）相应，临床上可作参考。如果遇到患者病危脉伏，两手寸口无法诊察到脉搏时，常以人迎（颈外动脉搏动处）和趺阳（足背动脉搏动处）为切脉部位。

切脉前患者应先休息一下，使气血平静，然后进行切脉。切脉时患者与医生应侧向坐位，患者的手掌向上平放在脉枕上，医生用一手的食指、中指与无名指顺序放在患者的寸口（桡动脉搏动处），布指的疏密应视患者手臂的长短，以适中为度。部位取准后，要运用轻重不同的指力和前后的挪移来探索脉象。

小儿的切脉方法与成人稍有不同，因为小儿寸口部位狭小，所以三岁以下常用虎口三关望诊法（见第63页望小儿指纹诊）。三岁以上用一指法，即用医生的左手握小儿的手，右手大拇指按小儿寸口来探索脉象。

（二）切脉的注意事项

（1）切脉时要仔细，粗枝大叶不行。必须全神贯注，仔细按摸触压，严肃而认真地辨别指下的脉象。防止主观、片面、臆测、武断。

（2）必须注意到内外因素对脉象的影响。如小儿脉较成人软而数，妇女脉较男人濡弱，胖人脉多沉小。夏天脉较洪大，冬天脉较沉小。有些人因解剖的差异，脉搏不见于寸口部而见于大指腕侧处，叫作"反关脉"；有些人脉沉细类似伏脉而没有病，叫作"六阴脉"；有些人脉洪大而没有病，叫作"六阳脉"。此外，剧烈运动后脉见洪数，酒后脉数，精神刺激和某些药物的作用引起了脉象的暂时变化，这都是正常现象，不能看作病脉。

（3）必须注意脉与症是否符合。一般地说患者的脉与症是相符合的，如表证见浮脉；里证见沉脉；热证见数脉；寒证见迟脉等。但也有脉症不符的特殊情况，如阳证见阴脉；阴证见阳脉；虚证见实脉；实证见虚脉等，临床上遇到这种情况要灵活掌握是"舍脉从症"还是"舍症从脉"（见第272页第九章第一节）。

（三）主要的脉象和临床意义

1. **正常脉象**　正常的脉象应该是不浮不沉，不强不弱，中和有力；不快不慢，不大不小，均匀柔和，一息（即一呼一吸）之间四至五次，即每分钟70~90次。如脉象受到内外因素的影响而发生暂时的变化，也属于正常的脉象。

2. **异常的脉象和临床意义**　在中医文献中，描述脉象的种类很多，各书的叙述也不一致，后来医家总结了前人的经验把脉象分为二十八种。分类较复杂，目前临床常见到的脉象有浮、沉、迟、数、滑、涩、虚、实、洪、细、弦、濡、紧、缓、促、结、代等。介绍如下。

（1）浮脉：浮在皮肤表面，轻按即能触及。

浮脉多见于表证，浮而有力为表实，浮而无力为表虚。但也有内伤久病虚证见浮脉，这是虚阳浮越之象。

浮大无力，按之中空，如按葱管一样称为芤脉，可见于大失血的患者。

（2）沉脉：与浮脉相反，重按才能触及。

沉脉多见于里证，沉而有力为里实，沉而无力为里虚。但也有表邪初感，风寒外束，脉不能外达而见沉脉。

（3）数脉：搏动频繁，来去急促，一息六至七次，即每分钟90次以上。

数脉多见于热证，数而有力为实热，数而无力为虚热，但也有虚阳外浮见数脉。

数脉也可见于虚证。一息七次以上为疾脉，疾脉多出现于心悸、怔忡、心神不宁等症，如见于阳脱阴竭重病患者，是元气将脱的危候。

（4）迟脉：与数脉相反，来去极慢，一息三次，即每分钟60次以下者称为迟脉。

迟脉多见于寒证，迟而有力为冷积实证，迟而无力多属虚寒。

（5）滑脉：往来流利，如珠走盘，应指圆滑。

滑脉多见于痰饮、食滞患者。孕妇也可见到滑脉，不是病脉。

（6）涩脉：与滑脉相反，细而迟，往来不利，有阻涩之感。

涩脉多见于气滞、血瘀、精血不足患者。

（7）虚脉：脉来无力。

虚脉见于各种虚证，但伤暑患者有时也可以见到虚脉。

（8）实脉：与虚脉相反，脉来有力。

实脉多见于瘀血、实热、积滞患者。

（9）洪脉：一般也称大脉，脉幅大而有力，满溢指下，来时盛大，但去时相对地较弱。

洪脉多属热盛，但也见于虚证。久病、久泻、失血见洪脉多是危候。

（10）细脉：与大脉相反，脉幅小而无力。

细脉多见于气血两虚，虚劳损伤患者。

脉细小，状如丝线，几乎不能触及，若有若无称为微脉，微脉一般见于重度病例。

（11）弦脉：应指强直，如按弓弦。

弦脉多见于肝病、剧痛、痰饮、高血压患者。

（12）濡脉：与弦脉相反，应指软弱，轻取即得。

濡脉多是虚证和湿证。

（13）紧脉：来往有力，有紧张而强直感。

紧脉多见于寒证和剧痛患者。

（14）缓脉：来去和缓均匀，一息四次。

缓脉有平脉和病脉之分，平脉即上述的正常脉。另一种与紧脉相反，应指有松弛迟缓之感，为病脉，多见于湿症和气虚患者，但重病见缓脉多为邪退正虚征兆。

（15）促脉：脉来急促，数而时见中止。

（16）结脉：往来迟缓，时有间歇，止无定数。

（17）代脉：脉来歇止，止有定数。

促、结、代三者均为不整脉，多见于心脏病患者。悲忧惊恐和剧烈疼痛等，也可以偶然见到此脉。

疾病是错综复杂的，病脉的出现可以是一脉独见，但更多的是二脉、三脉兼见，称为兼脉，如浮数为风热；沉迟为里寒；滑数为实热；细数为阴虚内热；弦滑为痰聚等，更应该结合识别。

二、按诊

按诊是用医生的手触摸按压患者的体表和病变部位，以探察疾病的变化。内容包括按皮肤、头颈部、胸腹部和俞穴等。按诊时医生手要温暖，用力要适当，注意力要集中。

1. **皮肤** 主要了解寒热和有汗、无汗。如热而有汗，多是热证；热而无汗，多是表证。初按觉热，久按则不觉热甚者，为热在皮肤，属表热；若初按觉热，久按觉得热更甚者，为热在肌肉，属内热。皮肤冷而多汗者多是阳虚；皮肤热而手足心更热者多是阴虚。此外，还要注意皮肤有否水肿和皮疹等。

2. **头颈部** 对婴儿要特别注意囟门的按诊，囟门高凸者，肝风将动，发痉之征；囟门低陷者，津液亏损，亡阴之象。按诊时也经常以按患者额部有热、无热来判断患者是否发热，额部热可知全身发热，同时还要与手心作对照，如手心热甚于额部者可能为虚热。

颈部按诊要注意有否肿核，若摸到肿核还要注意压痛、大小、硬度、数目，以及与周围组织有否粘连等。

3. **胸胁部** 按胸部主要检查"虚里"。"虚里"在左乳下第四至第五肋间（即心脏搏动处），如"虚里"搏动太强，或范围广泛，或节律不均匀等多是心脏病。

按胁肋部主要检查肝脾有否肿大，若有肿大要注意大小、压痛、硬度和表面情况。

4. **腹部** 腹部按诊主要是检查压痛和肿块。患者感觉腹痛，但按压反觉舒服者多是气滞作痛或虚证；如按压疼痛加剧，以至拒按者多是实证。若腹部按诊发现有肿块，应注意大小、形态、部位、硬度、表面是否光滑，与周围组织有否粘连等。此外，对腹部膨隆患者要区别是水臌还是气臌，一般按之坚实板硬者为水臌，按之濡软中空者为气臌。

5. **按穴位** 中医认为内部脏腑的疾病可反映到体表的某些穴位上，即内部脏腑的疾病，其相应的穴位可出现压痛或过敏反应等，临床上常应用它对某些疾病做协助诊断。例如肝炎患者的期门穴、肝俞穴有压痛；胆囊疾病胆俞穴和胆囊穴有压痛；溃疡病患者的足三里穴附近压痛特别明显，且胃溃疡患者其压痛多在左侧，十二指肠溃疡患者多在右侧，而复合性溃疡则两侧均有压痛；急性阑尾炎患者阑尾穴有明显压痛等。目前，由于新医疗法的开展，还应用这些相应的穴位进行治疗内部脏腑的疾病，这些诊断和治疗方法都有待于进一步发扬。

6. **其他** 在外科方面，如疮疡按之肿而似木硬属寒证，肿处烫手的属热证；根盘平塌而漫肿的属虚，根盘收束而高起的属实；患处坚硬而热不甚，无波动感的为无脓，患处热甚痛剧有波动感者为有脓。

在伤骨科方面，临床上常用按摩的手法了解受伤局部的情况，如疼痛的性质（压痛、挤压痛、叩击痛），解剖结构的异常（与健侧对比有否存在骨折与关节的畸形），以及软组织的变化（肿胀、萎缩、筋曲、筋翻）等，从而配合其他资料推断是骨折，或脱位，或伤筋，以便作出明确诊断。

第四节 闻诊

闻诊包括听声音和嗅气味两方面。前者是听患者的语言、呼吸、咳嗽、呻吟等；后者是嗅患者的口气、臭气和排泄物的气味等，以辨别其寒热虚实作为临床辨证时的参考。

一、语言

语音低微，说话断续多属虚证；语言响亮有力多属实证，语言重浊，说话带鼻音多见于伤风感冒以及鼻渊患者；发热烦躁多言者多见于热证；静而少言者多见于寒证；笑骂狂言，语无伦次多见于精神病；语无伦次，声高有力者叫"谵语"，属实证；自言自语，声低无力，反复断续者叫"郑声"，属虚证；呻吟不休者多是身有痛楚。

二、呼吸

呼吸气粗声高，发病急的多见于实证；呼吸微弱气短声低，发病缓的多虚证。呼吸急促，甚至张口抬肩为喘；呼吸急促，喉间有哮鸣声为哮。鼾声如雷，昏迷不省人事多是中风闭症。

三、咳嗽

咳嗽声音重浊不爽，痰色清白，鼻塞不通是外感风寒；咳声不畅，痰稠色黄，不易咳出的多是肺热；咳时有痰，或痰多而容易咳出的多为寒痰或痰饮之类；干咳无痰，或咳出少许黏痰多为肺痨或燥咳之类；小孩咳嗽阵发，咳声连续不已后有呕声，面红耳赤，痰少，可能是百日咳；咳声嘶哑如犬吠声应注意是否白喉病。

四、嗅气味

患者口中喷出臭秽的气味，多属胃热，酸腐气则胃有宿食；腐臭气多是牙疳或口疮溃腐。鼻出臭气为鼻渊症。咳痰脓血腥臭为肺痈。

身有汗臭则知患者出汗多,若有血腥臭则知患者有失血。

此外,大小便,白带等有特殊腥臭气味多属热证。

第四章　治法与方药

对于药物的运用，除应注意每一药物的功能外，还要掌握它的性能、炮制、配伍，以及制剂等知识，才能按照病情、药性和治疗要求，予以正确应用，这对于保证药效的充分发挥是很为重要的。现将中草药的性能和炮制，配伍与制剂，以及治法与方药等，分别叙述如下。

第一节　概述

一、中草药的性能和炮制

（一）中草药的性能　　中草药是我国劳动人民在长期同疾病作斗争过程中所积累的宝贵医药遗产。前人把药物的性能归纳起来主要有四气与五味。四气，就是寒、热、温、凉四种药性；五味是指药物具有辛、甘、酸、苦、咸五种味。事实上，药物除四性之外还有属于平性的，除五味以外，还有淡味、涩味等，因此，应该破除上述的框框。

所谓气和味，是指药物的性味，是从药物作用于人体所发生的反应而作出的概括性的归纳。例如属于寒性或凉性（寒与凉只是程度上的差别）的药物，大都具有清热、泻火、解毒、养阴、生津等作用，适用于热性的病症；属于温性或热性（温和热也是程度上的差别）的药物，一般分别有散寒、温中、助阳等作用，适用于寒性的病症；平性是指药性既不寒凉、又不温热而言，并不是指作用平和；如果寒热夹杂的病症，就应将寒性药与热性药适当地配合使用。

药物一般味辛的有发散、宣通的作用；味甘的有滋补、和中或缓急的作用；味酸的有收敛、固涩的作用；涩味的药物作用与酸味相似，具有敛汗、固精、止泻及止血等功能；味苦的有泻火、燥湿、通降等作用；味咸的有软坚、散结的作用；味淡的有渗湿、利尿的作用。由此可知，不同的味有不同的作用，其味相同的药物，它们的作用往往有相似之处。据现代药理分析，药物味的不同，与它所含的成分有关，不同的成分常常表现不同的药效。由于中草药成分比较复杂，它的味是多种成分综合所形成，如果仅以药物的味来加以概括，难免有一定的局限性。

我们不但要认识每种药物的共性，还要熟悉它们各自具有的特性。例如紫苏和麻黄，同是辛温的药物，都有表散风寒和发汗作用，但紫苏另有降气、安胎功效，而麻黄另有宣肺、平喘的功效。又如大黄与黄连，都是苦寒的药物，同有清热、泻火、解毒作用，但大黄还有泻下通腑的功用而黄连又有燥湿止呕的特性。因此，必须善于掌握这些情况，才能在临床上适当地选择运用。

（二）中草药炮制　药物的炮制，对于药物的效用来说，具有重大关系。炮制，又称炮炙，是药物在制成各种剂型之前包括对药材的整理加工过程及根据医疗需要而进行处理的一些方法。

1. 炮制的目的，大致可归纳为四点

（1）消除或减少药物的毒性、烈性和副作用。如生半夏、生南星有毒，用生姜、明矾腌制，可解除毒性；又如巴豆有剧毒，去油用霜，可减少毒性。

（2）改变药物的性能。如地黄生用性寒凉血，蒸制成熟地，则为微温而补血；何首乌生用润肠通便、解疮毒，制熟后功能补肝肾、益精血。

（3）便于制剂和贮藏。如将植物类药物切碎，便于煎煮；矿物类药物火煅，便于研粉。又如某些生药在采集后必须烘焙，使药物充分干燥，以便贮藏。

（4）使药物洁净卫生，便于服用。如药物在采集后必须清除泥沙杂质及非药用部分，有些海产品与动物类的药物，需要漂去咸味及腥味等。

2. 炮制的方法，与处方有关者有以下几种

〔煅〕　是将药物通过烈火直接或间接煅烧，使它质地松脆，易于粉碎，充分发挥药效。

〔炒〕　是炮制加工中常用的一种加热法，有：

（1）清炒：不加辅料，用文火将药物炒至微焦，发出焦香气味为度。

（2）麸炒：将药物（饮片）加蜜炙麸皮同炒，拌炒至片子呈微黄色为度。

以上两种炒法，主要目的是缓和药性。

（3）加其他辅料拌炒：按用药的不同要求，有酒炒、醋炒、姜汁炒等。

（4）炒炭：系用较旺火力，将药物炒至外焦黑似炭，内成老黄色或棕

褐色而又不灰化，俗称为"炒炭存性"，大多为增加收涩作用。

〔炮〕 炮与炒炭基本相同，但炮要求火力猛烈、操作动作要快，这样可使药物（一般须切成小块）通过高热，达到体积膨胀松胖，如干姜即用此法加工成为炮姜炭。

〔煨〕 煨的主要作用在于缓和药性和减少副作用。常用的简易煨法是将药物用草纸包裹二三层，放在清水中浸湿，置文火上直接煨，煨至草纸焦黑内熟取出，煨生姜即用此法。

〔炙〕 是将药物加热拌炒的另一种方法，常用的有：

（1）蜜炙：即加炼蜜拌炒。先将铁锅、铲刀用清水洗净拭干，烧热铁锅，倒入炼蜜，待蜜化烊略加清水，然后放入药片反复拌炒，炒至蜜汁吸尽，再喷洒少许清水炒干，使秤时不黏手为度，例如炙紫苑、炙兜铃、炙黄芪、炙甘草等。药物用蜜炙，是取它润肺、补中及矫味的作用。

（2）砂炙：即用铁砂与药物拌炒。先将铁砂炒热呈青色，倒入药物拌炒至松胖为度，取出，筛去铁砂。例如山甲片、龟板、鳖甲等经过砂炙后变成松脆，药性易于煎出。

〔蒸〕 利用水蒸气蒸制药物，须隔水加热。蒸的作用不仅能使药物改变其原有性能（如生大黄蒸制成为制大黄，主要用它清化湿热），而且还有矫味作用（如女贞子、五味子经过蒸制能减少其酸味）。

〔煮〕 是将经过整理及洗净的原药放在锅内，用清水与其他辅助药料同煮至熟透，如附子、川乌与豆腐同煮可减少毒性。

二、中草药的配伍及制剂

（一）配伍 根据病情需要，有选择性地将两种以及上药物配合在一起，就是药物的配伍。药物与药物之间在配伍应用的情况下，可以起到互相协同而增进疗效；也有一些药物，因相互对抗而减轻或消除了原有的毒性和副作用。例如生姜是辛温表散药，与葱白配用能增强它发汗解表作用；大黄与玄明粉配伍，可以增强泻下通腑作用；蒲公英与紫花地丁、大青叶同用，可以增强清热消炎的功能；又如抗疟的常山，多服容易引起呕吐，配伍降逆止呕的半夏同用，即可制止它的副作用，又能增加抗疟的作用。

前人在用药配伍方面，有"十八反"与"十九畏"的说法，"反"是指这些药物同用后可产生不良反应;"畏"是指这些药同用后,效用可能会被抵消。但在临床上实际并不完全如此,如《金匮要略》中的甘遂半夏汤,就是将相反的甘遂和甘草同用,以治痰饮留结之症。现在对这问题的看法,有的认为"相反"药物同用,能增强毒性;有的认为并不会增强毒性,甚至有的还能减弱毒性。所作实验结果也不同,有待今后进一步研究。现将古代的"十八反""十九畏"附录于下,供参考。

1. **十八反歌** 本草明言十八反,半、蒌、贝、蔹、芨攻乌,藻、戟、遂、芫俱战草,诸参、辛、芍叛藜芦。

十八反 {
  甘草——(反)大戟、芫花、甘遂、海藻。
  藜芦——(反)人参、丹参、沙参、玄参、细辛、芍药。
  乌头——(反)半夏、栝楼、贝母、白芨、白蔹。
}

2. **十九畏歌** 硫磺原是火中精,朴硝一见便相争,水银莫与砒霜见,狼毒最怕密陀僧,巴豆性烈最为上,偏与牵牛不顺情,丁香莫与郁金见,牙硝难合京三棱,川乌、草乌不顺犀,人参最怕五灵脂,官桂善能调冷气,石脂相遇便相欺,大凡修合看顺逆,炮熅炙煿莫相依。

十九畏 {
  硫磺——(畏)朴硝
  水银——(畏)砒霜
  狼毒——(畏)密陀僧
  巴豆——(畏)牵牛
  丁香——(畏)郁金
  牙硝——(畏)三棱
  草、川乌——(畏)犀角
  人参——(畏)五灵脂
  官桂——(畏)石脂
}

在临床上使用一味药物治病的,叫作"单方",选择两味以上药物配伍应用的名为"复方"。应视病情的需要,如用一味药物能治疗的,就不一定用"复方",譬如细菌性痢疾的患者,临床表现虽有发热、头痛、腹痛、腹泻、里急后重等症状,但其主要矛盾是由于肠道感染痢疾杆菌所引起,可选用一味中草药如白头翁,或马齿苋,或铁苋菜治疗,因为这些药物都有抑制痢疾杆菌生长的效用,只要战胜了致病菌,解决了主要矛盾,其他一些次要矛盾也就迎刃而解。如果认为单味药不能解决问题的，则可采用"复方"来治疗。"复方"组成，一般分主药和辅助药两部分，主药就是针对疾病的主症而选用，起到主要的治疗作用。辅助药可根据病情的需要而选用，帮助主药发生协同作用或制止其副作用，又可治疗其他症候，照顾到病情的各个方面。

至于方剂组成旧有所谓"君、臣、佐、使"的名称，把主药叫作"君"药，比较重要的辅助药叫作"臣"药，较为次要的叫作"佐、使"药，这是由于受了当时社会背景的影响，是腐朽的封建制度的残余，必须加以批判和扬弃。

（二）**制剂** 为了适应临床治疗的需要，中草药在使用上有各种不同的制剂形式，除用鲜草洗净、捣烂、绞汁内服或捣烂外敷外，常用的有汤剂以及丸、散、膏、丹、露、酒剂、流浸膏、合剂、糖浆、片剂、冲剂、注射剂等。现在扼要地介绍汤剂、丸、散、膏、丹等的用法，其他从略。

1. **汤剂** 是将切碎或打碎的药物置于锅内，加入适量的清洁冷水（即将水加至浸没药物为止），最好先浸20~30分钟后再煎煮，等煎煮至适当的时候，倒取药汁，滤去药渣饮服。煎煮的时间和火力强弱须视药物的性质而定，芳香挥发性的药物，不宜久煎，用大火煮沸后保持5~10分钟即可；滋补性的及有效成分难于煎出的药物，应煮沸30分钟左右。有些药物须先煎或后入，或包煎。药物煮汤，有效成分容易煎出，服用后易于吸收，作用较快。汤剂除内服外，有时也可作为熏洗外用。汤剂不易保存，须当天煎煮。

2. **丸剂** 把药物研磨成细粉，用液体辅料（水、酒、醋、蜂蜜等）或其他黏合剂制成的圆球形药丸。丸剂中又分为水泛丸、药汁泛丸、蜜丸、糊丸、蜡丸等几种。

（1）水泛丸：是用冷开水制成的丸剂。

（2）药汁泛丸：用部分药汁与药粉混合制成丸剂。为了减少服量，除部分药物研粉外，另选择部分耐热或难以粉碎的药物，如富含纤维的药物，或黏性过强不适于泛丸的药物，加水适量，煎取浓汁（去渣）来泛丸。有些鲜草药也可洗净后打烂取汁来泛丸。药汁泛丸的优点是减少服量，便于患者服用，且成品质地疏松，容易消化吸收。

（3）蜜丸：用蜂蜜作为黏合剂做成的丸剂，消化功能不良者，不宜服用。

（4）糊丸：是用米糊或面糊作黏合剂制成的丸剂。糊丸干燥后即硬结，崩解时间较水丸、蜜丸慢，在体内可缓缓吸收，具有缓和药物对胃肠的刺激作用，故一般含毒性的药物，多制成糊丸。

（5）蜡丸：是以蜂蜡为黏合剂制成的丸剂，崩解时间最慢，作用特点似糊丸。

服用丸剂，作用虽慢，但可以持久服用，且较汤剂服用方便，故多适用于慢性疾患。

3. **散剂** 是将药物研成粉末。一般说来，散剂内服后吸收较丸剂快。

4. **膏剂** 是用药汁煎成或加用辅料调成稠厚的液体。服用时比较方便，可用开水冲服，一般适用于慢性疾病需要长久服药的。

5. **丹剂** 没有固定的形式，有丸型（如小活络丹）、散型（如紫雪丹）、块型（如辟瘟丹）等不同类型。

三、治法与方药分类

常用的内服药物治疗方法古有"汗、吐、下、和、温、清、消、补"八法。由于临床实践的不断发展与总结，这八法已不能概括目前应用的基本治法。现在介绍内服药物的常用治疗法则概括为解表法、祛风湿法、祛寒法、清热法、祛湿法、化痰法、消导法、驱虫法、泻下法、理气与降气法、活血与止血法、息风与安神法、开窍法、收涩法、补法等十五种。

第二节 解表法

解表法主要采用辛散的药物，以解除由于外邪侵袭于卫、表而引起的怕冷、发热、头痛、骨节酸痛、鼻塞、咳嗽等表证的一种治疗方法。一般具有表散发汗作用，故又称为"汗"法。解表法现在认为有以下几种作用：

（1）促进汗腺分泌功能及血管舒张反应，以利于祛除病邪，其中可能包括排泄毒素、抑制细菌，以及加强身体吞噬细菌的防御能力；

（2）通过发汗和周围血管扩张，以发散体温而起退热作用；

（3）改善全身和局部的循环功能，促进代谢废物的排泄和局部炎症的吸收。

解表法因药物的性味与功效不同而分为辛温解表法与辛凉解表法两种。

一、辛温解表法

适用于表寒证。选用气味辛温的药物，一般发汗力较强。

（一）常用辛温解表药

药名	用量	性味	功效		适应证	附注
紫苏	二至三钱	辛温	降气安胎	辛温解表	风寒感冒、胸闷、腹痛、腹泻	苏梗能治胎动不安
生姜	一至三钱	辛微温	温胃止呕		风寒感冒、胃寒呕吐，解生半夏、生南星毒	
麻黄	钱半至三钱	辛微苦温	宣肺平喘利尿		风寒感冒、咳嗽气喘、水肿、风疹	生用发汗力强，蜜炙后作用减缓
桂枝	一至三钱	辛甘温	温通血脉		风寒感冒、发热、怕冷、肢体酸痛或汗出怕风	有发汗、镇痛、强心、增高体温的作用
羌活	三至五钱	辛苦温	祛风湿止痛		风寒感冒、头痛、周身酸痛、风湿痛	性较升散，善治上半身风湿痛
荆芥	二至三钱	辛温	炒炭止血		感冒发热、头痛炒炭后用于便血、崩漏	
防风	二至三钱	辛甘温	化湿止痛		风寒感冒、风湿痛、破伤风本品炒用治腹痛泄泻	
葱白	钱半至三钱	辛温			风寒感冒、腹冷痛、腹泻	对痢疾杆菌及皮肤真菌有抑制作用，并杀灭阴道滴虫
淡豆豉	三至四钱	辛微温	除烦		感冒寒热、头痛、胸中烦闷不舒	
香薷	一至三钱	辛微温	祛暑化湿		夏季感冒、怕冷发热、无汗	多用于夏季。有利尿作用

（二）常用方选

1. 葱豉汤

〔组成〕 葱白钱半至三钱，淡豆豉三至四钱。

〔功效〕 发汗解表。

〔适应证〕 感冒初起，怕冷发热、无汗、头痛鼻塞等。

〔按〕 本方辛温而不燥热，对于外感风寒初起，症见发热恶寒、头痛等，皆可应用。

2. 荆防汤

〔组成〕 荆芥、防风、羌活各三钱，白芷一钱。

〔功效〕 发汗解表。

〔适应证〕 感冒风寒、头痛、身痛。

〔按〕 本方是在荆防败毒散的基础上精简出来的，为治疗一般感冒风寒表证的方剂。

（三）常用成药

1. 午时茶

〔组成〕 苍术、白芷、前胡、紫苏、防风、川芎、柴胡、藿香、山楂、六曲、枳实、连翘、麦芽、陈皮、厚朴、羌活、甘草、桔梗、红茶叶。

〔适应证〕 感冒风寒、头痛胸闷、腹泻等。

〔用法〕 每服1～2块（半袋至1袋），用布袋包煎或开水泡汤服。

2. 川芎茶调散（丸）

〔组成〕 川芎、荆芥、羌活、白芷、防风、甘草、细辛、薄荷。

〔适应证〕 感冒头痛。

〔用法〕 每天三钱，分2～3次吞服。

二、辛凉解表法

适用于表热证。选用气味辛凉的药物，一般发汗力较弱。

（一）常用辛凉解表药

药名	用量	性味	功效	适应证	附注
薄荷	一至三钱	辛凉	辛凉解表	感冒风热、咽喉肿痛、风火赤眼、风疹、皮肤发痒	本品不可久煎，所以应后下
桑叶	三至五钱	甘苦寒	解暑利咽喉明目	感冒风热、头晕头痛、目赤	
菊花	三至五钱	甘苦微寒	平肝明目	感冒风热、头痛目赤、头晕、眼花、耳鸣	
牛蒡子	二至三钱	辛苦寒	透疹化痰	感冒风热、咽喉肿痛、麻疹发热、疹出不透、咳嗽	本品有滑肠作用

（续表）

药名	用量	性味	功效		适应证	附注
葛根	二至五钱	甘辛平	辛凉解表	透疹止泻	表证发热、无汗或颈项强直、头痛、麻疹透发不畅、热性泻痢、脾虚泄泻	用治高血压、颈项不舒有效果
浮萍	三至五钱	辛寒		透疹利尿	感冒发热、无汗、麻疹透发不畅、水肿、小便不利	
蝉蜕（蝉衣）	一至二钱	甘寒		透疹镇痉	感冒发热、咳嗽、音哑、咽喉肿痛、麻疹透发不畅、风疹、惊风、破伤风	

（二）常用方选

1. 桑菊饮

〔组成〕 桑叶三钱，菊花三钱，薄荷钱半（后下），连翘三钱，杏仁三钱，桔梗一钱，生甘草一钱，鲜芦根一两（去节）。

〔功效〕 散风清热。

〔适应证〕 感冒发热、口干微渴。

〔按〕 本方为辛凉解表轻剂，多用于感受风热而致身热不甚、咳嗽、口渴等症。

2. 银翘散

〔组成〕 银花、连翘各三钱，牛蒡子三钱，鲜竹叶三钱，桔梗一钱，淡豆豉四钱，薄荷钱半（后下），荆芥三钱，甘草一钱，鲜芦根一两（去节）。

〔功效〕 辛凉解表，清热利咽。

〔适应证〕 热病初起，发热、微恶寒、咳嗽、咽痛、口渴。

〔按〕 本方是辛凉透表与清热解毒并用的代表方剂，可广泛应用于外感风热表证，以及咽喉疼痛等疾患。

3. 羌活蒲蓝汤

〔组成〕 羌活三至五钱，蒲公英五钱至一两，板蓝根五钱至一两。

〔功效〕 辛凉解表。

〔适应证〕 感冒风热、咽喉肿痛。

〔按〕 本方以辛温解表药和清热解毒药同用，有辛凉解表的作用，现为临床治疗上呼吸道感染等症的常用方剂。

(三)常用成药

1. 感冒片

〔组成〕 银花、连翘、豆豉、薄荷、桔梗、甘草、荆芥、银花、牛蒡子、淡豆豉、淡竹叶、桑叶、钩藤、白菊花。

〔适应证〕 感冒发热、头痛、咳嗽、喉痛。

〔用法〕 每次六片,每天3次。

2. 银翘解毒丸

〔组成〕 银花、连翘、甘草、荆芥、桔梗、豆豉、薄荷、牛蒡子、淡竹叶。

〔适应证〕 风热感冒、发热怕冷、咳嗽、喉痛。

〔用法〕 每丸三钱重。每次服一丸,每天2次。现上海已改制成片剂,每次服四片,每天2~3次。

第三节 祛风湿法

适用于风寒湿邪侵袭皮肤、经络、筋脉及气血流通不畅而引起的肢体、关节酸痛或运动不便等症。使用本法时,常配合活血药同用。

(一)常用祛风湿药

药名	用量	性味	功效		适应证	附注
独活	钱半至四钱	辛苦微温	祛风湿		风湿痛、腰膝酸痛	有扩张血管、降压、兴奋呼吸中枢作用
秦艽	钱半至三钱	苦辛平		退虚热	风湿痛、全身酸痛、低热不退	本品味较苦,服量过多可引起胃部不适
威灵仙	三至五钱	辛温		消骨哽	风湿痛、关节酸痛或麻木	鱼骨哽喉:本品五钱,米醋半斤,煎成三两,缓缓多次吞咽
姜黄	钱半至三钱	苦辛温		活血祛瘀	风湿痛,瘀血阻滞所致的胸腹疼痛	
五加皮	钱半至三钱	苦辛温		强筋骨	风湿痛、腰膝酸痛、两脚痿软	上海地区所用的"五加皮"其实是香加皮(杠柳的皮),止痛作用较好,但有毒性须注意

(续表)

药名	用量	性味	功效		适应证	附注
臭梧桐	三钱至一两	苦平	降血压	祛风湿	风湿痛、骨节酸痛、高血压	本品经高热煎煮后，降压作用减弱，故用治降压时，宜洗净后，晒干研粉吞服
木瓜	三至四钱	酸温	和胃		足膝风湿酸痛，肠胃炎引起的腹痛、腹泻	治疗腹泻时一般多煨用
豨莶草	三至五钱	苦寒	活血		肌肉、关节酸痛	近来治高血压可用五钱至一两
伸筋草	三至五钱	苦辛温			关节酸痛，屈伸不利	
寄生（桑寄生）	三至五钱	苦平	养血安胎强筋骨		腰腿酸痛、风湿痛、高血压、月经过多、先兆流产	有降压作用
牛膝（淮牛膝）	三至五钱	苦酸平	强筋骨		筋骨酸软、腰膝酸软、跌打损伤	有引药下行的作用
络石藤	三至五钱	甘酸微寒	活血消肿		风湿痛、关节活动不便、痈肿疮毒	现常以薜荔的茎藤作络石藤用
老鹳草	二至四钱	苦微辛平	活血强筋骨		风寒湿痹、肌肤麻木、跌打损伤	上海郊县所产的鹭嘴草，为短嘴老鹳草中的一种
桑枝	五钱至一两	苦平	利关节		关节酸痛、活动不便、四肢拘挛	
蚕沙	钱半至三钱	甘辛温			关节酸痛、活动不利、荨麻疹	炒热外敷治风湿痹痛
防己	钱半至三钱	苦寒	利尿		腰及下肢风湿酸痛、水肿	本品有木防己、汉防己两种，木防己长于祛风湿，汉防己长于利水
白花蛇（蕲蛇）	一钱至钱半	咸甘温有毒			顽固性风湿痛、筋脉拘挛等	
乌梢蛇	钱半至三钱	甘平	镇痉		关节运动不便、惊痫抽搐、皮肤瘙痒	

（二）常用方选

1. 独活寄生汤

〔组成〕 独活钱半至三钱，桑寄生三至四钱，秦艽二至三钱，防风钱半至三钱，细辛五分至一钱，当归三至四钱，川芎钱半，生地三至四钱，赤芍三钱，杜仲三钱，牛膝三钱，茯苓四钱，桂心五至八分，甘草一钱（原方有人参）。

〔功效〕 祛风湿、止痹痛、补肝肾、益气血。

〔适应证〕 风寒湿痹、肢体酸痛、肝肾两亏、腰膝酸痛。

〔按〕 本方为祛风湿剂中标本兼顾的代表方，在临床应用时，可随症加减。

2. 桑络汤

〔组成〕 桑枝四钱，络石藤四钱，忍冬藤四钱，赤芍四钱。

〔功效〕 祛风、清热、通络。

〔适应证〕 筋骨肌肉酸痛、关节红肿疼痛（热痹）。

〔按〕 本方适用于风寒湿邪、郁而化热之痹症的方剂。

3. 胜湿汤

〔组成〕 羌活三钱，独活三钱，防己、米仁、威灵仙、五加皮各三钱。

〔功效〕 祛风胜湿、通络止痛。

〔适应证〕 四肢、腰脊风湿酸痛。

〔按〕 本方为治疗风湿痛的常用方剂。

（三）常用成药

1. 风湿豨桐片

〔组成〕 豨莶草、臭梧桐。

〔适应证〕 风湿性关节炎。

〔用法〕 每次服四片，每天3次。

2. 豨莶丸

〔组成〕 豨莶草。

〔适应证〕 风湿痛、关节酸痛。

〔用法〕 每服一丸，每天1~2次。

3. 小活络丹

〔组成〕 川乌、草乌、胆星、地龙、乳香、没药。

〔适应证〕 风湿痛、腰背手足酸痛麻木。

〔用法〕 每服一丸，每天1～2次。最好陈酒化服。

4. 八角梧桐片

〔组成〕 臭梧桐。

〔适应证〕 风湿痛、高血压。

〔用法〕 每次服三至五片，每天3次。

5. 舒筋活络丸

〔组成〕 白花蛇、乌梢蛇、防风、羌活、细辛、川芎、威灵仙、蚯蚓、赤芍、天麻、乳香、没药等。

〔适应证〕 筋骨疼痛、麻木，腰膝无力。

〔用法〕 每服一丸，每天2次。

第四节 祛寒法

本法是用温热药物祛除寒邪的一种治疗方法。可分温中散寒与温经通络两类。前者适用于里寒证；后者多用于寒留血脉，气血凝滞，风、寒、湿痹疼痛之症，有镇痛和改善局部血液循环的作用。在临床上常与祛风湿的药物相互应用，故可同时参阅该法，随症配伍施治。

一、温中散寒法

（一）常用温中散寒药

药名	用量	性味	功效	适应证	附注
附子	一至三钱	辛热有毒	强心祛风湿 温中散寒	寒冷腹痛、肢冷、脉微弱、心力衰弱、风温痛、水肿	本品须制过用，并须多煎一些时间，以减少它的毒性。孕妇慎用
肉桂	一至二钱	辛甘大热		脘腹冷痛、慢性腹泻、寒冷腰痛、阴疽	孕妇慎用
干姜	五分至一钱	辛温		脘腹部冷痛、腹泻、肺寒咳嗽	本品炮制成炭，称炮姜炭，可用于寒性出血
高良姜	一至三钱	辛热		胃寒痛、呕吐、消化不良	

（续表）

药名	用量	性味	功效	适应证	附注
吴茱萸	五分至钱半	辛温	温中散寒 / 杀虫	脘腹胀满、冷痛、吞酸、泄泻、干呕、头痛、寒疝	治蛲虫病：本品三钱煎汁。第一天晚上服头汁，第二天晚上服2汁，连服3～5剂
花椒	五分至二钱	辛温，有毒	温中散寒 / 杀虫	胸腹冷痛、泄泻、蛔虫引起的腹痛、呕吐	
荜澄茄	五分至钱半	辛温	温中散寒	寒脘痛、呕吐哕逆、寒疝腹痛	
小茴香	五分至二钱	辛温	行气止痛	胃寒呕吐、脘腹冷痛、寒疝腹痛	
丁香	五分至钱半	辛温	止呃	胃寒呃逆、呕吐	

（二）常用方选

1. 四逆汤

〔组成〕 附子一至三钱，干姜五分至一钱，甘草八分至钱半。

〔功效〕 回阳救逆、温中止泻。

〔适应证〕 阳气衰微、四肢厥逆、吐利腹痛。

〔按〕《伤寒论》用本方以治阴寒内盛，真阳衰微之症，为回阳救逆的方剂。现多应用于心阳不振与里寒等症候。

2. 理中汤

〔组成〕 党参（原方人参）三至四钱，白术二至四钱，干姜五分至二钱，炙甘草一至二钱。

〔功效〕 温中健脾。

〔适应证〕 脾胃虚寒、呕吐腹泻。丸剂：每次钱半至二钱，每天2次。

〔按〕 本方为治疗中焦虚寒的主要方剂。如加用附子为附子理中汤，即为四逆汤和理中汤的合方。

3. 吴茱萸汤

〔组成〕 吴茱萸一钱至钱半，党参（原方人参）三至四钱，生姜钱半至三钱，红枣五只。

〔功效〕 温中补虚、降逆止呕。

〔适应证〕 胃中虚寒、饮食欲吐或胃中吞酸、头痛、手足厥冷。

〔按〕 本方主治有三症：胃寒呕吐；厥阴头痛，呕吐涎沫；少阴吐利烦躁。症候虽各有异，病理则同属虚寒，故可以一方统治，所谓"异病同治"。

4. 小建中汤

〔组成〕 芍药四钱，桂枝钱半至三钱，炙甘草钱半，生姜一钱，大枣十只，饴糖一两（冲服）。

〔功效〕 温中补虚、和里缓急。

〔适应证〕 虚劳里急，腹中时痛，喜得温按。

〔按〕 本方为治疗虚寒性脘腹疼痛的方剂。

（三）常用成药

良附丸

〔组成〕 高良姜、制香附。

〔适应证〕 胃脘冷痛、呕吐酸水。

〔用法〕 每天三钱，分1～2次吞服。

二、温经通络法

（一）常用温经通络药

药名	用量	性味	功效	适应证	附注
川乌（乌头）	五分至三钱	辛温大毒	温经通络	风寒湿痛、肌肉关节酸痛、半身不遂、跌打伤痛	通常加工炮制后用。与蜂蜜同煮，可减少毒性，一般需煎煮1～2小时后服
草乌（草乌头）	同上	同上		同上	同上
细辛	五分至一钱	辛温	通窍	风湿痹痛、感冒头痛、鼻塞多涕、痰饮咳逆、齿痛	

〔注〕 桂枝也有温经通络功效，见第76页常用辛温解表药。

（二）常用方选

乌头汤

〔组成〕 制川乌三钱，制草乌三钱，红花钱半，黑大豆五钱。

〔功效〕 祛风止痛。

〔适应证〕 风寒湿痹、历节疼痛（痛风）。

〔按〕 本方主治由于风寒湿邪而致的关节疼痛之症，适用于体实邪盛的患者。川乌、草乌镇痛作用强，但都是有毒之品，且药力峻猛，故用时宜慎。

第五节 清热法

本法适用于热证。如热性病，外科感染或肝火、胃火、肺热以及血热所引起的出血等症。所用药物都是性质寒凉而有清热、泻火、凉血等作用，是以清热解毒为主体，大都具有抗菌消炎的功能。其中又各有特性，如清气热、清血热，以及清湿热等不同，但有时也很难区分，因为有些药物具有多方面作用的关系。清热法大体上可分为清热泻火法与清热凉血法两种。

一、清热泻火法

是治疗热性病和外科感染等症最主要的方法，一般多选用苦寒的药物。

（一）常用清热泻火药

药名	用量	性味	功效	适应证	附注
蒲公英	五钱至一两外用适量	苦甘寒	消肿	热性病，疮、疖、乳痈等热毒之症	疗疮肿毒等除内服外，还可用鲜草捣烂外敷
紫花地丁	五钱至一两外用适量	苦寒	清热泻火	疖痈疔疮、乳腺炎、急性结膜炎、麦粒肿	毒蛇咬伤：鲜全草洗净，捣烂绞汁一酒杯内服；渣加雄黄少量，敷于疮口周围
七叶一枝花	钱半至三钱	苦微寒,有小毒	消肿解痉	热疖疔痈肿毒、毒蛇咬伤、惊风癫痫、消化道癌肿	又名"蚤休""草河车"，上海中药店多以拳参代用
一见喜（穿心莲）	钱半至三钱	苦寒	消肿	菌痢、肠炎腹泻、传染性肝炎、感冒发热、扁桃体炎、疮疖肿毒、外伤感染、蛇虫咬伤	本品极苦，临床上多用片剂，或三分至五分研末装胶囊吞服，外用适量

（续表）

药名	用量	性味	功效		适应证	附注
半枝莲	五钱至一两	辛寒	利尿消肿	清热泻火	疮痈肿毒、肝炎、肝肿、肝硬化腹水、癌肿	本品与"白花蛇舌草"各二两，配伍煎服，用于早期肺癌、肝癌、直肠癌
白花蛇舌草	一至二两	甘淡凉	活血消肿利尿		各种感染，如尿路感染、阑尾炎、急性肝炎等，各种癌肿，对消化道癌肿可控制或改善症状	本品捣烂外敷疮疖痈肿、蛇咬伤
鸭跖草	五钱至一两	甘寒	利尿		急性热病发高热、急性咽炎、扁桃体炎、急性肾炎、尿少浮肿、尿路感染	本品有显著的解热作用
鱼腥草	三至五钱	辛微寒，小毒	消痈肿利尿		急性支气管炎、肺脓疡、皮肤疮疖肿毒、尿路感染	
野菊花	三至五钱	苦辛微寒	明目降血压		疮疖肿痛、咽喉肿痛、目赤、高血压	
半边莲	五钱至一两	辛平	利尿消肿		腹水、水肿：一至二两煎服 蛇咬伤和疮毒：用鲜草三至五两洗净、捣汁服及外敷	本品治疗晚期血吸虫病腹水有效，利尿作用较好
黄连	五分至钱半，研末吞服，每次三至五分	苦寒	燥湿止呕泻心火		高热神昏、烦躁不眠、胸闷、呕吐、肠炎腹泻、菌痢、疮疖、火眼	本品含有小檗碱，除对菌痢有良好疗效外，对伤寒、百日咳、结核等杆菌均有较强的抗菌作用
黄芩	三至四钱	苦寒	燥湿安胎泻肺火、降血压		热病烦躁、肺热咳嗽、湿热黄疸、腹泻、痢疾、胎动不安、高血压	本品有解热、利尿作用，对百日咳、痢疾、伤寒等杆菌有抑制作用

（续表）

药名	用量	性味	功效	适应证	附注
黄柏	钱半至三钱	苦寒	泻下焦之火	湿热黄疸、尿黄涩痛、白带阴痒、菌痢、湿热下注、关节肿痛、阴虚发热	本品所含小檗碱，在体内的抗菌作用似较试管中的抗菌作用为强
龙胆草	一至三钱	苦寒	泻肝火、清湿热定惊	急性结膜炎、口舌生疮、耳痛流脓、湿毒热疮、阴部湿痒	少量有健胃作用，多用反而败胃
柴胡（附银柴胡）	一至三钱	苦微寒	疏肝开郁	感冒发热、疟疾、胸闷、胁肋作痛、月经不调	银柴胡甘微寒，退虚热，用量一至三钱
金银花	三至五钱	甘寒	清热泻火	风热感冒、热性病发热、咽喉肿痛、皮肤发出斑疹、热疖疔疮、丹毒、支气管肺炎等	忍冬藤与忍冬叶，功效与金银花相似
连翘	三至五钱	苦微寒	消痈散结	风热感冒、发热、头痛、喉痛、咳嗽、扁桃体炎、急性咽炎、支气管炎、急性淋巴结炎、热病烦渴、发斑疹、痈疖丹毒	从本品中分离得连翘酚，对金黄色葡萄球菌抗菌作用大，对流感病毒也有抑制作用
石膏	一至二两	辛甘大寒	清气热	高热烦躁、口渴大汗、肺热咳喘、胃热齿痛	煅石膏多作外用
知母	钱半至四钱	苦寒	除烦	热病烦躁、口渴、低热不退、肺热咳嗽	
四季青叶	三至五钱	苦涩寒	凉血止血	发热、肾盂肾炎	水溶性成分有抗菌作用
一枝黄花	三至五钱	辛苦凉	消肿止痛	咽喉肿痛、感冒头痛、外洗治肿毒、脚癣	药用全草。它的种子含皂碱配糖体，长期大量服用会引起肠出血
秦皮	钱半至三钱	苦涩寒		菌痢、急性传染性肝炎、赤眼、湿热白带	本品中有效成分名"秦皮乙素"，治菌痢有效

(二)常用方选

1. 黄连解毒汤

〔组成〕 黄连钱半,黄芩三钱,黄柏三钱,生山栀三钱。

〔功效〕 苦寒泻火、清热解毒。

〔适应证〕 热病狂躁、神昏谵语、疮疡肿毒。

〔按〕 本方特点,四味药都是苦寒泻火、清热解毒之品,故为治疗一切实热证候的主要方剂。现在临床常用的清热解毒的草药,如遇需要时,也可选择数味一起用,以增强抗菌消炎的作用。

2. 石膏知母汤(旧名白虎汤)

〔组成〕 生石膏一至二两(打碎先煎),知母三至四钱,甘草一钱至钱半,粳米五钱至一两。

〔功效〕 清热解渴。

〔适应证〕 高热烦躁、大渴引饮、神昏谵语。

〔按〕 本方为治疗外感热性病气分热盛而见高热、烦渴、大汗、脉洪大有力等症的主要方剂。

3. 小柴胡汤

〔组成〕 柴胡钱半至三钱,黄芩钱半至三钱,半夏三钱,甘草一钱至钱半,生姜二片,红枣四只(原方有人参现在有的用党参)。

〔功效〕 清热化湿。

〔适应证〕 寒热往来、胸闷口苦、呕恶、不思饮食。

〔按〕 本方前称和解表里,实际上是清热化湿的方剂。主药柴胡,有解热、疏肝、开郁作用,配用黄芩的清化湿热,对退热功能更强,现临床上除治疗上述之症外,又广泛应用于妇女产后、经期感冒发热等症。本方用人参是扶正以祛邪的方法。

4. 龙胆泻肝汤

〔组成〕 龙胆草三钱,黄芩三钱,栀子三钱,泽泻三钱,木通一钱,车前子三钱,当归三钱,柴胡二钱,甘草一钱,生地三钱。丸剂:每天三钱,吞服。

〔功效〕 泻肝火、清湿热。

〔适应证〕

（1）肝胆实火引起的胁痛、口苦、目赤、耳流脓水；

（2）肝火湿热下注引起的阴部湿疹、湿毒瘙痒、小便赤涩；

（3）肝火偏亢的高血压、急性盆腔炎。

〔按〕 本方为治疗肝经实火兼挟湿热等症的代表方剂。

（三）常用成药

1. 清热消炎片

〔组成〕 蒲公英。

〔适应证〕 上呼吸道感染、扁桃体炎、丹毒、乳腺炎等。

〔用法〕 每次六至八片，每天3～4次。

2. 苦胆草片

〔组成〕 龙胆草。

〔适应证〕 急性结膜炎、咽喉肿痛等。

〔用法〕 每次六片，每天3次。

3. 银黄片

〔组成〕 金银花提取物，黄芩素。

〔适应证〕 上呼吸道感染、急性扁桃体炎、急性咽炎等。

〔用法〕 片剂，每次二至四片，每天3次；银黄注射液，每支2mL，每次肌注一支，每天2～3次。

4. 抗"601"

〔组成〕 金银花、连翘、黄芩、黄柏、大黄、板蓝根。

〔适应证〕 上呼吸道感染、急性扁桃体炎、急性咽炎等。

〔用法〕 片剂，每次六片，每天3次饭前服；针剂，每次二支，每天2～3次，肌注。

5. 抗炎灵

〔组成〕 穿心莲（一见喜）。

〔适应证〕 扁桃体炎、咽喉炎、肺炎、菌痢、肠炎腹泻、疮毒、蛇虫咬伤。

〔用法〕 每次四至六片，每天4次。

6. 六神丸

〔组成〕 牛黄、珍珠、麝香、蟾酥、腰黄、冰片。

〔适应证〕 咽喉肿痛、烂喉痧、痈肿疔疮等。

〔用法〕 每次服十粒,每天1~2次,小儿减半,孕妇忌服。外用适量,调敷患处。

二、清热凉血法

适用于血热证,如热性病热在血分,以及由于血热所致的出血与月经过多等症候。可以选用具有凉血清热作用的药物治疗,或以清热药与凉血药同时使用。

(一)常用清热凉血药

药名	用量	性味	功效		适应证	附注
大青叶	五钱至一两	苦寒	清热凉血		热性病发斑疹、咽喉肿痛、肺热咳嗽、热疖疮痛	板蓝根的性味、功用与大青叶同,又可用治传染性肝炎
马齿苋	五钱至一两	酸寒			疔疮、痈、丹毒等外科感染,菌痢等	鲜草一至二两捣烂外敷
凤尾草	五钱至一两	苦寒		利湿	痢疾、肠炎、传染性肝炎、尿血、便血、痔疮出血、尿路感染、小便不利	本品可用治肝癌、肠癌
鲜生地	四钱至一两	甘苦寒		生津	热病口渴,舌红绛,血热引起的出血、月经过多等	
牡丹皮	二至四钱	辛苦微寒		祛瘀	热病或血热引起的身热发斑疹、疮痈肿毒、急性阑尾炎、经闭、跌打损伤	本品对体外多种致病细菌有较强抗菌作用
赤芍	钱半至四钱	苦酸微寒		祛瘀	痈肿热毒、皮肤疮疖、经闭、损伤瘀痛	
山栀	钱半至三钱	苦寒		泻三焦之火	热病烦渴、黄疸、小便不利、咯血、鼻出血、尿血、热疮、火眼	
白头翁	三钱至一两	苦微寒			细菌性痢疾、阿米巴痢疾	本品水浸出液(1:5)在试管内有杀灭阴道滴虫作用
紫草	一至三钱	甘寒		透疹	血热毒盛引起的紫癜、瘀斑或高热神昏舌绛等	本品可预防麻疹,对绒毛膜上皮癌有抑制作用

（续表）

药名	用量	性味	功效	适应证	附注
红藤	五钱至一两	苦平	清热凉血消痈活血	急性阑尾炎、风湿性关节炎、子宫颈癌及子宫肿瘤疼痛	

（二）常用方选

1. 清营汤

〔组成〕 鲜生地一两，玄参四钱，黄连一钱至钱半，连翘四钱，银花四钱，麦冬、鲜竹叶、丹参各三钱（原方有犀角）。

〔功效〕 清营凉血解毒。

〔适应证〕 热病烦躁、舌红口干、神昏谵语。

〔按〕 本方为治疗邪热入于营血的主要方剂。方中犀角或可用水牛角代，据药理试验有同样作用。

2. 蒲蓝汤

〔组成〕 蒲公英、板蓝根各一两。

〔功效〕 清热解毒。

〔适应证〕 咽喉肿痛、流行性腮腺炎。

〔按〕 本方清热消炎作用良好，除适用于上述之症外，对病毒性感染，也有卓效。

3. 马齿苋汤

〔组成〕 马齿苋一两，血见愁五钱至一两，辣蓼一两。

〔适应证〕 细菌性痢疾、急性肠炎。

〔按〕 本方为经验方。

4. 犀角地黄汤

〔组成〕 犀角（可用水牛角代）五钱至一两，生地黄三至四钱，牡丹皮三钱，芍药三钱。

〔功效〕 清热解毒、凉血散瘀。

〔适应证〕 湿热之邪，深入血分，热甚动血而致吐血、衄血、便血以及热入营血、神昏谵语、斑色紫黑、舌绛起刺等症。

〔按〕 本方为凉血、止血、清热解毒的代表方剂。

5. 白头翁汤

〔组成〕 白头翁三至四钱，北秦皮四钱，黄柏三钱，黄连一钱。

〔功效〕 清热解毒、凉血止痢。

〔适应证〕 细菌性痢疾、阿米巴痢疾。

〔按〕 本方为治热痢的主要方剂。

(三) 常用成药

感冒退热冲剂

〔组成〕 大青叶、板蓝根、连翘、草河车。

〔适应证〕 感冒发热、咽喉肿痛及流行性感冒。

〔用法〕 塑料袋装颗粒状粉末，每次服1～2袋，用开水冲服，每天4次。

第六节　祛湿法

本法主要分化湿法（包括芳香化湿法、清热化湿法）与利湿法两类。

一、化湿法

适用于湿阻与湿热的症候。前者多用具有性质辛温，气味芳香特性的药物；后者一般选用性味苦而寒凉，功能化湿兼有清热作用的药物。

【芳香化湿法】适用于湿阻症候，如胸闷、胃呆、口中发腻、肢体无力或有恶心呕吐、舌苔白腻、脉濡等。有调整肠胃功能的作用。

(一) 常用芳香化湿药

药名	用量	性味	功效	适应证	附注
藿香	钱半至三钱	辛甘微温	芳香化湿	解暑	感冒风寒、发热、头痛、胸闷，及暑热引起的胸闷、纳呆、发热、腹泻等	鲜藿香、鲜佩兰同用煎水代茶，可预防中暑
佩兰	同上	辛平		同上	同上	
苍术	钱半至三钱	甘辛温		健脾祛风湿、明目	湿困脾胃、胸腹胀满、食欲不振、呕恶泄泻、舌苔厚腻、风湿关节痛、夜盲症	本品作动物试验，有降低血糖及减缓心率的作用。本品中含有胡萝卜素

(续表)

药名	用量	性味	功效	适应证	附注
厚朴	八分至三钱	苦辛温	芳香化湿	宽中下气	胸腹胀满、嗳气、呕吐、泻痢、舌苔白腻	本品煎剂对固紫染色阳性菌及伤寒、痢疾等杆菌在试管中均有抗菌作用
砂仁	一至二钱	辛温		行气安胎	脘腹胀满、呕吐、腹泻、胎动不安	
草豆蔻	一至二钱	辛温		行气宽中	胸脘胀闷、反胃嗳气、脘痛、消化不良	
辣蓼	五钱至一两	辛温		解毒止痢	痢疾、腹泻	

（二）常用方选

1. 藿香正气散

〔组成〕 藿香钱半至三钱，紫苏钱半至三钱，厚朴八分至三钱，制半夏三钱，陈皮钱半至三钱，大腹皮钱半至三钱，白芷八分至钱半，白术二至三钱，茯苓三至四钱，桔梗、甘草各八分至钱半。

〔功效〕 解表和中、理气化湿。

〔适应证〕 外感风寒、暑邪、内伤湿滞，寒热头痛、胸闷呕恶、脘腹胀满作痛、泄泻（丸剂，每天三钱，吞服）。

〔按〕 本方为治疗内有湿浊中阻，外有风寒表证的基本方剂；尤为夏令时感、肠胃不和的常用方剂。

2. 平胃散

〔组成〕 苍术钱半至三钱，厚朴八分至三钱，陈皮钱半至三钱，甘草八分至钱半。

〔功效〕 燥湿畅中。

〔适应证〕 湿困脾胃、胸腹胀满、呕恶胃呆、大便溏薄。

〔按〕 本方为治疗湿阻中焦之症的主要方剂。

（三）常用成药

纯阳正气丸

〔组成〕 藿香、苍术、丁香、陈皮、茯苓、姜半夏、桂心、白术、青木香、花椒叶、红灵丹。

〔适应证〕 呕吐、腹痛、泄泻、肠胃炎等。

〔用法〕 每次五分至一钱，每天2次，吞服。

【清热化湿法】适用于湿热证候，如见胸闷腹胀、纳差、口苦、小便黄赤，或见有黄疸、舌苔黄腻、脉濡细数等。本法除可调整肠胃功能外，所用药物很多具有抗菌、利尿或利胆作用。

（一）常用清热化湿药

药名	用量	性味	功效	适应证	附注
茵陈	三钱至一两	苦微寒	利胆退黄	黄疸、小便短赤、湿热内蕴、胸脘满闷	本品中含挥发油，对皮肤病的病原性丝状菌有很强烈的抑制及杀菌作用
米仁	三至四钱	甘微寒	清热化湿	生用：清利湿热 炒用：健脾补肺	生用：治肺痈、水肿 炒用：治脾虚泄泻	近来用生米仁治癌肿
苦参	钱半至四钱	苦寒	祛风杀虫利尿	湿疹、皮肤瘙痒、脓疱疮、麻风、疥疮、湿热黄疸、痢疾、尿少黄赤、热痛	
椿根皮	三至五钱	苦涩寒	止带	湿热白带、痢疾腹泻	

〔注〕 黄连、黄芩、黄柏、龙胆草，都有清热化湿功效，见第85页常用清热泻火药。

（二）常用方选

1. 茵陈蒿汤

〔组成〕 茵陈蒿三钱，生栀子三钱，大黄钱半至三钱。

〔功效〕 清热化湿、利胆退黄。

〔适应证〕 湿热黄疸、皮肤黄如橘色、小便黄赤。

〔按〕 本方为治疗湿热黄疸的主要方剂。

2. 甘露消毒丹

〔组成〕 茵陈、藿香、豆蔻、黄芩、连翘、滑石、木通、川贝、射干、石菖蒲、薄荷。

〔功效〕 清热、化湿、利尿。

〔适应证〕 发热体倦、胸腹胀闷、湿热黄疸、尿赤（本方有成药，每次服二至三钱，每天1～2次；或用布袋包，水煎服）。

〔按〕 本方特点：有清热渗湿的作用。故为治疗湿遏热伏、邪恋气分、夏令感受暑湿等症的常用方剂。

（三）常用成药

1. 茵陈冲剂

〔组成〕 茵陈、山栀、黄柏。

〔适应证〕 急性传染性肝炎。

〔用法〕 每次服一包，每天4次。

2. 清肝保脑丸

〔组成〕 藿香、猪胆汁。

〔适应证〕 头痛、头胀、副鼻窦炎、鼻流黄涕。

〔用法〕 每天二至三钱，分1～2次吞服。

3. 三妙丸

〔组成〕 苍术、黄柏、牛膝（本方除牛膝，名二妙丸）。

〔适应证〕 湿热脚痿，或下肢湿毒、皮肤瘙痒等。

〔用法〕 每天三钱，分1～2次吞服。

二、利湿法

是用甘淡渗湿、利尿和苦寒泻火、通淋等药物来排除水湿。适用于水湿停聚与湿热内结等症。通过利尿以排除体内滞留的水分，其中有些药物也有抗菌消炎作用。

用利尿法应注意点：小便短少或不通，有的由于肾阳虚衰、气化功能减退所致的，或因津液亏损以致小便短少的，都应忌用。

（一）常用利湿药

药名	用量	性味	功效	适应证	附注
玉米须	一至二两	甘平	利湿 降血压	小便不利、肾炎、尿路感染、尿路结石、肝硬化腹水、糖尿病、高血压	
茯苓（附茯苓皮）	三至四钱 茯苓皮四钱至一两	甘平	健脾	各种水肿、小便不利（茯苓皮利尿消肿力量较强）、慢性腹泻	茯苓有降低血糖及利尿作用
猪苓	三至五钱	甘平		小便不利、水肿、白带	
冬瓜皮	一至二两	甘微寒	消肿	水肿胀满、小便不利	
梗通	一至二钱	甘淡寒		小便黄赤不利	
车前草（附车前子）	四钱至一两	甘寒	利湿 降血压 明目	小便不利，水肿，尿路感染，黄疸，肝炎，红眼肿痛、怕光流泪，小儿咳嗽，高血压	1.车前草含有车前苷，有抑制呼吸中枢及增进黏膜分泌机能作用 2.车前子利尿作用较车前草强
连钱草（江苏金钱草）	三钱至一两	微甘寒	消肿排石	尿赤短少疼痛，尿路感染、结石，肾炎水肿，胆囊炎，胆石症，胃及十二指肠溃疡	用鲜连钱草适量，洗净、捣烂，外敷，每天换药1次，治腱鞘韧带撕裂伤及扭伤有效
海金沙	三至四钱	甘寒	排石	尿频、尿急、排尿疼痛，尿路感染、结石，黄疸传染性肝炎	
萹蓄	三钱至一两	苦微寒	驱蛔止咳平喘	小便不利、尿路感染、尿路结石、湿热黄疸并可治哮喘、咳嗽	驱蛔需要大剂量，一般可用干草半斤，加水适量煎取汁约一饭碗，酌加白糖，早上空腹一次服下，只服一剂，无不良反应，儿童剂量酌减
瞿麦	钱半至三钱	苦寒	破血	小便不利、淋沥涩痛、尿血热痛	

（续表）

药名	用量	性味	功效	适应证	附注
石苇	三至五钱	淡平	排石	尿路感染、泌尿道结石（常与连钱草同用）、肾炎水肿、小便不利、淋沥涩痛	本品可用治哮喘、咳嗽
冬葵子	三至五钱	甘寒	通乳汁	小便不利、解尿时疼痛、乳汁不通	用本品二两，加水煎服后可治疗急性乳腺炎
木通	一至二钱	苦寒	通乳汁	小便不利、淋沥涩痛、口疮、舌痛、乳汁不通	药理试验有强心作用
滑石	三至五钱 外用适量	甘寒	清暑解热	尿赤淋沥、暑热烦渴 皮肤湿疹及痱子（外用）	
酢浆草	三钱至一两	酸寒	散瘀止痛	小便不利，尿道感染或结石，跌打损伤，瘀血肿痛	本品有止咳作用
泽泻	三至四钱	甘寒	利湿	小便短少黄赤、脚气水肿	
荭草	五钱至一两	甘苦寒	利尿消肿 清热解毒	尿路感染、小便不利、尿血、膀胱结石等 中暑发痧 湿疹、皮肤瘙痒（可煎汤外洗）	蛇虫咬伤、疮痈，用本品鲜草洗净、捣烂外敷
地肤子	钱半至三钱	甘苦寒		湿疹皮肤发痒、阴囊湿痒、小便不利、脚气水肿	本品水浸剂（1:3）在试管内对多种皮肤癣菌有不同程度的抑制作用
萆薢	三至五钱	苦平	祛风湿	小便淋沥、混浊，风湿痛、腰痛	
蟋蟀	二至六只	辛咸温	消肿	水肿尿闭（焙焦研粉，吞服）	本品又名将军干
蝼蛄	一至三钱	咸寒有毒	利尿消肿	小便不利、大便不通、外敷肿块	
葫芦	五钱至一两	甘平滑	消肿	面目浮肿、大腹水肿、脚气肿胀	

（续表）

药名	用量	性味	功效	适应证	附注
河白草	五钱至二两	酸凉	利湿	清热解毒消肿活血	痈疖疔疮等外科感染，毒蛇咬伤，小儿急、慢性肾炎水肿	

（二）常用方选

1. 八正散

〔组成〕 车前子三至四钱，萹蓄、瞿麦各钱半至三钱，木通八分至钱半，山栀三钱，滑石三至四钱，甘草八分至钱半，制大黄二至四钱。

〔功效〕 清热泻火、利尿通淋。

〔适应证〕 湿热下注、小便黄赤、尿时涩痛、淋沥不畅或癃闭不通。

〔按〕 本方为泻火通淋的代表方，现临床上广泛应用于尿路结石及尿路感染等症。

2. 五苓散

〔组成〕 猪苓三钱，泽泻三钱，白术三钱，茯苓三钱，桂枝三钱。

〔功效〕 利水渗湿。

〔适应证〕 小便不利。

〔按〕 本方有通阳利水作用，为临床上所广泛应用。

3. 导赤散

〔组成〕 生地五钱，木通一钱，生甘草钱半，竹叶三钱。

〔功效〕 导热利水。

〔适应证〕 口渴面赤或口舌生疮，小便赤涩或溲时热痛。

〔按〕 本方有清心火、利小便的作用。

4. 尿道排石汤

〔组成〕 金钱草五钱至一两，海金沙四钱（包），鸡内金三分（研末吞服）。

〔功效〕 利尿排石。

〔适应证〕 泌尿道结石。

〔按〕 本方中金钱草利尿排石作用良好，鸡内金除能消导食滞外，更有化石通淋的疗效，配用海金沙则利尿力量更强，以利结石的排除。

（三）常用成药

六一散

〔组成〕 飞滑石、甘草。

〔适应证〕 暑热烦渴、小便短少色黄赤。

〔用法〕 三至四钱，用布袋包，水煎服。

第七节　化痰法

本法可分化痰止咳法与化痰消坚法两类。前者又有温化寒痰与清化热痰的不同，适用于支气管炎、支气管扩张、哮喘、百日咳、肺炎、肺脓疡等病所引起的咳嗽痰多之症；后者多用于瘰疬、甲状腺肿块以及肿瘤等症。

一、化痰止咳法

分温化寒痰与清化热痰两种。有排除呼吸道内异常分泌物或润滑、保护咽喉、气管、支气管黏膜的作用，以减少炎症刺激所引起的咳嗽反射。

【温化寒痰法】选用药物多属温性，适用于寒痰之症。

（一）常用温化寒痰药

药名	用量	性味	功效		适应证	附注
苏子	钱半至三钱	辛温	温化寒痰	定喘	咳嗽痰喘	
白芥子	钱半至三钱	辛温		散结消肿	寒痰壅盛、咳嗽痰多、气急、痰注肢体、流注、阴疽	本品水浸剂（1∶3）对皮肤真菌有抑制作用
半夏	钱半至三钱	辛温有毒		燥湿止呕	咳嗽痰多、胃寒呕吐、妊娠呕恶	
陈皮	钱半至三钱	苦辛温		燥湿理气	咳嗽痰多、胸闷胃呆、恶心呕吐	
*苦杏仁	三至四钱	辛苦甘温小毒		润肠	咳嗽痰多、气喘、肠燥便秘	

（续表）

药名	用量	性味	功效		适应证	附注
*紫苑	钱半至三钱	辛苦微温	温化寒痰		咳嗽气喘、咯痰不爽、肺虚久咳	
天将壳	三至五只	甘辛温		平喘	咳嗽痰多气喘、百日咳、麻疹透发不畅	
款冬花	钱半至三钱	辛温		降气	咳嗽气喘	
*桔梗	八分至钱半	苦辛平		排脓	咳嗽痰多、咯痰不畅、咽喉肿痛（常与甘草同用）、肺脓疡（常与鱼腥草、冬瓜子、米仁等同用）	桔梗浸膏作动物（狗）试验，能促进气管的分泌，其祛痰作用与氯化铵效果相似。本品含有桔梗皂甙，如用量过大，服后易引起呕恶
百部	一至三钱	甘苦微温		杀虫	新久咳嗽、百日咳、肺结核、蛲虫病	百部醇浸液或浓煎剂，外搽可灭虱

〔注〕 有*号的药物，根据临床习惯，热痰也可通用。

（二）常用方选

1. 止嗽散

〔组成〕 荆芥钱半至三钱，桔梗八分至钱半，紫苑钱半至三钱，白前钱半至二钱，百部钱半至三钱，陈皮钱半至三钱，甘草八分至钱半。

〔功效〕 散风、祛痰、止咳。

〔适应证〕 外感咳嗽、咯痰不爽。

〔按〕 本方对急、慢性支气管炎咳嗽咯痰不畅的，都可加减运用。

2. 二陈汤

〔组成〕 半夏三钱，陈皮二至三钱，茯苓四钱，甘草一钱。丸剂：每天三钱，分1～2次吞服。

〔功效〕 燥湿化痰、和胃畅中。

〔适应证〕 痰多咳嗽、胸闷呕恶。

〔按〕 本方为应用广泛的化痰和胃之剂。有很多化痰方剂，如半夏白术天麻汤、导痰汤等都是在本方基础上衍化而成。本方中加枳实、竹茹名温胆汤，再加胆星、菖蒲，即涤痰汤。

3. 三子汤（旧名三子养亲汤）

〔组成〕 苏子钱半至三钱，白芥子钱半至三钱，莱菔子二至三钱。

〔功效〕 化痰平喘、下气降逆。

〔适应证〕 咳喘痰多、胸闷纳呆。

〔按〕 本方主要作用是化痰，减少呼吸道的分泌物，以达到止咳平喘的治疗效果。

4. 小青龙汤

〔组成〕 麻黄钱半至三钱，芍药三钱，细辛一钱，干姜一钱，甘草一钱，桂枝钱半至三钱，半夏三钱，五味子一钱。

〔功效〕 解表化饮、治咳平喘。

〔适应证〕 风寒客表、水饮内停、恶寒、发热、无汗、咳嗽喘息、痰多而稀之症。

〔按〕 本方为辛温解表、宣肺化饮以达到止咳平喘作用的方剂。

（三）常用成药

1. 半夏露

〔组成〕 半夏、紫苑、麻黄、桔梗、杏仁、陈皮、远志、枳壳、薄荷。

〔适应证〕 急、慢性支气管炎，咳嗽痰多。

〔用法〕 每次服一汤匙，每天3次。

2. 宁嗽露

〔组成〕 麻黄、杏仁、紫苑、百部、甘草。

〔适应证〕 同上。

〔用法〕 同上。

3. 杏仁止咳糖浆

〔组成〕 杏仁、桔梗、百部、陈皮、远志、甘草。

〔适应证〕 同上。

〔用法〕 同上。

【清化热痰法】选用药物多属寒性，适用于热痰之症。

（一）常用清化热痰药

药名	用量	性味	功效		适应证	附注
瓜蒌	三至八钱	甘寒		宽胸润肠	肺热咳嗽、咯痰稠厚、胸胁痛、肺脓疡、肠燥便闭	经体外试验瓜蒌有抗癌作用
枇杷叶	四钱至一两	苦平		和胃降逆	肺热咳嗽、气逆喘息、呕吐呃逆、口渴	本品有回乳作用，可用新鲜大的五片，刷去绒毛，加水煎汁服
冬瓜仁	五钱至一两	甘微寒		排脓	咳嗽痰黄、肺脓疡	
桑白皮	钱半至四钱	甘寒	清化热痰	利水降血压	肺热咳嗽、咳喘痰多、小便不利、高血压	
葶苈子	钱半至三钱	辛苦大寒		利尿	咳嗽痰喘、胸水、腹水	本品有强心作用，故能利尿
江剪刀草	钱半至三钱	甘淡凉		利尿	咳嗽气喘、腹水、淋病	本品植物名为蔊菜
海浮石	三至四钱	咸平		软坚散结	痰热咳嗽、慢性淋巴结炎、淋巴结核、甲状腺肿大	
海蛤壳	三至五钱	苦咸平		软坚散结	肺热咳嗽、咯痰稠厚、慢性淋巴结炎、淋巴结核、甲状腺肿大	
川*、象贝母	研末吞服五分至一钱，煎服钱半至三钱	川贝母：苦甘微寒 象贝母：苦寒		散结	痰热肺虚咳嗽（多用川贝） 风热咳嗽、乳腺炎、慢性淋巴结炎、淋巴结核（多用象贝）	

（续表）

药名	用量	性味	功效	适应证	附注
竹茹（附竹沥）	钱半至三钱鲜竹沥一至二两，可加滴生姜汁用	甘微寒	除烦止呕	肺热咳嗽、咳吐黄痰、口渴、呕吐鲜竹沥：治中风昏迷、痰涎壅盛	
羊乳参（山海螺）	五钱至二两	甘平	清化热痰 养阴润肺排脓	病后体虚、乳腺炎、肺脓疡	蛇虫咬伤：可用鲜根四两，切碎、煎服，也可用鲜根洗净、捣烂外敷
鼠曲草（佛耳草）	三至五钱	甘平	降血压	咳嗽痰多、慢性支气管炎、气喘高血压可用至五钱至一两	
*前胡	钱半至三钱	苦辛微寒	降气肃肺	肺气不降、痰稠喘满、咯痰不爽	
马兜铃	钱半至三钱	苦辛微寒		肺热咳嗽、气喘、痰中带血	马兜铃根名青木香，功能行气止痛、降血压，茎叶名天仙藤，能活血通络、化湿消肿

〔注〕 有*号的药物，根据临床习惯治寒痰也可用。

（二）常用方选

1. 定喘止咳糖浆

〔组成〕 枇杷叶、江剪刀草各五两，胡颓叶、蒲公英各八两，薄荷二两，天将壳四两，砂糖一斤。

〔适应证〕 支气管炎、咳嗽哮喘。

〔制法和用法〕 上药浓煎加入砂糖浆成300 mL，每次10 mL，每天3次。

〔按〕 本方是经验良方。

2. 苇茎汤

〔组成〕 鲜苇茎一至二两（去节），薏苡仁三至四钱，冬瓜子五钱至一两，桃仁三钱。

〔功效〕 清肺化痰、祛瘀排脓。

〔适应证〕 肺脓疡咳吐臭痰脓血、胸部隐痛。

〔按〕 本方为治疗肺脓疡（将成、已成的均可服用）的代表方剂，现临床上常配伍鸭跖草、鱼腥草等清热解毒药同用，疗效更为显著。

（三）常用成药

1. 清气化痰丸

〔组成〕 半夏、黄芩、杏仁、陈皮、枳实、瓜蒌仁、胆星、茯苓。

〔适应证〕 肺热咳嗽、痰黄而稠。

〔用法〕 每天三钱，分1～2次服。

2. 哮喘冲剂

〔组成〕 麻黄、白果、大青叶、平地木、桑白皮、旋复梗、前胡、半夏、甘草。

〔适应证〕 哮喘痰多（属于热性的）。

〔用法〕 每服一包，每天2～3次，开水冲服。

二、化痰消坚法

适用于痰浊凝滞经络，如瘰疬、甲状腺肿块、肿瘤等症。

（一）常用化痰消坚药

药名	用量	性味	功效	适应证	附注
海带（昆布）	钱半至三钱	咸寒	化痰消坚	慢性淋巴腺炎、淋巴结核、甲状腺肿大	
海藻	钱半至三钱	咸寒		同上	
山慈姑	一至三钱	辛甘寒有小毒	清热解毒	瘰疬、结核、痈疽、疔疮肿毒	血管瘤、脂肪瘤、痈肿瘰疬结核，可取新鲜球根适量捣烂，用醋涂敷
黄药子	钱半至四钱	苦平	凉血解毒	瘿肿疮瘘、吐血、咯血	本品适用治食道癌、肺癌、甲状腺癌

（续表）

药名	用量	性味	功效	适应证	附注
野荞麦	五钱至一两	辛平	化痰消坚	清热消肿祛风湿	肺脓疡、咽喉肿痛、手足关节不利、筋骨酸痛、肝炎腹胀	
天南星	一至三钱外用适量	辛苦温有毒		祛风痰镇痉	风痰眩晕、癫痫、口眼歪斜、破伤风生南星研粉外用，有消肿块作用	天南星有毒，内服一般须用生姜、明矾腌制，名制南星

〔注〕 象贝母、海蛤壳、海浮石等，都有化痰消坚的作用，见第102页常用清化热痰药。

（二）常用成药

内消瘰疬丸

〔组成〕 海藻、大贝母、桔梗、枳壳、花粉、玄参、甘草、青盐、白蔹、当归、大黄、薄荷、连翘、海粉、生地、夏枯草、玄明粉。

〔适应证〕 慢性淋巴腺炎、淋巴结核。

〔用法〕 每天吞服二至三钱。

第八节 消导法

消导法能帮助消化、促进食欲、导行积滞，适用于消化不良、食积停滞之症。并常配合理气或健脾药物同用。

（一）常用消导药

药名	用量	性味	功效	适应证	附注
谷芽	三至五钱	甘平	消食导滞	生津	消化不良、食欲减退	北方地区所用"谷芽"系粟芽
麦芽	三至五钱	甘平		退乳	食积不消、胸腹胀闷、乳汁壅滞	焦麦芽、焦山楂、焦六曲三药同用又称焦三仙
莱菔子（萝卜子）	钱半至三钱	辛甘平		化痰平喘	胸满腹胀、气滞作痛、食积不化、痰喘咳嗽	
山楂	三至五钱	酸甘微温		祛瘀止泻	饮食积滞、消化不良、腹痛泄泻、痛经、产后瘀血作痛	动物实验有扩张血管和持久的降压作用

（续表）

药名	用量	性味	功效		适应证	附注
六曲（神曲）	三至四钱	甘辛温	消食导滞	止泻	饮食积滞、消化不良、腹痛泄泻	是一种酵母制剂含B族维生素
鸡肫皮（鸡内金）	研粉吞五分至一钱	甘平		化石通淋	食积不消、嗳腐吞酸、尿道结石	鸭肫皮的作用与本品相似

（二）常用成药

保和丸

〔组成〕 山楂、六曲、半夏、茯苓、陈皮、连翘、莱菔子。

〔适应证〕 食积停滞、脘腹胀闷、嗳腐吞酸、胃口不好等。

〔用法〕 每天三钱，分2次吞服。

第九节 驱虫法

驱虫法是指驱除和杀灭人体内肠寄生虫或其他寄生虫的方法。驱虫药的使用必须根据虫的种类和人体体质的强弱而选用相应的药物，有的还可配以清热化湿药。由于驱虫药具有一定的毒性，应用时须加注意。这里主要介绍驱除肠寄生虫和应用于疟疾、阴道滴虫病的药物。驱除肠寄生虫的药物，一般宜在空腹时服用，使药物与寄生虫容易接触，效果更显著，并可根据药物不同和大便的正常与否，适当配合通里攻下药，以加强排出功能。

（一）常用驱虫药

药名	用量	性味	驱（杀）虫类						其他功效	附注
			蛔	钩	蛲	绦	姜片	疟	滴		
苦楝根皮	五钱至一两	苦寒小毒	+	+	+				+	外治疥癣	不宜空腹或持续久用，体虚或肝肾功能障碍者不宜用

(续表)

药名	用量	性味	驱（杀）虫类						其他功效	附注
			蛔	钩	蛲	绦	姜片	疟 滴		
使君子	睡前嚼服，儿童每岁1粒，总量不超过10粒煎服：钱半至三钱	甘温	+		+				健脾消食治疳积	偶有呃逆、恶心、腹痛、头晕等副作用，停药后可消失
鹤虱（天名精子）	多入丸散 钱半至三钱	苦辛寒	+		+	+				本品为北鹤虱，南鹤虱为胡萝卜子
雷丸	研粉吞三至五钱	苦寒小毒	+	+		+			治丝虫病	驱绦虫的主要成分是所含的溶蛋白酶，它在碱性溶酶中分解蛋白质的作用最强，在酸性溶媒或高温下则易被破坏而失效
贯众（贯仲）	五钱至一两	苦微寒有毒		+	+	+			清热解毒、止血	有收缩血管、促进血液凝固、加强肠与子宫收缩的作用
槟榔	三钱至一两	苦辛涩温	+		+	+	+	+	行气消积、化湿利水	对猪肉绦虫和短小绦虫疗效较好，对牛肉绦虫需与南瓜子同用
南瓜子	一至二两	甘温		+	+	+			治产后缺乳、血吸虫病	动物实验对血吸虫病有预防作用
石榴皮	钱半至五钱	酸涩温有毒	+			+			涩肠止泻	能作用于虫体使其持续收缩

(续表)

药名	用量	性味	蛔	钩	蛲	绦	姜片	疟	滴	其他功效	附注
常山	二至三钱	苦辛微寒小毒						+			能刺激胃肠道及作用于呕吐中枢而引起呕吐，应配合镇吐药同用。动物实验解热作用较柴胡为强，抗阿米巴作用较吐根碱强
马鞭草	五钱至一两	苦寒					+			治晚期血吸虫病	
鹅不食草（石胡荽）	三至五钱	辛温					+			通窍化湿，祛风消肿	
脾寒草（直立婆婆纳）	三至五两	苦微寒						+		清热	
蛇床子	钱半至三钱	辛苦温有毒							+	温背燥湿	一般多外用治阴道滴虫病，对皮肤病有吸收、收敛、抑制渗出的作用

（二）常用方选

1. 驱蛔汤

〔组成〕 苦楝根皮五钱，使君子三钱（一般用三钱，应用于胆道蛔虫症可用一两），槟榔五钱，乌梅五只，木香四钱，枳壳三钱，芒硝三钱（冲服）。

〔功效〕 驱蛔。

〔适应证〕 蛔虫病、胆道蛔虫症。

〔按〕 本方除驱蛔外，还可治疗其他的肠寄生虫病。

2. 乌梅丸

〔组成〕 乌梅五只，干姜二钱，花椒二钱，黄连三钱，黄柏三钱，当归三钱，细辛一钱，附子二钱，桂枝二钱，党参三钱（丸剂每天四钱，分2~3次服）。

〔功效〕 安蛔。

〔适应证〕 胆道蛔虫症的早期，疼痛明显者。

〔按〕 根据前人记载，蛔虫"得酸则静，闻苦则定，见辣则头伏而下"。所以本方酸苦辛俱备，选用了酸性的乌梅，苦性的黄连、黄柏，辛辣的干姜、花椒、细辛等药物组成。此方沿用已久，直至目前在临床上证实仍有较好的疗效。

3. 化虫丸

〔组成〕 鹤虱、雷丸、使君子、苦楝根皮、槟榔、芜荑、牵牛子、大黄、芒硝，制成丸剂，每天三钱，每天1次。

〔功效〕 驱除肠中诸虫。

〔适应证〕 肠寄生虫病。

〔按〕 本方对蛔虫、绦虫、蛲虫等都可治疗。

4. 截疟七宝饮

〔组成〕 常山一钱、厚朴、青皮、陈皮、炙甘草、槟榔、草果仁各五分，用水酌加酒煎，疟疾发作前2小时服。

〔功效〕 截疟除痰。

〔适应证〕 疟疾寒热发作有定时，属于痰湿偏盛者。

〔按〕 本方中常山、槟榔、草果都有截疟作用。但常山服后，每易引起呕恶，故少单独应用。本方中配用陈皮、甘草等药，则可减少它的副作用，又有燥湿化痰、行气和中的功能。

5. 蛇床子散

〔组成〕 蛇床子五钱，苦参五钱，百部五钱，枯矾三钱，花椒三钱。煎水熏洗。

〔功效〕 杀虫止痒。

〔适应证〕 妇女阴痒。

（三）常用成药

川楝素片 苦楝根皮的有效成分川楝素的提纯品。

〔功效〕 驱蛔虫、蛲虫。

〔用法〕 每片25毫克。1~2岁服1~1.5片，2~4岁服2~4片，4~8岁服4~6片，8~16岁服6~8片，16岁以上服8~10片。清晨空腹顿服。

第十节 泻下法

泻下法除可通便以清除肠内积滞外，因兼有泻热作用，所以又可用于热毒、肝胆湿热、急性感染等实热里证，也可用以排除体内积水以改善水肿症状。在泻下法的实际运用中，常配以行气药来加强作用。

泻下法根据作用和程度上的不同，可分为通里攻下、峻下逐水、润肠通便三类。

一、通里攻下法

应用攻下药疏通肠胃，其泻下力量较强，多用于大便燥结、气分实热、急性感染之症。它可以：

（1）排除肠内积滞物，"通则不痛""痛随利减"，从而可减轻腹痛，防止或纠正肠梗阻；

（2）寓补于攻，"六腑以通为用"，以"通降下行为顺"，通过本法治疗，能及时恢复胃肠功能，以加强对食物营养的吸收；

（3）既可增强肠蠕动，又能促进腹腔内游动性血液较快地被吸收，其中常用的大黄又兼有活血祛瘀和抗菌的作用。

通里攻下法由于作用较强，不宜久用，孕妇也须慎用。

（一）常用通里攻下药

药名	用量	性味	功效		适应证	附注
大黄*	钱半至三钱（后下）	苦寒	活血、解毒	泻热通便	湿热黄疸、热毒疮疖、瘀血停滞	生用泻下力强，不宜久煎。制大黄主要用以清化湿热
芒硝*	钱半至三钱（冲服）	辛甘寒	软坚散结	大便燥结	食积腹胀、外敷消肿回乳	主要成分为硫酸钠
铁扁担	三至四钱（嚼服）	苦寒	解毒消肿		湿热黄疸、肝肿大、直肠癌	不作通便用时可煎服
番泻叶	五分至钱半	苦寒	消积		食积、腹胀	过量服用可有腹痛呕恶

〔注〕* 大黄的处方用名还有川军、绵纹等。

* 芒硝系精制品，又称玄明粉。粗制品称皮硝，只作外用。

（二）常用方选

1. 大承气汤

〔组成〕 生大黄钱半至四钱（后下），枳实三钱，厚朴钱半，芒硝二至三钱（冲服）。

〔功效〕 通大便、泻实热。

〔适应证〕 肠中实热、腹满便秘、高热便秘神志不清者。

〔按〕 本方为通里攻下常用方。据天津市南开医院实验初步证明，本方具有增加胃肠蠕动，增加胃肠容积，改进肠管血液循环及降低毛细血管通透性的作用。它的治疗作用主要是药物直接与肠壁接触后实现的，它兴奋肠管的作用不受阿托品的抑制。因此，对肠梗阻患者可先用胃肠减压，使上消化道比较空虚后，进行服药，或服药2~3小时后再配合中药灌肠。还可用阿托品控制内服本方后所引起的呕吐。

〔附方〕

（1）复方大承气汤：生大黄五钱（后下），枳壳三钱，厚朴一两，芒硝三至五钱（冲服），炒萝卜子一两，桃仁三钱，赤芍五钱。适用于一般肠梗阻，气胀较重者。

（2）小承气汤：即大承气汤减去芒硝。泻下作用较弱，适用于便秘、腹胀满等症。

（3）调胃承气汤：即大承气汤去枳实、厚朴，加生甘草一钱至钱半。泻下作用较缓和。

2. 红蒲黄朴汤

〔组成〕 生大黄三钱（后下），红藤二两，蒲公英一两，制厚朴二钱。

〔功效〕 通里散结。

〔适应证〕 急性单纯性阑尾炎、慢性阑尾炎、肠粘连腹痛等。

〔按〕 本方为本院附属医院外科治疗急性阑尾炎的经验方。

二、峻下逐水法

本法用于治疗胸腔积液、腹水、水肿、二便不通等症，它的泻下作用比通里攻下法更为峻烈。但这只是治标的方法，不宜久用；而且所用的主要药物都有毒性，应用时必须根据患者体质和病情，正确掌握剂量，并且要仔细观察它的变化。如体虚或孕妇则不宜使用本法。

（一）常用峻下逐水药

药名	用量	性味	功效	适应证	附注
牵牛子（黑、白丑）	五分至一钱，研末吞服	苦寒有毒	消痰驱虫	腹水、水肿、大便秘结、蛔虫	经家兔实验，在泻下作用的同时，能加强肾的活动
甘遂*	煎服：五分至一钱 入丸散：一至二分	苦寒有毒	泻下逐水	腹水肿胀、胸胁积水、二便不通	生用泻下作用较强，毒性也大；醋炙后毒性及泻下作用相应减小
大戟*	五分至一钱	苦寒有毒	消肿散结 外治疮痈	水肿喘满、胸腹积水	一般用大戟科多年生草本大戟。另有一种红大戟（红芽大戟）与本品不同，为茜草科植物
芫花*	三至五分		杀虫	腹水、胸水	有利尿作用，过量反出现抑尿作用
商陆	五分至一钱			水肿 外治痈肿	泻水之功不及甘遂、大戟、芫花，但利尿作用较强

* 据动物实验：（1）三药比较，芫花毒性较大，甘遂次之，大戟最小；（2）大戟、芫花、甘遂三药与甘草同用毒性可增强。

（二）常用方选

1. 十枣汤

〔组成〕 甘遂二分，大戟二分，芫花一分，研末。红枣十只煎汤同服。

〔功效〕 峻下逐水。

〔适应证〕 胸水、腹水。

〔按〕 本方为攻逐水饮的峻猛之剂，且芫花、大戟、甘遂都是有毒之品，用时宜慎。

2. 甘遂通结汤

〔组成〕 甘遂末二至三分（冲服），桃仁三钱，赤芍五钱，牛膝三钱，厚朴五钱至一两，大黄三至八钱（后下），木香二钱。

〔功效〕 通结泻水。

〔适应证〕 重型肠梗阻肠腔积液较多者。

〔按〕 本方中用甘遂末冲服，逐下作用比煎水服强，但须慎用。

(三) 常用成药

1. 舟车丸

〔组成〕 甘遂、芫花、大戟、牵牛子、大黄、轻粉、木香、青皮、陈皮、槟榔。

〔适应证〕 腹水。

〔用法〕 每天五分至一钱。

〔按〕 轻粉为无机汞制剂，毒性大。

2. 控涎丹

〔组成〕 大戟、甘遂、白芥子。

〔适应证〕 痰水内停、淋巴结核、癫痫。

〔用法〕 每天三分至一钱。

三、润肠通便法

本法应用润滑之药以通大便，泻下作用缓和。适用于体虚、年老、孕妇、津液不足或痔疮患者的便秘。此类药物大多富含油脂，并以植物的种仁或果仁居多。

(一) 常用润肠通便药

药名	用量	性味	功效	适应证	附注
郁李仁	打碎钱半至三钱	辛苦甘平	润肠通便	利水退肿 / 肠燥便秘	脚气水肿	本品有时泻下力很强，故宜慎用
火麻仁	钱半至三钱	甘平	润肠通便	养血补肾 / 肠燥便秘	头晕眼花、耳鸣、腰酸	
黑芝麻	钱半至三钱	甘平	润肠通便	补肝益肾 / 肠燥便秘	头晕目眩	
蜂蜜	五钱至一两	甘平	润肠通便	润肺解毒	咳嗽、咽干、解乌头毒	

〔注〕 柏子仁、桃仁、杏仁、瓜蒌仁、苁蓉、鲜首乌、当归等，都有润肠作用，分别见于各法的常用药物表中。

（二）常用成药

1. 麻仁丸

〔组成〕 火麻仁、杏仁、枳实、大黄、厚朴、白芍。

〔适应证〕 虚证便秘及习惯性便秘。

〔用法〕 每天三钱，分1~2次服。

2. 润肠丸

〔组成〕 火麻仁、桃仁、当归、羌活、大黄。

〔适应证与用法〕 同麻仁丸。

第十一节 理气与降气法

一、理气法

正常人体中的"气"是不断通顺流行的，如流通不畅则称为"气滞"。气滞于胸胁则胸胁痛，气滞于胃则胃痛，气滞于腹中则腹痛。"气滞"时就要使用理气的方法予以治疗。

（一）常用理气药

药名	用量	性味	功效	适应证	附注
香附	二至四钱	辛苦平	调经	胸闷胁痛、脘腹胀满、月经不调、痛经	能提高痛阈，有止痛作用，能抑制子宫收缩并弛缓其肌紧张
川楝子（金铃子）	钱半至三钱	苦寒小毒	驱蛔	胃痛、胁痛、腹痛、疝气、痛经	苦楝子的作用与本品相似
延胡索	二至四钱研末吞：五分至一钱	辛苦温	理气止痛	胃痛、胸胁痛、腹痛、疝痛、痛经、跌打伤痛	含多种生物碱，有镇静、镇痛及镇痉作用
木香	一至三钱	辛苦温		脘腹胀痛、消化不良、肠鸣腹泻、里急后重	含挥发油成分，不宜久煎
乌药	钱半至三钱	辛温	散寒	胸腹胀满作痛、寒疝腹痛、痛经	

（续表）

药名	用量	性味	功效		适应证	附注
青皮	一至三钱	苦辛温	散积化滞疏肝	理气	肝气郁滞、胁肋胀痛、乳房胀痛、疝气、食积腹痛、消化不良	
枳实（附：枳壳）	二至三钱	苦酸微寒	消积化痰	理气	胸腹胀痛、食积痰滞、便秘	枳壳功用同枳实，但力薄性缓
郁金	钱半至三钱	辛苦寒	活血	理气	气滞血瘀引起的胸腹胀痛、月经不调、经行腹痛	有利胆作用，可治黄疸、胆石症
枸橘李	三至五钱	辛苦温	舒肝解郁	理气	胸闷不舒、乳房胀痛、胃痛、疝气	
路路通	钱半至三钱	苦平微涩		理气	胸腹胀痛、风疹作痒	
荔枝核	钱半至三钱	甘温	散结		胃痛、睾丸肿痛、疝气	
薤白	三至四钱	辛温	通阳		胸痛、胁痛、痢疾	

〔注〕 陈皮也有理气作用，见第99页常用温化寒痰药。

（二）常用方选

1. 金铃子散

〔组成〕 金铃子（川楝子）三钱，延胡索三钱。

〔功效〕 疏肝泄热、理气止痛。

〔适应证〕 胃脘、胸胁疼痛，疝气疼痛，妇女经行腹痛。

〔按〕 本方主药金铃子的理气止痛，是具有苦寒性味的特点，也即本方与一般理气方剂所不同之处。

2. 逍遥散

〔组成〕 柴胡二至三钱，当归三钱，白芍、白术各三钱，茯苓四钱，甘草一钱，生姜、薄荷各一钱。

〔功效〕 疏肝解郁，健脾和营。

〔适应证〕 肝郁血虚、胁痛、乳胀、月经不调。

〔按〕 本方为疏肝解郁常用的方剂。

3. 理气止痛方

〔组成〕 香附三钱，川楝子三钱，延胡索三钱，木香一钱，郁金三钱。

〔功效〕 理气止痛。

〔适应证〕 胸闷气滞、胃脘疼痛。

〔按〕 本方是在金铃子散的基础上发展而来的常用方剂。

4. 痛泻要方

〔组成〕 白术、白芍各三钱，陈皮二钱，防风钱半。

〔功效〕 理气舒脾。

〔适应证〕 肠鸣、腹痛、泄泻。

〔按〕 本方治肝脾不和所致的慢性腹泻。如由伤食积滞所致的腹痛泄泻，不用本方。

（三）常用成药

济生橘核丸

〔组成〕 橘核、厚朴、延胡索、苦楝子、枳实、木香、海藻、昆布、肉桂、桃仁、木通。

〔适应证〕 疝气、阴囊肿痛。

〔用法〕 每天二至三钱。

二、降气法

肺主肃降，胃主通降。如肺气上逆，胃气上逆，均称为"气逆"，前者主要表现为气急、咳嗽等，后者主要表现为嗳气、呃逆、呕恶等，需以降气（逆）的方法治疗。

（一）常用降气（逆）药

药名	用量	性味	功效	适应证	附注
刀豆	三至五钱	甘温	降气	呃逆	
柿蒂	钱半至三钱	甘涩温		呃逆	
旋复梗（金沸草）	钱半至三钱	苦辛咸微温		化痰止咳	嗳气、呕吐、胸腹胀满、咳嗽、痰多、气急	旋复花的用量、性味、功效同旋复梗，但化痰止咳的作用较强
代赭石	三钱至一两	苦寒			呃逆、反胃、气急、痰逆	

〔注〕 枇杷叶、竹茹、半夏等也有降气作用，见第99页化痰止咳法。

（二）常用方选

1. 旋复代赭汤

〔组成〕 旋复花（梗）三钱，代赭石五钱，半夏三钱，生姜三钱，红枣五只（原方有人参）。

〔功效〕 和胃降逆。

〔适应证〕 嗳气、反胃、呃逆等。

〔按〕 本方为降气（逆）和胃的代表方剂。

2. 刀豆柿蒂汤

〔组成〕 刀豆五钱，柿蒂三钱，生姜三片（钱）。

〔功效〕 和胃降逆。

〔适应证〕 寒性呃逆。

3. 新制橘皮竹茹汤

〔组成〕 橘皮三钱，姜竹茹二钱，柿蒂三钱。

〔功效〕 和胃降逆。

〔适应证〕 热性呃逆。

〔按〕 刀豆柿蒂汤与新制橘皮竹茹汤同为治疗呃逆的方剂，因其症情有属寒属热的区分，故在治疗和方药上也有所不同。

第十二节 活血与止血法

一、活血法

本法适用于血液流行不畅、瘀血阻滞的各种病症，如跌打损伤、瘀血肿痛、胸胁疼痛、疮痈肿痛、月经不调、痛经、经闭、产后瘀阻腹痛等。所用药物都具有活血祛瘀的功效，由于血瘀多兼气滞，因此，在使用活血祛瘀法时，常与理气的药配合同用，可以收到较好的效果。本法可改善血液循环，调整人体各内脏器官平滑肌的功能，缓解平滑肌的痉挛。

(一)常用活血药

药名	用量	性味	功效		适应证	附注
红花	八分至钱半	辛温	活血		痛经、经闭、产后血瘀、腹痛、恶露不尽、关节痛、胁肋痛、跌打损伤	本品对动物子宫有兴奋作用
桃仁	钱半至三钱	苦平		润肠	闭经、跌打损伤、肺痛、咳嗽、肠燥便秘	
三棱	钱半至三钱	苦平		破血理气	闭经、痛经、腹胀痞块	
莪术	钱半至三钱	苦辛温		理气破血	闭经、痛经、积滞、腹痛	
丹参	三至五钱	苦微寒		补血	月经不调、痛经、经闭、产后血瘀小腹疼痛、跌打损伤、关节疼痛、心悸、失眠	
川芎	一至三钱	辛温		祛风止痛	月经不调、闭经、痛经、头痛、关节痛、损伤疼痛	
虎杖	三钱至一两	微苦甘温		利湿退黄	闭经、风湿痛、跌打损伤、黄疸、胆囊结石、肿瘤	虎杖鲜根适量,用浓茶汁磨成糊状,可治水火烫伤,搽涂患处
平地木	三钱至一两	苦平		利尿	黄疸、肝炎、水肿、跌打损伤、脱力劳伤	土名老勿大
泽兰	钱半至四钱	苦微温			月经不调、痛经、产后瘀血阻滞腹痛、跌打损伤、疮疡肿块不消	
益母草 附:茺蔚子 童子益母草	三钱至一两	辛苦微寒			月经不调、痛经、产后瘀血阻滞腹痛	1.茺蔚子功效与益母草相似,又有明目作用,用量三至五钱 2.童子益母草(第一年基生叶)功效与益母草相似,又有补血的功效,用量五钱至一两

(续表)

药名	用量	性味	功效	适应证	附注
留行子	钱半至三钱	苦平	消肿催乳	血瘀经闭、跌打损伤、乳房肿痛、乳汁不通	
刘寄奴	四钱至一两	苦温	活血	月经不调、瘀积腹痛、乳痈肿痛、跌打损伤、丝虫病象皮肿	
石见穿(紫参)	五钱至一两	苦辛平	活血	骨痛、痈肿、肝炎	
鸡血藤	三钱至一两	苦微甘温	补血	月经不调、闭经、痛经、腰膝酸痛、四肢麻木、血虚	
刺猬皮	钱半至三钱	苦平	祛瘀止血	胃痛、痔疮出血	
五灵脂	钱半至三钱	甘温	祛瘀	胃痛、经闭腹痛、产后恶露不行	
地鳖虫	钱半至三钱	咸寒有小毒	破瘀	闭经腹痛、产后瘀血腹痛、腹痛肿块、跌打损伤、瘀痛	
乳香	一至三钱	苦辛温	止痛	跌打损伤、瘀血疼痛、痈疖肿痛、胸胁腹部瘀痛、经闭腹痛、胃痛	
没药	一至三钱	苦平	止痛外用：生肌	跌打损伤、胸胁腹部瘀血疼痛、疮疡不收口	

〔注〕 马鞭草也有活血作用，见第106页常用驱虫药。

（二）常用方选

1. 活血止痛汤

〔组成〕 当归三钱，芍药三钱，川芎钱半，红花三钱，苏木三钱，乳香、没药各一钱，落得打三钱，三七三分至五分（吞服），紫荆藤、陈皮各钱半至三钱。

〔功效〕 活血祛瘀、理气止痛。

〔适应证〕 跌打损伤、新伤（初期）。

〔按〕 本方为治伤的常用方剂。

2. 血府逐瘀汤

〔组成〕 当归三钱,生地四钱,赤芍三钱,川芎钱半,桃仁三钱,红花二钱,柴胡钱半,枳壳三钱,甘草一钱,桔梗一钱,牛膝三钱。

〔功效〕 活血祛瘀、疏肝理气。

〔适应证〕 血瘀气滞的胸痛、胁痛、头痛等。

〔按〕 本方是在桃红四物汤的基础上加味而成。方中配伍一些理气药是为了加强活血祛瘀的作用。

(三) 常用成药

1. 嵊峒丸

〔组成〕 犀黄、冰片、麝香、阿魏、雄黄、大黄、儿茶、三七、血竭、天竺黄、乳香、没药、藤黄。

〔适应证〕 胸胁伤痛。

〔用法〕 每次半至一丸,每天服1~2次。

2. 治伤消瘀丸

〔组成〕 蒲黄、五灵脂、香附、骨碎补、自然铜、三七、桃仁、泽兰、乳香、没药、血竭、虎骨、马钱子。

〔适应证〕 内外伤痛。

〔用法〕 每次10~12粒,每天3次。

3. 七厘散

〔组成〕 红花、血竭、乳香、没药、儿茶、朱砂、麝香、冰片。

〔适应证〕 跌打损伤、血瘀肿痛。

〔用法〕 瓶装一钱粉剂,每次可服二分至三分,每天2~3次,温开水或酒送服。

4. 益母草膏

〔组成〕 益母草、赤砂糖。

〔适应证〕 月经不调、痛经、产后腹痛。

〔用法〕 每次服一汤匙,每天2~3次。

5. 失笑散

〔组成〕 蒲黄、五灵脂。

〔适应证〕 经行不畅、小腹急痛、产后恶露不行、小腹剧痛。近来临床发展用本方配合强心、活血药,治疗心绞痛。

〔用法〕 一般三至四钱,包煎,或每天钱半至三钱,分1~2次吞服。

二、止血法

本法适用于咯血、呕血、鼻出血、尿血、便血、子宫出血以及外伤出血等症。由于引起各种出血的原因有不同,而药物本身的止血作用也不一样。因此,必须辨证用药,如血热所引起的出血,需用凉性的止血药治疗;属于寒性的出血,则用温性的止血药来治疗;也有因为气虚、血亏而出血的,就应选用兼有补养作用的止血药或配伍一些补气、补血的药物同用;再有因为瘀血阻滞,使血液不能正常循行血管而致出血的,则应选用既有活血祛瘀功效而又有止血作用的药物来治疗。

(一)常用止血药

药名	用量	性味	功效	适应证	附注
紫珠草	三至五钱 外用适量	涩凉	收敛解毒	咯血、呕血、鼻出血、痈疮肿毒、毒蛇咬伤 外用:可治外伤出血。研粉外敷或煎汁湿敷	
墨旱莲	三钱至一两 外用适量	甘酸寒	补肾养阴	鼻出血、咯血、吐血、阴虚头晕 外用:可治外伤出血	
侧柏叶	三至五钱	苦涩微寒	止血	咯血、呕血、鼻出血、尿血、便血、子宫出血	
蚕豆花	五钱至一两	甘微辛平		咯血、呕血	本品可用治白带、高血压
白茅根	鲜根一至二两 干根五钱至一两	甘寒	利尿	咯血、呕血、鼻出血、尿血	

(续表)

药名	用量	性味	功效	适应证	附注
大蓟	三至五钱 外用适量	甘苦凉	祛瘀消肿	咯血、呕血、鼻出血、子宫出血 外用：可治疮痈肿毒。鲜草洗净、捣烂，外敷。同时也可内服	
小蓟	三至五钱，大剂量可用一两	甘苦凉	祛瘀消肿	各种出血、高血压、黄疸、肝炎、肾炎	
铁苋菜	五钱至一两	微苦涩平	清热解毒止泻	咯血、鼻出血、便血、外伤出血、痢疾、肠炎腹泻	上海药店名"血见愁"，又名"海蚌含珠"
槐花（槐米）	钱半至三钱	苦凉	止血 凉血	呕血、鼻出血、便血、尿血、痔疮出血、子宫出血 高血压（生用）	槐实，又名槐角，是槐树的果实，功效与槐花相似，多用于痔疮出血，用量三至五钱
地榆	三钱至一两	苦微寒	收敛	呕血、鼻出血、便血、尿血、痔疮出血、子宫出血、血痢 外用：可治水火烫伤。研粉，用麻油调敷患处	本品含地榆皂苷、鞣酸、维生素K及糖类等物质
藕节	四钱至一两	涩平	收敛	咯血、呕血、尿血、便血、子宫出血	
茜草根	三至五钱	苦寒	活血祛瘀	咯血、呕血、鼻出血、尿血、便血、子宫出血、外伤出血、经闭、跌打损伤	
陈棕炭	钱半至四钱	苦涩平	收敛	咯血、呕血、鼻出血、便血、子宫出血、各种内出血	
墓头回	三至五钱	辛微酸涩微寒	收涩敛肝	月经过多不止、白带、子宫颈癌	

（续表）

药名	用量	性味	功效	适应证	附注
三七	五分至一钱 研粉吞服	甘微苦温	祛瘀止痛	体内各种出血、跌打损伤 外用：可治外伤出血，研粉外敷	
蒲黄	钱半至四钱	甘平	活血	咯血、呕血、鼻出血、尿血、便血、子宫出血、产后瘀血阻滞腹痛	本品有收缩子宫作用
仙鹤草（脱力草）	三至五钱 大剂量可用一至二两	苦涩微温	止血	咯血、呕血、鼻出血、尿血、便血、子宫出血、痢疾	动物实验证明，仙鹤草的醇溶性浸出物有升高血强心凝血和消除疲劳的作用
白芨	五分至一钱（研粉吞服）	苦平	敛肺消肿生肌	久咳咯血、肠胃道出血、肺结核、矽肺 外用：可治痈肿疮疡	
灶心土（伏龙肝）	五钱至一两 大剂量可用二两（包煎）	辛微温	和胃止呕	虚寒性呕血、便血、反胃，妊娠呕吐	
艾叶	一至三钱	苦辛温	温经散寒	虚寒性子宫出血、月经不调、痛经、寒湿白带	
炮姜（姜炭）	五分至钱半	辛温	温中止泻	虚寒性出血、痛经、受寒引起腹泻	

（二）常用方选

1. 小蓟饮子

〔组成〕 生地四钱至一两，小蓟四钱至一两，滑石三至四钱，木通八分至钱半，竹叶钱半至三钱，蒲黄三钱至五钱（包煎），藕节三至四钱，当归三钱，栀子三钱至五钱，甘草八分至钱半。

〔功效〕 凉血止血、清利湿热。

〔适应证〕 血淋、小溲刺痛、尿中有血。

〔按〕 本方为治疗尿血、尿痛的常用方剂。

2. 槐花散

〔组成〕 槐花钱半至三钱，侧柏叶钱半至三钱，荆芥炭钱半至三钱，枳壳钱半至三钱。

〔功效〕 清肠止血。

〔适应证〕 大便下血，痔血，血色鲜红。

〔按〕 本方为治疗湿热而致便血的常用方剂。

3. 黄土汤

〔组成〕 灶心土一两（包煎），生地三至四钱，白术二至三钱，附子二至三钱，阿胶三至四钱（冲烊），黄芩钱半至三钱，甘草一至二钱。

〔功效〕 温中健脾、收敛止血。

〔适应证〕 大便下血。

〔按〕 本方为治疗脾不统血因而大便下血的有效方剂。

（三）常用成药

1. 十灰丸

〔组成〕 大蓟、小蓟、侧柏、茜草、丹皮、棕榈、大黄、山栀、薄荷、茅根。

〔适应证〕 咯血、呕血、尿血、便血。

〔用法〕 每次三钱吞服（本方上药各煅灰存性，研末为丸，有人认为止血药炒炭用效果好，但清热作用要减弱，最好配合清热药同用）。

2. 紫珠草溶液

〔组成〕 紫珠草。

〔适应证〕 肺结核、支气管扩张等咯血，消化道出血。

〔用法〕 口服，每次10 mL，每天3～4次。

3. 仙鹤草素

〔组成〕 仙鹤草。

〔适应证〕 内脏出血。

〔用法〕 片剂，每片20毫克，成人每次口服20～60毫克，每天3次。注射剂，肌内或静脉注射，每次10毫克，每天2次。本品除可与葡萄糖注射液混合使用外，不宜与其他药品混合。

4. 白药（广州产品）

〔组成〕 三七等。

〔适应证〕 跌打刀伤、远年瘀患、劳积内伤、咳血吐血、筋骨肿痛、风湿麻木、心胃积痛、产后腹痛（本品功能止痛止血、去瘀生新）。

〔用法〕 用白开水吞服；刀伤见血者，可外敷；跌打筋骨肿痛积瘀者，可用白酒调和外搽。服量：每瓶五分。5~10岁分2次吞服，10岁以上1次吞服，隔6小时吞服1次（服药后忌食酸、冷、萝卜，孕妇忌服本药）。

第十三节 息风与安神法

一、息风法

是用具有平肝、镇痉、解除痉挛作用的一类药物来治疗头晕、头胀、耳鸣、眼花，以及震颤、手足痉挛、抽搐等症的方法。

（一）常用息风药

药名	用量	性味	功效	适应证	附注
钩藤	三至四钱（后下）	甘微寒	息风	头痛、头晕及高热引起的惊风抽搐	本品有明显镇静作用，不宜久煎
白蒺藜	三钱	辛苦温	祛风明目	肝旺头痛、头晕、目赤、身体瘙痒、白癜风	
石决明	四钱至一两	咸平	明目	头目眩晕、视物昏花	本品多生用或先煎
天麻	一至三钱 研粉吞服：每次三至五分	甘微温		头晕头痛、惊风抽搐、肢体麻木、手足不遂等	有抗惊厥作用
徐长卿	钱半至三钱	辛温有小毒	化湿解毒	晕车晕船、风湿关节痛、肝区痛	

（续表）

药名	用量	性味	功效	适应证	附注
夏枯草	三钱至一两	辛苦寒	降血压明目散结	肝火上升的头痛、头晕、眼痛、高血压、淋巴结炎、淋巴结核、甲状腺肿	
珍珠母	五钱至一两	咸寒	安神明目	头痛、头晕、耳鸣、眼花、烦躁不安、心悸、失眠	
牡蛎	五钱至一两	咸平微寒	收涩	头眩、耳鸣、心悸 煅用：治遗精、自汗、盗汗、白带	
磁石	五钱至一两	辛寒	安神	头昏、头痛、耳鸣、耳聋、心悸失眠、烦躁不安	
山羊角（附羚羊角）	三至五钱	咸寒	息风	头晕、头痛、目赤、高热神昏、癫痫、手足抽搐	羚羊角性味、功效与山羊角相似，力量虽较强，但价贵，非重急病症不用，研粉服一至三分
全蝎	五分至钱半 研粉吞服：每次三至五分	辛平有毒	息风	惊风抽搐、破伤风、风湿痛	
僵蚕	钱半至三钱	咸辛平	化痰散结	小儿高热、急惊、痰喘、惊厥、风疹皮肤瘙痒、淋巴结炎	
地龙（蚯蚓）	钱半至三钱	咸寒	平喘利尿	高热引起的惊风、手足抽搐痉挛、支气管哮喘、小便不利、水肿	
蜈蚣	一至三条	辛温有毒	解毒祛风	惊风抽搐、破伤风、头痛、关节痛、淋巴结炎、疔疮肿毒、毒蛇咬伤	

(续表)

药名	用量	性味	功效	适应证	附注
壁虎（守宫）	五分至钱半 研粉吞服：每次三至五分	咸寒 小毒	息风 散结 止痛	惊风、癫痫、破伤风、风湿性关节痛、食道癌	

（二）常用方选

1. 平肝息风汤

〔组成〕 牡蛎一两（先煎），珍珠母一两（先煎），白芍三钱，牛膝五钱，夏枯草五钱。

〔功效〕 平肝潜阳。

〔适应证〕 头痛、眩晕、耳鸣、眼花、手足麻木等。

〔按〕 本方为重镇、平肝息风的常用方剂。

2. 镇痉散

〔组成〕 蜈蚣一钱，僵蚕三钱，全蝎钱半，朱砂三分，研末，分次吞服。

〔功效〕 镇痉息风。

〔适应证〕 肝风内动、手足抽搐、小儿惊风。

〔按〕 本方特点是用虫类药，镇痉作用较强。

3. 降压丸

〔组成〕 夏枯草、臭梧桐、荠菜花、蚕豆花、枸杞根（等量）。

〔适应证〕 高血压。

〔制法和用法〕 上药共研细末，水泛为丸，每次三钱，每天2～3次。

〔按〕 本方是治疗高血压的经验方。

（三）常用成药

小儿回春丹

〔组成〕 牛黄、天麻、全蝎、僵蚕、胆星、防风、贝母、羌活、天竺黄、冰片、朱砂、白附子、麝香、腰黄、蛇含石、钩藤。

〔适应证〕 小儿发热痰多、咳嗽气急、惊风抽搐。

〔用法〕 每次2～3粒，温开水化服。

二、安神法

是用具有镇静、安神、催眠作用的药物来治疗失眠、心悸、心烦不安等症。

（一）常用安神药

药名	用量	性味	功效		适应证	附注
酸枣仁	三至四钱	酸甘平		补血	心悸、失眠、血虚头晕、虚汗	一般炒用，但如久炒油枯，反失去安神作用
柏子仁	钱半至四钱	甘平		滋养润肠	心悸、失眠、盗汗、津液缺少、肠燥便秘	
淮小麦	四钱至一两	甘平		养心	失眠、神志不宁	
合欢皮	三至四钱	甘平		活血	失眠、心烦、跌打损伤、骨折疼痛	
榆树果	三至四钱	微辛平	安神		神经衰弱、失眠	
远志	一至二钱	苦辛温		化痰	惊悸、咳嗽痰多	
首乌藤（夜交藤）	五钱至一两	甘平		通络	失眠、贫血、周身酸痛	
生铁落	一至二两	微辛平		重镇	精神分裂症、烦躁不安、癫痫	
朱砂	一至三分	甘微寒		解毒	夜寐不宁、失眠、心悸、怔忡、惊风、癫痫、疮疡肿毒、咽喉肿痛	不可过量或持续服用，以防汞中毒

（二）常用方选

1. 酸枣仁汤

〔组成〕 酸枣仁三钱，茯苓四钱，川芎钱半，知母三钱，甘草钱半。

〔功效〕 养血安神、清热除烦。

〔适应证〕 虚烦不得眠、心悸、盗汗、头晕目眩。

〔按〕 本方为治疗虚烦失眠的常用方剂。

2. 甘麦大枣汤

〔组成〕 甘草二至三钱，淮小麦一两，红枣五至十只。

〔功效〕 养心安神、和中缓急。

〔适应证〕 神志不宁，烦闷急躁，精神恍惚，不能自主。

〔按〕《金匮要略》以本方治疗"脏躁症"，相似于现在所称"癔病"。

(三)常用成药

1. 安神补心丸

〔组成〕 大生地、丹参、五味子、首乌藤、旱莲草、石菖蒲、合欢皮、女贞子、珍珠母。

〔适应证〕 失眠、头晕、心悸、耳鸣。

〔用法〕 每次15粒，每天2～3次。

2. 磁朱丸

〔组成〕 煅磁石、朱砂、焦六曲。

〔适应证〕 惊悸、失眠、耳目不敏。

〔用法〕 每天钱半至三钱，分2～3次吞服；或用布袋包煎服。

第十四节　开窍法

开窍法是用气味芳香辛烈的药物来通窍开闭、苏醒神志的一种治疗方法，适用于惊风、癫痫、中风等突然昏厥或热性病所引起的神志昏迷等症，有兴奋大脑皮质的功能。临床多应用成药，并分为"凉开"和"温开"两类。

开窍法是急救之法，用于实证为宜。不可误用于气血虚弱引起的晕厥之症，孕妇宜慎用。

一、凉开法

适用于热性病、邪热侵脑所引起的高热昏迷、惊厥、抽搐等症，常与清热凉血药同用。

常用成药

药名	用量	组成	适应证
醒脑静（注射剂）	2～4mL，肌注或加于25%葡萄糖溶液内静注，每天2～4次	麝香、冰片、黄连、山栀、黄芩、广郁金	使用方便，效果较好，对轻、中度昏迷及惊厥有一定的苏醒、止痉、镇静作用
安宫牛黄丸（蜜丸）	每次一粒（一钱）每天1～2次	牛黄、郁金、犀角、黄芩、黄连、雄黄、山栀、朱砂、冰片、麝香、珍珠	开窍、清热并重，用于高热昏迷、惊厥抽搐等症
牛黄清心丸（蜜丸）	每次一粒（一钱）每天1～2次	牛黄、朱砂、黄连、黄芩、山栀、郁金	清热解毒作用好，开窍力量较小
至宝丹（丸剂）	每次一粒（一钱）每天1～2次	犀角*、玳瑁、琥珀、朱砂、雄黄、冰片、牛黄、麝香、安息香	开窍作用强，用于高热神昏、小儿惊风
神犀丹（丸剂）	每次一粒（三钱）每天1～2次	犀角*、石菖蒲、黄芩、鲜生地、银花、金汁、连翘、板蓝根、香豉、玄参、花粉、紫草	解毒透斑为主，开窍力较差，用于神昏烦躁、发斑、舌干光或紫绛
紫雪丹（散剂）	每次三至五分每天1～2次	寒水石、磁石、滑石、石膏、犀角*、羚羊角、青木香、沉香、玄参、升麻、甘草、丁香、芒硝、硝石、麝香、朱砂	清热为主，开窍次之，兼有息风、镇痉作用，用于高热动风、神昏惊厥等症

* 据报道：牛角、羊角与犀角的药理作用基本相似。

二、温开法

适用于感受秽浊之邪而引起的胸腹满闷，甚至昏厥，或由中风所引起的神志昏迷、痰涎上涌、牙关紧闭等症。前者可用通关散吸鼻或玉枢丹、行军散口服；后者可用苏合香丸，并配以竹沥、石菖蒲、郁金等涤痰开窍药。

常用成药

药名	用量	组成	适应证
通关散（散剂）	少许吸鼻	猪牙皂、细辛等分	中风、痰厥、牙关紧闭、昏迷不醒
玉枢丹（散剂）	一至三分	山慈姑、五倍子、大戟、续随子、麝香、雄黄、朱砂	中暑、痧气、胸闷呕吐、腹痛泄泻 外敷：疮痈肿毒
行军散（散剂）	一分	牛黄、雄黄、硼砂、珍珠、银硝、姜粉、麝香、冰片	暑热痧气、头昏目花、腹痛吐泻
苏合香丸（丸剂）	每次一粒 每天1~2次	白术、青木香、犀角、香附、朱砂、诃子、檀香、安息香、沉香、麝香、丁香、荜茇、冰片、乳香	昏厥、中风痰迷、神志不清

第十五节　收涩法

收涩法是应用收敛固涩的药物来治疗"滑脱"症候，使气血津液不再进一步耗损的一种方法。它适用于自汗、盗汗、久咳、胃酸分泌过多、久泻、多尿、遗尿、遗精、滑精、白带多而稀薄等症。这些症候又大多属于虚证，所以在用收涩法的同时，可适当加用一些相应的补虚药。

（一）常用收涩药

药名	用量	性味	敛汗	止泻	固精	缩尿	止带	止酸	止咳	止血	其他
五味子	一至三钱	酸温	+	+					+		安神
糯稻根	一至二两	甘平	+								补气。大剂量（半斤至一斤）治肝炎及丝虫病
瘪桃干	三至五钱	苦微温	+								治疟
浮小麦	五钱至一两	甘平	+								退虚热、养心除烦
麻黄根	一至三钱	甘平	+								不含植物碱，作用和麻黄（茎）相反，能降低血压
乌梅	一至三钱	酸平		+					+		驱蛔、生津、利胆

上篇 辨证施治的基础知识

(续表)

药名	用量	性味	功效 敛汗	止泻	固精	缩尿	止带	止酸	止咳	止血	其他
龙骨	三至八钱	甘涩平	+		+		+				安神镇惊、平肝潜阳
赤石脂	三至四钱（包煎）	甘涩温		+	+		+			+	能吸附消化道内有毒物质
鸡冠花	三至六钱	甘凉		+			+			+	
益智仁	一至三钱	辛温		+	+	+					
山茱萸	一至三钱	酸涩微温	+		+	+					补肾
芡实	三至五钱	甘涩平		+	+	+					
莲须	一至三钱	甘平			+	+			+		
覆盆子	一至三钱	甘酸微温			+	+					补肾明目
金樱子	一至三钱	酸涩平		+	+	+					促进胃液分泌，助消化
桑螵蛸（螳螂子）	一至三钱	甘咸平			+	+					
乌贼骨（海螵蛸）	三至五钱	咸微温					+	+		+	
蚕茧壳	十至廿只	甘温			+						止渴
煅瓦楞	五钱至一两	咸平						+			消痰化结
鸡蛋壳	研粉吞五分至一钱	甘平						+			强壮筋骨
碎米荠（白带草）	五钱至一两	甘温		+			+				
白果（银杏）	一至三钱	甘苦平					+		+		
明矾	二分至一钱	酸寒		+					+		燥湿化痰

〔注〕 牡蛎也有收涩作用，见第125页常用息风药。刺猬皮、墓头回也都有收涩的作用，前者见第118页常用活血药，后者见第121页常用止血药，石榴皮也有收涩功能，见第106页常用驱虫药。

（二）常用方选

1. 牡蛎散

〔组成〕 煅牡蛎、浮小麦各一两，黄芪三钱，麻黄根二钱。

〔功效〕 益气固表、敛阴止汗。

〔适应证〕 自汗、盗汗。

〔按〕 本方为敛汗的常用方剂。

2. 桃花汤

〔组成〕 赤石脂一两（包煎），炮姜炭二钱。

〔功效〕 温中涩肠。

〔适应证〕 泻痢日久不愈。

〔按〕 本方为固涩止泻的方剂。

（三）常用成药

1. 金锁固精丸

〔组成〕 芡实、莲须、龙骨、煅牡蛎、沙苑子。

〔功效〕 收涩固精。

〔适应证〕 遗精、滑精。每天三钱，分2次吞服。

〔按〕 本方除治疗上述之症外，还可用治妇女带下。

2. 缩泉丸

〔组成〕 益智仁、乌药、山药。

〔功效〕 温肾祛寒、涩小便。

〔适应证〕 下元虚冷、小便频数及小儿遗尿。每天三钱，分2次吞服。

〔按〕 本方为治疗小便频数及遗尿的常用方剂。

3. 桑螵蛸散

〔组成〕 桑螵蛸四钱，煅龙骨四钱，龟板一两（先煎），党参三钱，茯苓三钱，菖蒲二钱，远志二钱，当归三钱。

〔功效〕 调补心肾、固精止遗。

〔适应证〕 小便频数，或为米泔色，心神恍惚，遗尿。

〔按〕 本方除用于上述之症外，也可用治遗精。

4. 白带丸

〔组成〕 白术、茯苓、白芍、山药、赤石脂、白芷、炮姜炭、椿根皮、补骨脂、熟地。

〔功效〕 补肾、健脾、止带。

〔适应证〕 脾肾两亏所致的带下症。

〔按〕 本方有成药，每次吞服二钱，每天2～3次。

5. 胃可宁片

〔组成〕 乌贼骨、象贝母、橘皮油。

〔用法〕 每次六片（每片含生药量0.5克），每天3～4次。

6. 胃乐片

〔组成〕 乌贼骨、甘草、乳香、没药。

〔用法〕 每次六片，每天3～4次。

〔按〕 上方和本方都有抗酸作用，本方止痛作用较强。

第十六节 补法

补法主要有两种作用：一种是用于久病体虚、脏腑气血功能减退的患者，有增强机能、促使患者早日恢复健康的作用。另一种是扶正祛邪的作用，当疾病过程中正气虚弱不能抵抗病邪时，可扶助正气和病邪作斗争，从而战胜疾病。所以在身体健康或正气并不虚弱、脏腑机能并不衰弱的情况下，不需要使用补法。就是虚证也要克服"见药不见人"的错误思想，要充分发挥患者的主观能动作用，积极锻炼身体以增强体质，不可单纯依靠药物。

补法，根据虚证所表现的侧重点不同，可分为补气、补血、补阴、补阳四类，但由于气血、阴阳之间都有着极为密切的相互依存关系，所以在用药物方面也有交叉。

外因通过内因而起作用，因此，应用补法必须照顾到脾胃功能。假如脾胃功能薄弱，不能运化，则不仅影响食物的吸收，就是任何补剂也不能发挥作用，所以在运用补法时，也常加用一些健脾胃、助消化的药物。

一、补气法

肺主一身之气，脾主中气，所以补气着重于肺、脾两经，补气药也大都有健脾胃作用。补气药用途广泛，除可补气虚外，还可通过补气而生血，补气而固表。

用于疮疡因正虚毒盛，不能托毒外达，疮形平塌，肿势不局限，难溃难腐的虚证，有托里排脓的作用。补气法配合重镇摄纳药（如局方黑锡丹），可治疗肾不纳气之症。在极度气虚时还须配合补阳药同用。

补气药易于壅滞，脾胃有湿痰的慎用，必要时也可配合化痰、祛湿药同用。

（一）常用补气药

药名	用量	性味	功效	适应证	附注
棉根（蜜根）	五钱至一两	甘温	活血通经	脾胃气虚、子宫脱垂、闭经	有收缩子宫作用，孕妇忌用
党参	三至五钱	甘平		肺脾气虚、大量出血	有降低血压，使血红蛋白、红细胞增多，白细胞减少的作用
太子参（孩儿参）	三至五钱	甘苦微寒	健胃生津	气虚乏力、病后虚弱、食欲减退、津少口干	
黄芪	三至五钱	甘温	排脓生肌固表利尿	肺脾气虚、大量出血、水肿、自汗、子宫脱垂、糖尿病、痈疽久不收口	有强心、降压、利尿、止汗及激素样作用，一般生用固表托毒，炙用补虚
白术	二至四钱	苦甘微温	补气 利尿燥湿	脾胃气虚、久泻、水肿、胎动不安	
淮山药	三钱至一两	甘平	健脾	脾虚泄泻、体虚白带、糖尿病	
扁豆	三至五钱	甘微温	化湿止泻	脾虚泄泻、暑湿吐泻、体虚白带	
红枣	五至十枚	甘平	和胃生津	脾虚久泻、紫癜症	动物实验，有增加血清总蛋白及白蛋白的作用
甘草	五分至三钱	甘平	祛痰解毒	炙用治脾胃虚弱、咳嗽痰多；生用治咽痛、肿毒	有类似肾上腺皮质激素的作用，对组织胺引起的胃酸分泌过多有抑制作用，大量久服可引起钠潴留而水肿，甘草甜素有解毒作用

（续表）

药名	用量	性味	功效	适应证	附注
紫河车*（人胞）	研粉吞服：五分至一钱	甘咸温	补气	补血补阳	体虚消瘦、气血不足、虚喘、子宫发育不全	胎盘中含与脑下垂体前叶的催乳激素相同的物质，可治哮喘及脑下垂体萎缩；有促进乳腺和女性生殖器发育的作用，并能增强机体抵抗力，还有免疫及抗过敏作用

*紫河车具有补气、补血、补阳的作用。

（二）常用方选

1. 四君子汤（参苓术草汤）

〔组成〕 党参（原方用人参）三钱，茯苓三钱，白术三钱，炙甘草一钱（本方加陈皮、半夏，名六君子丸，再加木香、砂仁，名香砂六君丸）。

〔功效〕 补气健脾。

〔适应证〕 脾胃气虚、消化力弱、胃口不好、大便稀薄、面色苍白、肢体无力等。

〔按〕 本方是补气的基础方，广泛应用于气虚证，可按症候表现情况加减使用。

2. 归脾汤

〔组成〕 党参四钱（原方人参），黄芪三钱，白术三钱，当归三钱，酸枣仁三钱，茯神四钱，龙眼肉三钱，木香一钱，甘草一钱，远志一钱。丸剂：每天三钱，分1~2次吞服。

〔功效〕 健脾养心、益气补血。

〔适应证〕 脾虚血亏、心悸失眠、妇女月经过多。

〔按〕 本方为心脾两治，益气养血的代表方剂。

3. 补中益气汤

〔组成〕 黄芪三钱，党参三钱，白术三钱，炙甘草一钱，当归三钱，陈皮二钱，升麻一钱，柴胡二钱。

〔功效〕 补中益气、升提虚陷之气。

〔适应证〕 脾胃气虚、神疲乏力、食少便薄、子宫脱垂、胃下垂等。

丸剂：每天三钱，分1~2次吞服。

〔按〕 本方为治疗中虚气陷的代表方剂。

二、补血法

一般用于血虚证，还有安神的作用，血虚常伴有气虚，须配伍补气药用。

（一）常用补血药

药名	用量	性味	功效	适应证	附注
当归	三至四钱	甘辛苦温	活血调经通便	血虚不足、月经不调、关节酸痛、胸腹疼痛、津少便秘、跌打损伤	当归挥发油能抑制子宫肌，使子宫弛缓；而水溶性非挥发性成分则能兴奋子宫肌，使收缩加强，本品有抗维生素E缺乏的作用，可以安胎
地黄	三至四钱	甘微温	养阴补肾	血虚头晕、心悸乏力、月经不调、肾阴不足、糖尿病	未经蒸制的地黄称生地，新鲜品称鲜生地。熟地黄有强心、利尿及抑制血糖作用
首乌	三至五钱	苦甘微温	补血／补益肝肾	血虚头晕、腰酸遗精、高血压	未经蒸制的鲜首乌，有润肠通便作用。含卵磷脂，为构成神经组织及血细胞的原料
枸杞子	三至四钱	甘酸平	补肾明目	血虚头晕、两目昏糊、腰膝酸软、糖尿病	有降血糖作用
桑椹子	三至五钱	甘酸微凉	润肠通便	血虚头晕、失眠心悸、津枯便秘	
白芍	二至三钱	苦酸微寒	止痛平肝	血虚头晕、月经不调、脘腹、胸胁疼痛	有镇静作用，能治肌肉痉挛及痉挛性疼痛

（二）常用方选

四物汤

〔组成〕 当归三钱，白芍二钱，熟地黄四钱，川芎二钱。

〔功效〕 补血活血。

〔适应证〕 血虚及月经不调等症。

〔按〕 本方为补血通剂，临床可依此加减变化，如气血两虚加补气药，血热加清热凉血药，血瘀加活血药。加桃仁、红花，即桃红四物汤。

(三)常用成药

首乌片

〔组成〕 制首乌。

〔适应证〕 头晕眼花、面色苍白、腰酸遗精。

〔用法〕 每次四至五片,每天2～3次。

三、补阴法

又称养阴法,有滋阴养液作用,用以补益肝肾、润肺止咳、增液生津、养阴息风和退虚热。

(一)常用补阴药

药名	用量	性味	功效	适应证	附注
南沙参	三至五钱	甘微寒	补阴	肺虚久咳、肺虚有热、阴虚津伤、口舌干燥	含沙参皂甙,有祛痰作用,鲜用清热作用较强
北沙参	三至五钱	甘苦微寒	润肺	肺虚久咳、肺虚有热、阴虚津伤、口舌干燥	
天冬	二至四钱	甘苦寒	止咳	肺虚久咳、津少便秘、肺热咯血、肺脓疡、糖尿病	近用治癌肿
麦冬	二至四钱	甘微苦寒	生津	阴虚内热、肺虚久咳、咽干喉燥	
石斛	二至四钱	甘淡微咸微寒	养胃生津	口干燥渴、舌红起刺、舌绛少津	鲜石斛清热作用较好,干用有金石斛、川石斛等,功效相似
百合	三至五钱	苦微寒	润肺止咳安神解暑	肺热久咳、烦躁不安、暑热口渴	
玉竹	二至三钱	甘微寒	生津	肺胃燥热、津液耗损、阴虚久咳、糖尿病	本品有强心及降低血糖作用
女贞子	三至五钱	甘微苦寒	调经明目	头晕耳鸣、两眼昏花、月经不调、腰酸带下	
枸骨叶	五钱至一两	苦凉	祛风湿	肺虚低热、腰膝酸软	目前大多数地区以本品称作"功劳叶"用

（续表）

药名	用量	性味	功效	适应证	附注
龟板	四钱至一两	甘咸寒	补阴	低热不退、血热出血、腰膝无力	
鳖甲	四钱至一两	咸寒	软坚散结	虚热盗汗、肝脾肿大	

〔注〕 墨旱莲也有补阴作用，见第121页常用止血药。

（二）常用方选

1. 六味地黄汤

〔组成〕 熟地黄四钱，山萸肉二钱，山药三钱，茯苓三钱，丹皮二钱，泽泻二钱（如丸剂：每次吞服钱半，每天2次）。

〔功效〕 养阴补肾。

〔适应证〕 肾阴不足、头晕目眩、耳鸣、腰酸遗精。

〔按〕 本方是以《金匮要略》肾气丸减去附子、桂枝二药而成，是补阴的主要方剂。就其药物组成来看，是一个补中有泻、泻中有补的典型处方，其中：

补的方面——熟地，补肾阴；山萸肉，温肝经；山药，健脾气。

泻的方面——泽泻，泄肾；丹皮，清肝；茯苓，祛湿。

据现代的研究：六味地黄汤的主要作用，很可能是改善肾功能，通过肾功能的改善而导致血压下降。根据动物病理模型的实验证明，它只对肾性高血压模型有效，而对肾上腺性高血压模型，不但无降压作用，反能促使病情恶化。

〔附方〕

（1）知柏八味丸：六味地黄汤加知母、黄柏，加强了泻火养阴的力量。用治阴虚火旺、潮热骨蒸等症。

（2）杞菊地黄丸：六味地黄汤加枸杞子、菊花，加强了补益肝肾的作用。主要用于眼科疾病。

（3）都气丸：六味地黄汤加五味子，兼有敛肺平喘作用。用于肾阴虚的哮喘。

（4）明目地黄丸：杞菊地黄丸加当归、白芍、石决明、白蒺藜，加强了补血养阴功效，兼有平肝明目作用，为眼科常用之方。

以上诸方，如制成丸剂，每天三钱，分1~2次吞服。

2. 增液汤

〔组成〕 鲜生地一两，玄参五钱，麦冬五钱。

〔功效〕 养阴润燥、增液生津。

〔适应证〕 津液不足、咽喉燥痛、身热、津少便秘。

〔按〕 本方为养阴生津的代表方剂。

3. 三甲复脉汤

〔组成〕 生地六钱，麦冬五钱，白芍四钱，炙甘草钱半，阿胶三钱，火麻仁三钱，牡蛎五钱，龟板四钱，鳖甲四钱。

〔功效〕 补血养阴、平肝息风。

〔适应证〕 津枯阴竭、血虚生风、筋脉拘急、手足抽动、心悸神疲。

〔按〕 本方为育阴潜阳的方剂，与滋阴降火的方法有所不同。

（三）常用成药

1. 大补阴丸

〔组成〕 熟地、黄柏、知母、龟板、猪脊髓。

〔适应证〕 阴虚火亢、潮热盗汗、咳嗽。

〔用法〕 每次服二至三钱，每天1~2次。

2. 二至丸

〔组成〕 女贞子、墨旱莲（有的方中有桑椹子）。

〔适应证〕 肝肾不足、头晕眼花、腰膝酸软。

〔用法〕 每次服二钱，每天1~2次吞服。

四、补阳法

补阳法适用于治疗阳虚的症候。肾不纳气的虚喘，脾阳不足的久泻，也可应用本法。此外，因"肾主骨"，所以补肾阳的药物有许多还具有强筋壮骨的作用，常用于骨折、伤筋、虚寒性的痹痛、肾虚腰痛等症。

在祛寒法中所介绍的附子、肉桂两药也具有补阳的作用，临床常用于急性"亡阳"、四肢冰冷、蜷卧畏寒、脉微细或沉伏的虚脱症，有温阳救脱的作用。它配合利湿法可以加强膀胱气化功能而温阳利水，适用于阳虚水肿。

据实验性阳虚动物的观察研究，发现补阳药的效力似非单纯用于替代肾上腺皮质激素的作用，其阻止耗竭的作用似乎牵涉到物质代谢、能量代谢、能量供贮和神经体液调节等多种生理功能。

（一）常用补阳药

药名	用量	性味	功效	适应证
补骨脂（破故纸）	三至五钱	辛温	温脾	阳痿、遗精、腰膝酸痛、肾虚尿频、虚喘、久泻
菟丝子**	三至四钱	辛甘平	固带	腰膝酸痛、肾虚尿频、带下色白而稀、阳痿遗精
韭菜子	一至三钱 吞服：五分至一钱	辛甘温	补阳	阳痿、遗精、带下、小便清长
沙苑子**（潼蒺藜）	钱半至三钱	甘温	明目	腰痛、遗精、头晕眼花、视物模糊
杜仲*	三至五钱	甘温	安胎	腰膝酸痛、头晕目眩、胎动不安
鹿角	二至四钱	咸温	托毒排脓	腰脊冷痛、乳痈肿毒、痈疽久不收口
狗脊	三至五钱	苦甘温	祛风湿	腰背关节酸痛、足软无力
续断**（川断）	三至五钱	辛苦微温	止血催乳	腰背四肢酸痛、跌打损伤、妇女崩漏、胎动不安、乳汁不通
仙茅	一至三钱	辛甘温小毒	祛寒湿	阳痿、遗尿、腰膝酸软、更年期高血压
淫羊藿（仙灵脾）	三至五钱	甘辛温		腰膝无力、更年期高血压、阳痿
肉苁蓉（大芸）	二至六钱	甘微温	润肠通便	腰酸无力、阳痿早泄、体虚便秘
锁阳	二至三钱	甘温		腰酸无力、阳痿早泄

* 杜仲对高血压早期一般效果较好，对动脉硬化性高血压效果较差。
** 据临床习惯，这些药物经过适当配伍也可应用于肾阴虚的病症。

（二）常用方选

1. 右归丸

〔组成〕 菟丝子三钱，杜仲二钱，鹿角胶四钱，制附子三钱，当归三钱，熟地四钱，山药二钱，枸杞二钱，山茱萸一钱，肉桂一钱。

〔功效〕 温补肾阳。

〔适应证〕 肾阳不足、腰酸腹痛、神疲乏力、肢冷脉细。丸剂：每天三钱，分1~2次吞服。

〔按〕 本方作用以温补肾阳为主，配伍一些熟地等滋补肾阴药，是"阳无阴则不生"之义。

2. 阳和汤

〔组成〕 鹿角胶四钱，肉桂一钱，熟地四钱，炮姜一钱，麻黄一钱，白芥子二钱，甘草一钱。

〔功效〕 温阳、散寒、通滞。

〔适应证〕 外科阴证，如虚寒性的脓疡及骨结核、关节结核等症。

〔按〕 本方为外科中治疗阴证的代表方剂。

3. 四神丸

〔组成〕 补骨脂四钱，五味子二钱，肉豆蔻二钱，吴茱萸一钱，生姜一钱，红枣五只。

〔功效〕 温肾暖脾、固肠止泻。

〔适应证〕 脾肾虚寒泄泻或"五更泻"。

（三）常用成药

1. 补肾强身片

〔组成〕 菟丝子、淫羊藿、狗脊、续断、熟地、女贞子、金樱子、首乌。

〔适应证〕 腰酸足软、头晕耳鸣、心悸眼花、记忆力减退。

〔用法〕 每次五片，每天3次。

2. 黑锡丹

〔组成〕 金铃子、葫芦巴、木香、附子、肉豆蔻、补骨脂、沉香、茴香、肉桂、阳起石、黑锡、硫磺。

〔适应证〕 上盛下虚、痰壅气喘、出汗、肢冷。

〔用法〕 每日二至三钱，分1~2次吞服。

〔附〕适用于肿瘤的一些中草药

肿瘤的临床表现符合于中医中关于"癥""结""岩"的记载，并认为是由于痰凝、气滞、血瘀、热毒等所致。治疗上采取辨证与辨病相结合，消除病灶与调整体质相结合的原则,"坚者削之、结者散之、留者攻之、滞者导之、热者寒之、损者益之。"予以清热解毒,通气化痰,软坚消结,活血祛瘀,培补气血等法。民间又常用治疗"恶疽""毒疮"的药物和"以毒攻毒"的方法来治疗肿瘤也有一定效果。这些方法目前在临床上使用广泛,常用药物有的在前面已作了介绍,如白花蛇舌草、白英、半边莲、半枝莲、七叶一枝花、鱼腥草、凤尾草、野荞麦、生米仁、紫草、天门冬、天花粉、丹参、虎杖、地鳖虫、留行子、石见穿、黄药子、僵蚕、海藻、瓜蒌、生半夏、生南星、牡蛎、壁虎、蜈蚣、徐长卿、枸橘李(叶)、铁扁担等。除此之外,再将目前常用的一些药物介绍如下,供参考。

药名	用量	性味	功效	适应证	附注
菝葜	五钱至一两	微苦凉	清热解毒祛风止痛	1.消化道肿瘤,如胃癌、结肠癌等 2.放射反应 3.甲状腺功能亢进、丹毒、疔痈、腹泻、风湿痛	百合科,多年生攀援状灌木,菝葜的根
藤梨根	二至三两	苦涩凉	清热解毒活血催乳	1.胃肠道肿瘤效果较好 2.肝癌、乳腺癌 3.黄疸、关节痛	猕猴桃科,落叶缠绕藤本,猕猴桃的根
石上柏	一至二两		清热凉血	1.肺癌、喉癌、鼻咽癌 2.绒毛膜上皮癌	卷柏科,草本,深绿卷柏的全草
石打穿	五钱至一两	苦寒	清热解毒活血舒筋	1.恶性肿瘤 2.暑热泻痢、湿热黄疸、蛇虫咬伤	茜草科,多年生草本,黄毛耳草的全草
垂盆草	一至二两	甘淡微酸凉	清热解毒消肿散瘀	1.肝癌、鼻咽癌 2.肝炎	景天科,多年生肉质草本,垂盆草的全草
猪殃殃	二至三两	辛苦微寒	清热解毒利尿消肿	1.肝癌、乳癌、白血病、淋巴肉瘤 2.阑尾炎、皮肤感染、尿路感染、水肿	茜草科,越年生蔓草,猪殃殃的全草
蛇莓	五钱至一两	甘淡凉小毒	清热解毒活血散肿	1.恶性肿瘤 2.咽喉肿痛、腮腺炎、淋巴结炎、菌痢	蔷薇科,多年生矮小草本,蛇莓的全草

（续表）

药名	用量	性味	功效	适应证	附注
龙葵	三钱至一两	苦微甘寒有毒	清热解毒利水消肿	1.消化系统癌症、肺癌、癌性胸腹水 2.疮痈肿毒、小便不利	茄科，一年生草本，龙葵的全草
败酱草	五钱至一两	辛苦微寒	清热解毒消肿排脓活血行瘀	1.肝癌 2.急性单纯性阑尾炎、慢性阑尾炎、盆腔炎	败酱科，多年生草本，白花、黄花或狭叶败酱草的全草 上海地区中药店所用为十字花科一年生草本菥蓂的全草，功效不同
薜荔果（鬼球、鬼馒头）	五钱至一两	甘涩平	消肿解毒壮阳固精止血下乳	1.宫颈癌、胃癌、肠癌、肝癌 2.痈肿、阳痿、遗精、乳汁不通	桑科，常绿攀援灌木，薜荔的果实
苏铁叶	五钱至一两	甘平	活血止痛	1.恶性肿瘤、直肠癌 2.肿毒、经闭	苏铁科，常绿小乔木，苏铁的叶
水红花子	五钱至一两	咸微寒	散血、消肿、止痛、化痰	1.肝癌、甲状腺癌 2.糖尿病	蓼科，一年生草本，荭草的成熟果实
水蛭	一至三钱	苦咸平有毒	破血散结	1.胃癌 2.经闭、腹水肿块、脾切除后的血小板增多症	环节动物水蛭的全体
急性子	五钱至一两	微苦温小毒	降气行瘀软坚消积	1.食道癌 2.鱼骨梗喉、闭经、胸腹积块	凤仙花科，一年生草本，凤仙花的种子
蒟蒻（魔芋、蛇六谷、鬼蜡烛）	五钱至一两	辛寒有毒	消肿利尿杀虫解毒	脑及颈部肿瘤、淋巴肉瘤、子宫颈癌、鼻咽癌、肺癌	天南星科，多年生草本，蒟蒻的球茎，煎两小时以上后，滤去渣，取汁服

（续表）

药名	用量	性味	功效	适应证	附注
蟾皮	钱半至三钱	辛凉有毒	消积杀虫解毒散肿	1.食道癌及其他肿瘤，内服或外敷癌肿处（连头及眼睛剥下外皮，将皮表面的腺体颗粒用针挑破，有白浆流出，即将此贴敷表面） 2.腹胀、无名肿毒	蟾蜍除去内脏的全体
蟾酥	一至一毫半，（约三至五毫克）	甘辛温有毒	解毒消肿通窍止痛强心	1.恶性肿瘤 2.疔疮痈肿、咽喉肿痛、中暑昏迷、腹痛吐泻、心力衰竭	蟾蜍耳下腺及皮肤腺分泌的白色浆液的干燥品
漏芦	三至五钱	咸苦寒	清热解毒排脓通乳	1.肝癌、肝硬化 2.痈疮初起、乳汁不下、乳房肿痛	菊科，多年生草本，祁州或禹州漏芦的根
露蜂房	三至五钱	甘平有毒	祛风解毒杀虫消肿	1.恶性肿瘤 2.风湿痛、风疹瘙痒、乳痈肿痛	胡蜂的巢焙干研粉吞服三分至一钱
蜣螂虫	三至五钱	咸寒有毒	通便消肿解热定惊	食管癌、各种肿瘤	节肢动物蜣螂的全体
八角莲	一至三钱	甘微苦凉有毒	清热解毒去瘀散结	1.食管癌等消化系统肿瘤 2.疮疖肿毒、蛇咬伤、淋巴结炎	小檗科，多年生草本，八角莲的根
红硇砂	一至三分冲服	咸苦辛温有毒	消积破瘀软坚散肿	食道癌、胃癌、肝癌	一种氯化铵的结晶体的加工品，血氧氨偏高者忌用
农吉利	一至三钱 过量可引起胃不适	微苦涩平	解毒收敛	1.对皮肤鳞状细胞癌效果最好，对基底细胞癌也有一定效果 2.子宫颈癌	豆科，一年生草本，野百合的全草也可用鲜草捣汁外敷或煎浓汁浸洗

（续表）

药名	用量	性味	功效	适应证	附注
喜树	根皮：研末每天3次，每次一钱 果：研末每天1次，每次二钱 叶：研粉每天2次，每次五钱		抗癌	对胃癌、直肠癌、肝癌、膀胱癌有一定效果，也用于急、慢性白血病	珙科，落叶乔木，喜树的果、根、皮、叶，以果和根较好，现已从中提出植物碱——喜树碱用于临床
核桃树枝	二至四两	甘温	对肿瘤能改善症状，增进食欲，镇痛补血	1.肺癌、胃癌、卵巢癌、宫颈癌、食管癌 2.外洗治全身发痒	胡桃科，落叶乔木，核桃的嫩枝，用量民间取手指粗1尺长的树枝10根，加鸡蛋3个，加水煮4小时后服鸡蛋
八月扎（预知子）	三钱至一两	苦寒	理气止痛消食解毒	1.胃癌、肝癌 2.胃痛、肝区痛、月经痛	木通科，落叶或半常绿缠绕性木质藤本，木通或三叶木通的成熟果实
木棉树皮	一至二两	甘淡微涩平	清热利湿止血止痢	食道癌、胃癌、肝癌	木棉科，落叶大乔木，木棉的树皮民间以树皮2斤半加瘦猪肉5两，加10斤清水，煮7~8小时，浓煎至一碗，每天一次
望江南	三至六钱	苦平小毒	疏肝理气清热明目健胃润肠	1.胃癌、肝癌 2.胃痛、便秘	豆科，一年生亚灌木状草本，望江南的成熟果实
老菱壳	一至二两	甘涩平	解毒消肿	1.食道癌、胃癌、子宫癌、乳腺癌 2.痢疾、腹泻、溃疡病	菱科，一年生草本，菱的成熟果壳

(续表)

药名	用量	性味	功效	适应证	附注
乌骨藤(通光散)	五钱至一两	苦微寒	清热解毒抗癌、活血	1.宫颈癌、淋巴肉瘤、食管癌、胃癌 2.风湿痛、扭伤、胃痛、眼底病	萝摩科，落叶攀援藤本，通光散的藤
佛甲草	鲜用四两至半斤	甘淡寒	清热解毒凉血消肿	1.食道癌、胰头癌、总胆管癌 2.疔痈、烫伤、蛇虫咬伤	景天科，多年生肉质草本，佛甲草的全草
天葵子	一至三钱	甘寒	解毒消肿利尿、通乳	1.肝癌、乳癌、淋巴肿瘤、甲状腺肿瘤 2.小便不利、乳少	毛茛科，多年生草本，天葵的块根
天胡荽	五钱至一两	淡平	清热利湿消肿止痛	1.肝癌等 2.鼻炎、目翳、小便不利	伞形科，多年生小草本，天胡荽的全草
水杨梅根	一至二两	苦凉	清热解毒利湿散瘀	1.消化系统肿瘤 2.腹泻	茜草科，水杨梅的根
葵树子	五钱至一两	甘涩平	消肿散瘀	鼻咽癌、食管癌	棕榈科，常绿乔木，蒲葵的种子
野葡萄藤	一至二两	甘平	清热消肿祛风利湿	1.肿瘤 2.小便不利、肝炎、关节痛	葡萄科，落叶木质藤本，蛇葡萄的藤
狗尾草	一至四钱			恶性网状细胞增生症，急、慢性白血病	菊科，多年生草本，狗尾草的全草
鬼针草	五钱至一两	甘平	清热解毒散瘀消肿	1.食道癌 2.阑尾炎、脱力	菊科，一年生草本，鬼针草的全草
玉簪花	一至三钱	甘辛寒有毒	拔脓解毒	1.乳癌、肝癌 2.外敷乳痈	百合科，多年生草本，玉簪的全草
蛇蜕	一至三钱	甘咸平	祛风止痛消肿退翳	1.肿瘤 2.惊风、目翳、皮肤痒	蛇的蜕壳
仙人掌	一至二两	苦涩寒	清热解毒	胃癌（剥皮煎汁内服）	仙人掌科，多年生草本，仙人掌的茎

（续表）

药名	用量	性味	功效	适应证	附注
乌梅卤水	成人每天6次，每次三mL。饭前、饭后各服1次。近已制成丸剂、针剂、软膏等			多种癌瘤。对体表癌如阴茎癌、宫颈癌等可同时用做擦剂	制法：取卤水1000 mL，乌梅27个，放于砂锅或搪瓷缸内，煮沸后细火持续20分钟左右，放置24小时后滤过备用。服药期间，禁吃红糖、白酒、酸、辣等食物
杏香兔耳风	二至三两	辛苦寒	清肺散结凉血解毒	1.肺癌 2.肺病吐血、疳积、口腔炎	菊科，多年生草本，杏香兔耳风的全草

下 篇
辨证施治的临床应用

通过问诊、望诊、切诊、闻诊，调查和掌握了患者的详细情况之后，运用中医理论，将诊察得来的材料进行综合、分析、推理、判断，对疾病的性质、原因、病变部位和病情轻重作出结论，然后确定治疗方法，就叫作辨证施治，也叫辨证论治。

通过四诊所获得的材料，不管怎样丰富，也只是疾病的外在表现，是现象，是感性认识。"要完全地反映整个的事物，反映事物的本质，反映事物的内部规律性，就必须经过思考作用，将丰富的感觉材料加以去粗取精、去伪存真、由此及彼、由表及里的改造制作功夫，造成概念和理论的系统，就必须从感性认识跃进到理性认识。"辨证施治就是经过这样一番思考后，从疾病的现象深入疾病的本质，然后作出诊断和确定治疗措施的过程。

第五章　辨证施治总纲——虚实阴阳辨证

邪正斗争和阴阳失调，是疾病过程中最多见的两种矛盾。疾病的性质，主要决定于这两种矛盾的运动。要认识疾病，首先必须从分析这两种矛盾着手，因此，辨证施治的首要任务就是要辨别虚实、阴阳。

虚实、阴阳是传统的"八纲"辨证的一部分。阴阳、表里、虚实、寒热称为八纲。阴证和阳证的典型表现是寒证与热证，因此，本章将寒热合并在阴阳中介绍。至于表里，内容比较简单，主要应用于外感热病，将在第六章外感热病的辨证施治中介绍。

第一节　虚实辨证

从分析疾病过程中病邪与正气的斗争情况来认识疾病，就是虚实辨证。《内经》上说："邪气盛则实，精气夺则虚。"这句话的意思是说，病邪强盛的病症是实证；正气（精气即指正气）衰弱的病症是虚证。

一、实证

实证既然是"邪气盛"的病症，它表现出的症候，必然因引起病症的"病邪"的不同而不同。但是，由于实证不仅是病邪强盛，而且正气未衰，能积极抵抗病邪（如果正气衰弱无力抵抗病邪，就成了虚证），因而多表现出"有余"的（亢进的）症候，如高热、面色红赤、烦躁、大便秘结、小便热痛、谵语、狂妄、脘腹胀痛拒按、舌苔厚、黄、腻、脉搏有力等。

还必须指出，病邪的概念，不仅限于"风、寒、暑、湿、燥、热（火）、虫、食积等。"正"在一定条件下，也可以转化为"邪"。例如，气、血、津液都属"正"，但是，由于某些原因，在某一局部的气停滞不行而成为"气滞"，血停滞不行而成为"瘀血"，津液停滞不行而变成"水湿"（表现为水肿）或"痰湿"。局部停滞不通的气、瘀结不行的血以及由津液变化而生成水湿与痰湿，都是由"正"转化而来的"邪"。因而，这些病症也属"邪气盛"的实证。

实证的治疗原则是祛除病邪。《内经》上说："实者泻之"，泻法即是祛邪法，也可称为攻法。祛风、除湿、散寒、清热、驱虫、化痰、行气、活血等等治疗方法，均属于泻法范围。

二、虚证

虚证是指正气衰弱的病症。构成人体的任何部分虚弱不足，均产生虚证，如阳虚、阴虚、气虚、血虚等。因而，虚证表现出的症候必然因不同的虚证而异。但是，总的说来是出现不足的（衰退的）症候，如精神萎靡，面色苍白或萎黄，消瘦无力、饮食不振、语声低微、经常怕冷、四肢不暖、久泻不止、大便排出不消化食物、小便失禁、舌淡、舌红少苔、脉搏无力等。

虚证的治疗原则是"扶正"。《内经》上说："虚者补之"，补法就是扶正法。补气、补血、补阴、补阳等，均是补法。

还应指出，虚证与实证在同一患者身上，可以同时出现，称为"虚实夹杂"。虚证与实证，在疾病过程中也可互相转化。这些情况，都须加以注意。

第二节　阴阳辨证

前面说明了邪气盛是实证，正气虚是虚证。在虚实辨证的基础上，还要进行阴阳辨证。

一、实证与阴阳辨证

病邪可以分为阳邪与阴邪两类。阳邪以热邪为代表，还包括燥邪与风邪；阴邪以寒邪为代表，还包括湿邪与痰邪。同为邪气盛的实证，根据病邪性质的不同，又分为阳证与阴证。阳邪盛的是阳证，阴邪盛的是阴证。它们表现出的症候是截然不同的，参看表3。

二、虚证与阴阳辨证

人体可以一分为二，分成阳气与阴液两大部分。同为正气虚的虚证，也就可以分成阳虚与阴虚两种，它们表现出的症候各异，参看表3。

三、阴阳与寒热的关系

阴阳辨证与寒热是密切联系在一起的。它们的关系是：

阳邪（主要指热邪）盛——表现为热证；

阴邪（主要指寒邪）盛——表现为寒证；

阳气虚——表现为寒证；

表3 阴阳与虚实、寒热辨证关系简表

	阳气虚（虚寒）	阴邪盛（寒实）	阳气盛（实热）	阴液虚（虚热）
面色	㿠白	苍白或青晦	潮红	颧红
精神	萎靡	烦躁	兴奋、烦躁	虚烦
舌苔	舌质淡嫩、苔白	舌苔白	舌苔黄、舌质红	舌红少苔，舌干裂
脉象	沉、迟、无力	弦紧	洪数有力	细数无力
症候	怕冷；口不渴或喜热饮；咳清稀如泡沫样痰；呕吐清水；大便稀薄或泄泻；腹痛喜按，得热则减；小便清长；手足不温或很冷	发热而恶寒显著；关节疼痛，遇冷厉害；脘腹疼痛，得热痛减；口不渴；小便清长	发热，不怕冷而恶热；口渴，多喜饮；咳痰黄稠；大便秘结或泄下粘腻秽臭；腹痛拒按；小便热痛；胸腹灼热	自觉内热，咽干口燥；午后发热；手足心热；盗汗；大便干结
治疗方法	温补阳气，常用鹿角霜、仙灵脾、狗脊、补骨脂、附子、肉桂、楮实、韭菜子等药	温散寒邪，常用川乌、草乌、高良姜、吴茱萸等药	清热凉血解毒，常用黄芩、知母、石膏、生地、板蓝根、大黄等药	养阴清热，常用生地、玄参、麦冬、石斛、地骨皮、青蒿等药

阴液虚——表现为热证。

阳邪盛的热证与阴液虚的热证，在现象上都表现出热象，但在本质上是全然不同的。前者是阳邪盛引起的，是实证，治疗以祛邪为主，应当清热凉血解毒，常用蒲公英、黄芩、知母、石膏、生地、板蓝根、大黄等药物；后者是正气虚引起的，是虚证，治疗以扶正为主，应当养阴清热，常用生地、玄参、石斛、地骨皮、青蒿等药物。阴邪盛的寒证与阳气虚的寒证，同样也是一样，虽然都表现出寒象，但在本质上，前者是实证，后者是虚证。治疗方法，前者应当温散寒邪，常用川乌、草乌、高良姜、吴茱萸等药物；后者应当温补阳气，常用鹿角、仙灵脾、狗脊、附子、肉桂、楮实、韭菜子等药物。

也应指出，阴证与阳证，在同一患者身上也可同时出现，如寒证与热证并见，称为"寒热错杂"。阴证与阳证在疾病过程中也可互相转化。在学习辨证施治的过程中，应加注意。

第六章 外感热病的辨证施治

外感热病，是指由外邪侵入引起的，以发热为主要症状的一类疾病。这类疾病，多数是急性传染病，还包括肺炎、败血症等一些并不规定隔离的感染性疾病。

我国劳动人民在与这些疾病作斗争中，却不断积累和总结了丰富的实践经验与理论知识，形成了防治热性病的一套辨证施治规律，这是中医宝库的一个重要组成部分。

中华人民共和国成立后广大人民群众大力开展除害灭病的爱国卫生运动，使严重危害人民健康的传染病很快地被消灭或大大减少。天花、鼠疫、霍乱等传染病早已绝迹，其他传染病的发病率也大大下降。广大医务人员用中西结合的方法防治传染病如乙脑、流感、传染性肝炎等，都取得了很大的成绩。

我国劳动人民在与外感热病作斗争中积累起来的丰富经验与理论概括，显示了我国劳动人民的智慧和才能。在汉朝，已经出现了第一部总结外感热病辨证施治规律的医书《伤寒论》，它将所有的外感热病都叫作"伤寒"，并将伤寒的演变过程分为"六经"进行辨证施治。《伤寒论》虽然总结了在此以前治疗热性病的经验，但是，由于时代的限制，肯定是不完备的。劳动人民在与热性病的斗争中不断积累新的经验，于是，人们开始认为，外感热病除了"伤寒"之外，还有"温病"。这样，温病学说形成和发展起来了，并提出了以"卫气营血"作为温病辨证施治的纲领。从此，伤寒和温病就成为外感热病的两大构成部分。

本章打破伤寒六经与温病卫气营血的界线，综合伤寒与温病的主要内容，以虚实为纲，综述外感热性病的辨证施治。这样做不仅破了伤寒学说与温病学说的门户之见，而且更切合临床实际。至于伤寒六经辨证与温病卫气营血辨证的内容，则附于后，以供参考。

第一节 外感热病的发病原理与辨证要点

外感热病是由于外邪侵入而引起的，没有外邪侵入不会引起外感热病。

但是,外邪也决不能随意侵入人体引起疾病,人体正气有抵抗外邪的能力,使外邪不能侵入,保持身体健康。因此,外邪侵入引起热性病,必然是因为正气有一定程度的不足之故。

外邪侵入之后,正气必然奋起抵抗,目的在于消除外邪,恢复健康。正气与病邪在体内进行剧烈斗争,必然引起人体阴阳、气血、脏腑机能失调,这样就产生了外感热病错综复杂的临床症候。因此,热性病的辨证施治必须抓住下列要点。

一、辨虚实

正气与邪气的斗争,构成热性病发生、发展过程中的一对基本矛盾。热性病的转归——好转、痊愈或恶化、死亡,决定于斗争双方力量的消长:如果正气胜过邪气,疾病就好转、痊愈;如果正气敌不过邪气而致衰败,疾病就恶化乃至死亡。要正确地治疗热性病,就必须正确地分析疾病过程中邪正斗争的形势,根据实际情况,恰当地做到祛除邪气和扶助正气,也就是说,必须分清虚实。

邪气侵入之后,正气奋起抵抗。这个时候,邪气是强盛的,但正气未衰,双方剧烈斗争,这是实证。治疗的原则,主要是祛除邪气。但是,如果正气有衰败趋势,在祛邪的同时也要兼顾扶助正气。邪正斗争的结果,如果正气逐渐衰弱,抵抗不过邪气,则疾病发展成为虚证。这时,治疗应以扶助正气为主,但是,也要兼顾祛除邪气。

二、辨病邪

外感热病既然是外邪侵入引起的,辨证施治时,当然应当注意辨别病邪。

热性病多数由温邪引起,基本上是热证。但是,温邪也常常与风邪、湿邪合并存在。在热病初起时,也有的表现为寒证。所以,病邪的辨证,也必须抓住。

三、辨部位、深浅

外邪侵入,邪正相争而形成疾病,必然表现在人体的一定部位,在表或在里;在气或在血;在某一脏腑,伤阴或伤阳等。当然,这里所说的部位,不一定是指人体的一定具体部位,而是代表着疾病过程中具有共同病理基础的一定症候群。

第二节 外感热病的症候与治疗

外感热病，可分为实证和虚证两期。在实证期，有表证、半表半里证和里证三个阶段；在虚证期，有阳虚和阴虚两种类型。

一、实证期

本期的特点是邪气强盛，正气未衰，两者剧烈斗争。邪气的侵入，是由表入里的，因此，实证期又可分为表证、半表半里证和里证三个阶段。

（一）**表证** 表证是外感热病初起的阶段，疾病轻而浅。恶寒为表证必具的症状，一般均有发热。治疗表证的方法叫解表法。表证有表寒与表热两种类型。因而解表法也有辛温解表法和辛凉解表法之不同。

1. **表寒** 恶寒明显、发热、头痛、身痛、骨节痛、口不渴、咽喉无疼痛、舌苔薄白、脉浮。用辛温解表法治疗，常用荆防汤（荆芥、防风、羌活、白芷），亦可用麻黄汤、桂枝汤（见第159页伤寒太阳病）。

2. **表热** 与表寒的不同主要在恶寒轻，且有口渴或咽喉疼痛。发热可能比表寒明显，而骨节疼痛常不如表寒厉害。舌苔薄或薄黄、脉浮数。用辛凉解表法治疗，常用银翘散（以银花、连翘、荆芥、豆豉、薄荷为主药），或辛温解表药与清热药同用，如羌活蒲蓝汤（羌活、板蓝根、蒲公英）。

表证除了辨别表寒与表热外，还应注意辨别合并风邪与湿邪。

3. **合并风邪** 表证多数合并风邪而见有头痛、鼻塞、咳嗽等症状，治疗应当加入祛风宣肺的药物，如桔梗、牛蒡子、杏仁等。

4. **合并湿邪** 表证合并湿邪则见有胸闷、身重、渴不喜饮、苔腻等症，治疗应加入化湿的药物，如藿香、苍术等。

（二）**半表半里证** 半表半里证是介于表证与里热证之间的一类病症，表证已不存在，而又未见里热炽盛的症候。主要症候恶寒发热交替出现，或热邪留恋不退，并常见到胸、胁和上腹部的症状，如胸闷、胁痛、胃脘部胀满、恶心呕吐、不思饮食等，舌苔腻或黄腻。从病邪分析，半表半里证多为湿、热合并存在，但有偏热与偏湿之不同。

1. **偏热** 主要症候为寒热往来，或午后发热，胸胁疼痛或胃脘胀满，恶心呕吐，口苦，食欲不振，舌苔黄或黄腻。治疗原则以清热为主兼顾化湿，常用小柴胡汤（以柴胡、黄芩、半夏为主药），蒿芩清胆汤（青蒿、黄芩、半夏、竹茹、赤苓、陈皮、碧玉散）。

2. **偏湿** 主要症候为寒热往来或午后发热，胸中痞闷明显，好叹息，神情呆钝，口渴少饮，舌苔白腻或白如积粉，脉濡数。治疗应化湿清热，轻者用三仁汤（杏仁、白通草、厚朴、飞滑石、竹叶、生米仁、半夏、白蔻仁）；重者壮热、身痛、头痛、胸闷、苔白如积粉、脉数，则用达原饮（槟榔、厚朴、草果、知母、黄芩、白芍、甘草），藿香、佩兰均可加入。此外，半表半里证有转入里热之趋势，出现苔黄、便秘等里热证候时，则应加入大黄、枳实等药，通下里热。

（三）里热证 里热证的特点是发热不恶寒而恶热，出现汗出、口渴、便秘、小便黄、舌苔黄、舌质红、脉数等一派热象。里热证的辨证，必须分清热在气分还是热在血分。此外，虽然里热证是以热邪为主，但也应注意是否同时存在湿邪与风邪。

1. **气分热证** 气分热证又有热邪散漫和热结肠胃两种类型。

（1）热邪散漫：发热甚高、烦躁、出汗多、口渴多饮、舌苔黄、脉洪大而数。治疗应当清热、泻火、解毒，常用白虎汤（又名石膏知母汤：知母、石膏、粳米、甘草）、黄连解毒汤（黄芩、黄连、黄柏、山栀）、蒲蓝汤（蒲公英、板蓝根）、乌蔹莓等方药。

（2）热结肠胃：发热、大便秘结、腹部胀满（或胀痛）而拒按、烦躁、谵语、舌苔老黄甚至焦黑、脉数有力或沉实有力。治疗应当攻下里热，常用大承气汤（大黄、芒硝、枳实、厚朴）、小承气汤（大黄、枳实、厚朴）、调胃承气汤（大黄、芒硝、甘草）。

2. **血分热证** 血分热证的特点是舌质红绛，并常见到烦躁不眠，身发斑疹和各种出血如鼻出血、牙龈出血、吐血、便血等，严重者神昏谵语。治疗应当凉血为主，常用犀角地黄汤（犀角、地黄、赤芍、丹皮）、元参、紫草、大青叶、牛黄清心丸、神犀丹、紫雪丹等药。犀角价昂贵，有时可以用牛角代。

里热阶段的辨证，首先要分辨气分与血分。但是，里热证的辨证并不如此单纯，下列情况还必须注意辨别。

1. **气血两燔** 气分热证和血分热证并不是截然分开的，两者可以同时见到，称为"气血两燔"，这时，治疗就应当清热与凉血一起进行。

2. **合并风邪** 热邪与风邪同时存在（如风温到里热阶段），则往往见到"风热壅肺"的症候，如咳嗽、气喘、鼻煽等。治疗往往要在清热之中，加宣肺祛风化痰的药物，如麻黄、杏仁、江剪刀草、牛蒡子、桔梗、贝母等。

3. **合并湿邪** 热邪与湿邪同时存在（如湿温、暑温），则常见到"脾胃湿热"的症候，如胸闷、食少、恶心、呕吐、口渴少饮、身痛体重、苔滑腻等，则应加入化湿的药物如藿香、佩兰、苍术、厚朴、黄芩、六一散等。

4. **邪入心包** 里热阶段，特别是在血分热证，常会出现神志昏迷、谵语等症状，古人称为"邪入心包"。治疗应加入"开窍"的药物，如石菖蒲、郁金、安宫牛黄丸、至宝丹等。

邪入心包，又可大体分为热入心包和痰热（或湿热）蒙闭心包两种。前者见到里热证候及谵语、神昏等症候；后者多见嗜睡，神志时明时糊，喉间痰声，脉多濡数、滑数，舌苔黄腻垢浊，痰湿重者白腻。前者治疗原则为凉血开窍，用紫雪丹、安宫牛黄丸等；后者治疗原则除凉血开窍之外，还应清化痰（湿）热，用至宝丹；痰湿偏重者，则以开泄痰浊为主，用苏合香丸。

5. **热极动风** 里热阶段，常会出现抽搐，称为"动风"，这是因"热极"而发生的。治疗除了清热凉血之外，还要同时应用息风的药物，如钩藤、全蝎、蜈蚣、地龙等。重者可用羚羊角。

二、虚证期

虚证期以正气衰弱为特点，不论病邪已退未退，只要正气衰弱，疾病即转入虚证期。治疗应以紧急扶正为主。如果病邪已退，称为"邪正两衰"，此时治疗在于扶正。如果邪气仍然嚣张，称为"邪盛正衰"，此时治疗除了扶正之外，还应兼顾祛邪。

（一）阳虚（包括亡阳） 主要症候有怕冷，但一般无发热，或原来发热而突然热退。外感热病的发热是邪正剧烈斗争的表现，阳气衰败不能与外邪斗争，所以无发热，并出现四肢寒冷、出冷汗、气短促、面色苍白、淡漠嗜睡，或心烦不宁，或见呕吐腹泻、脉微细而数、血压下降等。阳虚证候往往在外感热病过程中突然发生,与杂病中的阳虚,轻重大有不同,症情极为凶险,称为"亡阳"。治疗应以温药回阳救脱,常用参附汤(人参、附子)、四逆汤(附子、干姜、甘草)。在阳回之后,如仍见邪实之症,仍应祛邪,如见阴虚,则应滋阴。

亡阳与西医的休克相似。中山医学院第二附属医院应用新针疗法治疗50例中毒性休克获得良好效果,现将其治疗方法介绍于下:

50例全部采用新针治疗。体针穴位主要是涌泉、足三里;耳针穴位是皮质下、肾上腺、内分泌等区。操作方法:开始采用强刺激,血压上升以后逐渐延长捻针的间隔时间,血压稳定以后维持数小时即可拔针。单用体针者26例,单用耳针者20例,部分病例加灸百会穴。同时针对患者具体情况,加用抗菌素及其他对症支持疗法。

50例中,41例单用新针治疗未加用升压药物,全部治愈。9例在病程中曾使用升压药物,其中7例在使用升压药物后,休克无明显改善,而改用新针治疗有效。

(二)**阴虚(包括亡阴)** 主要症候是舌光绛少苔、干燥少津,或干枯而痿、咽干、口燥、耳聋、手足心热、心动悸、手足蠕动或抽搐,脉细数无力。治疗应以滋阴为主,可用三甲复脉汤(炙甘草、白芍、生地、麦冬、阿胶、麻仁、龟板、鳖甲、牡蛎)。有抽搐时,应加入息风的药物,如天麻、钩藤、全蝎等(里热证的抽搐,主要是热盛造成的,所以治疗以清热凉血为主;虚证的抽搐,是阴虚造成,治疗以滋阴为主,但两者均可加入息风的药物)。如果热邪未退,在滋阴的同时,还应清热,如用黄芩、黄连等药。在热性病过程中,也有由于高热,汗出过多,阴液急性耗伤而出现肌肤灼热、汗出淋漓、心烦、口渴喜饮冷、舌干、呼吸短促、脉虚而数,则称为"亡阴",其性质较逐渐成为阴虚者更为严重。治当大补元气,收敛阴液,可用生脉散(人参、麦冬、五味子)加味。

阴虚与阳虚可以同时并见。亡阴严重,常可导致亡阳。

〔附〕伤寒论六经病症和温病卫气营血病症

一、伤寒论六经病症

伤寒论将伤寒分为六经辨证施治,即:太阳病、阳明病、少阳病、太阴病、少阴病、厥阴病。

【六经症候与治疗】

（一）太阳病 太阳病是伤寒初起阶段，恶寒（或恶风）是太阳病必具的症状。一般均有发热，但初起也可能无发热，其他症状尚有头痛、身痛、骨节痛、腰痛等，脉象浮。

桂枝汤与麻黄汤是伤寒论治疗太阳病的主方。

1. 桂枝汤

〔组成〕 桂枝、芍药、生姜、甘草、大枣。

〔适应证〕 发热、恶寒或恶风、有汗、头痛、项强、口不渴、舌苔薄白、脉浮缓。

2. 麻黄汤

〔组成〕 麻黄、桂枝、杏仁、甘草。

〔适应证〕 恶寒、发热、无汗、头痛、身痛、腰痛、骨节痛、舌苔薄白、脉浮紧。

〔按〕 太阳病，是表寒证。麻黄汤和桂枝汤都是辛温解表的方剂。桂枝汤与麻黄汤的适应证重点要掌握有汗无汗，如无汗，恶寒重，用麻黄汤；有汗，恶寒比较轻（或恶风），用桂枝汤。

（二）阳明病 阳明病的特点是：发热不恶寒而恶热，大量出汗，口渴明显，大便秘结，舌苔黄，脉洪大、滑数或沉而有力。白虎汤和承气汤是伤寒论治疗阳明病的主要方剂。

1. 白虎汤

〔组成〕 知母、石膏、粳米、甘草。

〔适应证〕 身大热、口大渴、汗大出、脉洪大、舌苔干燥。

2. 承气汤 承气汤有大承气汤、小承气汤、调胃承气汤三张方子，组成和适应证大同小异。

〔组成〕

大承气汤：大黄、芒硝、枳实、厚朴。

小承气汤：大黄、枳实、厚朴。

调胃承气汤：大黄、芒硝、甘草。

〔适应证〕 潮热、口渴、大便秘结、腹部胀满而拒按、烦躁、谵语、神志不清、昏迷。苔黄而厚，或灰黑干燥。脉滑数或沉实有力。

〔按〕阳明病是里热证，以后温病学说称为热在气分。白虎汤用于热邪散漫，是清气热的代表方。承气汤用于热结肠胃，是攻下里热的代表方。

（三）**少阳病** 少阳病的主要症候是"寒热往来"，即恶寒与发热交替出现。同时，可见到胸胁胀痛、食欲不振、恶心呕吐、口苦咽干等症，舌苔薄黄或黄腻，脉弦。治疗用小柴胡汤（柴胡、黄芩、党参、半夏、生姜、甘草、大枣）。如果除上述症候外，同时见到大便秘结、腹部胀满等症候，则可用大柴胡汤（柴胡、黄芩、半夏、白芍、枳实、大黄、生姜、大枣）。

〔按〕少阳病不像表证，又不像里热证，介于二者之间，称"半表半里"症。小柴胡汤用来治少阳病，古时被称为"和解法"，实际是清热化湿法。少阳病是外感热病半表半里证中偏于热者。少阳病如见到里热证中"热结肠胃"症候时，则用大柴胡汤。大柴胡汤相当于小柴胡汤和小承气汤的合方。

（四）**太阴病** 太阴病的主要症候是腹胀或痛、腹泻、大便清稀或有不消化食物、呕吐、食欲不振、无发热、口不渴、舌苔薄白、脉弱。用理中汤（党参、白术、干姜、甘草）或附子理中汤（理中汤加附子）治疗。

〔按〕太阴病是虚证，表现出消化系统症状，属"脾阳虚"。理中汤及附子理中汤都是温振脾阳的方剂。

（五）**少阴病** 少阴病有两种类型，其临床表现与治疗完全不同。一类用四逆汤、参附汤等治疗，另一类用黄连阿胶汤治疗。

1. 四逆汤类

〔组成〕

四逆汤：附子、干姜、甘草。

参附汤：人参、附子。

〔适应证〕 恶寒蜷卧、嗜眠、四肢厥冷、脉沉微细，或见到泻下不消化食物，一般无发热。

2. 黄连阿胶汤

〔组成〕 黄连、黄芩、阿胶、白芍、鸡子黄。

〔适应证〕 心烦、失眠、咽干、咽痛、口燥、舌质红绛、脉细数。

〔按〕 少阴病是外感热病到了"正气衰败"的虚证期。四逆汤、参附汤适应证，见到恶寒而不发热、四肢厥冷、脉沉微细等症状，属于阳虚，所以用回阳救脱的方剂。黄连阿胶汤适应证，见到心烦失眠、咽干口燥、舌质红绛、脉象细数属于阴虚火旺，所以用滋阴泻火的方剂。

少阴病与太阴病之不同在于少阴病是整体性的虚证，而太阴病仅是局部（脾胃）的虚寒证。

（六）厥阴病 伤寒论厥阴病中描写了多种症候，主要有口渴、自觉胸中有气上冲、胃脘部疼痛有灼热感、饥而不欲食、呕吐蛔虫等，处方也很多，但厥阴病含义不明确，故不予介绍。

【六经传变】太阳病、阳明病、少阳病合称三阳病症，是实证。三阳病症的传变规律是：起病多为太阳病，如进一步发展，进入少阳病，再进一步发展则进入阳明病。太阳病也可直接直入阳明病，如图示：

太阳病 —— 少阳病 —— 阳明病
                              ↑

太阴病、少阴病、厥阴病合称三阴病，是虚证。三阴病症以少阴病最具重要性。三阴证多由三阳证转变而来，但也可起病即为阴证，称为"直中"，如起病即为少阴病，即为"少阴直中"。

六经病症可以二经或二经以上的病症同时存在，称为"合病"，如太阳病与少阳病同时见到，称"太阳少阳合病"。

二、温病卫气营血病症

（一）温病的特点 在《伤寒论》时代，将所有外感热病均称为"伤寒"。温病学说兴起之后，认为外感热病除了伤寒之外，另有一类与伤寒大不相同的温病。他们认为温病与伤寒的主要不同之处在于：

1. 伤寒是寒邪引起的，所以起病表现为"表寒证"，然后化热入里而成为里热证。温病是温邪引起，自始至终都是热证。

2. 温病热势变化比伤寒迅速。

3. 伤寒多伤阳，故虚证期多为阳虚；温病多伤阴，故虚证期多是阴虚。

（二）温病的命名 温病是一类外感热病的总称，包括多种温病，如湿温、暑温、风温、温毒、冬温、春温、温疫、疫疹等。繁多的温病名称，是根据如下原则命名的。

1. **根据发病季节** 如冬温指发于冬季的温病，春温指发于春季的温病。

2. **根据病邪** 如风温是风邪与温邪引起的温病，其特点为冬、春发病较多，除发热外，还有呼吸道症状如咳嗽、气急、鼻煽等。湿温是湿邪与温邪引起的温病，其特点为夏季与初秋发病较多，发热时间往往较长，并有胸闷、食欲不振、恶心呕吐、舌苔黄腻等湿热证候。

暑温则是指发于暑令，一般表现出湿热证候的温病。

3. **根据某些特殊症状命名** 如将出现皮疹为特征的温病称为"疫疹"，将咽痛喉肿、耳前耳后肿的温病称为"温毒"。

（三）**卫气营血病症** 温病学说提出以卫、气、营、血进行辨证施治。

1. **卫分** 卫分是温病初起阶段，其特点为发热、恶寒较轻、口渴或咽痛、头痛、舌苔薄、舌边尖红、脉浮数。挟风可见鼻塞、咳嗽；挟湿可见胸闷、渴不喜饮、身重、苔薄腻等。

卫分治疗应当辛凉解表，常用银翘散（银花、连翘、竹叶、芦根、荆芥、豆豉、薄荷、牛蒡子、桔梗、甘草）、桑菊饮（桑叶、菊花、杏仁、连翘、薄荷、甘草、桔梗、芦根）。挟湿可加藿香、滑石等。

〔按〕 卫分是表热证，所以用辛凉解表。温病初起多为表热，伤寒论解表法只提出辛温解表方，这对很多热性病初起时是不适宜的。后来临床经验的积累，创造了辛凉解表法，于是，出现了突破六经辨证的要求。由此可见，温病学卫气营血辨证的出现，是热性病辨证施治发展和进步的必然结果。

2. **气分** 气分病症发热而不恶寒、口渴、小便短赤、脉数、舌苔多黄或黄白相间。气分病常见的几种类型如下。

（1）邪留三焦：见到身热起伏、胸胁满闷、恶心腹胀、小便不利、舌苔白腻等症，称为"邪留三焦"。用厚朴、茯苓、半夏、竹茹、陈皮、枳实等药物治疗。

（2）气分大热：主要症状是高热、大量出汗、口渴多饮、面赤、舌苔黄、脉洪大。用大清气热的方剂石膏知母汤（知母、石膏、粳米、甘草）治疗。

（3）热结肠胃：主要症状是发热而同时见到便秘、腹胀痛拒按、舌苔老黄而厚燥，甚或焦黑。用攻下里热的方剂调胃承气汤（大黄、芒硝、甘草）治疗。

〔按〕 气分病症中的气分大热与热结肠胃和伤寒阳明病是一致的，都是里热证，其"邪留三焦"，则相当于伤寒少阳病，属半表半里证，但少阳病偏热，"邪留三焦"偏湿。

3. 营分　舌质红绛是热邪入营的特征。临床症状有发热、烦躁不安、失眠、斑疹，严重的有谵语、神昏等。治疗应当清热、凉血、开窍，常用清营汤（犀角、生地、玄参、竹叶心、麦冬、丹参、黄连、银花、连翘）、神犀丹、紫雪丹等。

4. 血分　血分病症见到舌色深绛，或紫暗干枯，同时见到各种出血（吐血、鼻出血、便血、尿血等），身发斑疹而颜色多紫黑，发热，谵语，神昏，抽搐，咽干，口燥，耳聋，脉细数等。治疗可用凉血解毒，如犀角地黄汤（犀角、生地、赤芍、丹皮）、紫草等；或滋阴养血，息风潜阳，如三甲复脉汤（炙甘草、生地、白芍、麦冬、阿胶、麻仁、牡蛎、龟板、鳖甲）；或滋阴清热凉血，如青蒿鳖甲汤（青蒿、鳖甲、生地、知母、丹皮）。

〔按〕 上述血分症状包括两种不同情况。一种是实证，其临床症状为发热、斑疹、出血、烦躁、谵语、舌色深绛等，与营分症状相似而程度较重。所以，营分病症和血分病症中的实证，可以统称为"血分热证"而归纳于里热证中。另一种情况是虚证，主要特征为舌光绛无苔或紫暗干枯、咽干、口燥、唇焦、耳聋、手足心热、脉细数等，这是由于"津液干枯"之故，属于阴虚。

（四）温病的传变　温病的传变，一般是按照卫气营血次序的，即卫分→气分→营分→血分。但是，也可跳过某些阶段，例如，卫分可以不经气分而直接进入血分。某些病也可以起病即见气分病症，甚或起病即见到营分病症。

第三节　外感热病的传变

外感热病过程中从一种病症向另一种病症的转变称为"传变"。现将热性病传变的一般规律作一概述。

（1）热性病初期多数表现为实证。实证期邪正斗争的结果，如果正胜邪退，则疾病转向痊愈；如果正气衰弱，则转变成为虚证，病情危重。

（2）实证期的表证、半表半里证和里热证的关系是，起病多为表证，进一步成为半表半里证，再进一步成为里热证。但是，表证也可直接进入里热证。但在这三个阶段的任何一个阶段如果正气胜过邪气，疾病就可痊愈而不进入下一阶段。

表证中的表寒与表热以及半表半里证中的偏热与偏湿，均是两种类型，无前后关系。但里热证中的气分热证与血分热证，却常有先后关系，多数先见气分热证而后见血分热证。仅少数气分热证与血分热证同时出现，或不经气分热证而直接进入血分热证。

它们的关系可图解于下：

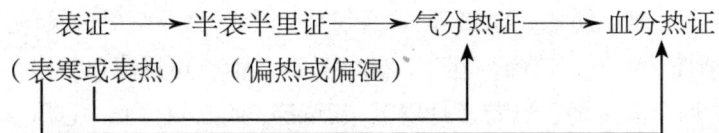

（3）虚证期多数是由实证期传变而来。但在少数情况下，例如正气特别衰弱或邪气过于强盛，也可起病即为虚证。外感热病容易伤阴，所以阴虚是比较多见的。但阴虚发展较慢，而阳虚（亡阳）发展迅速。当疾病起病即为虚证，或在实证期的任何一阶段突然急剧转变为虚证时，一般均是亡阳。

（4）热性病恢复期，均有不同程度的正虚现象，这与"正不胜邪"（正气衰弱）的虚证，在概念上是有所不同的。这是"邪退正虚"，治疗只需善后调理，益气养阴。

第四节　外感热病辨证举例

【病例一】曹××，女，38岁。

病史：三天前因受凉后起病，怕冷、发热，服过西药二天发热不退。来诊时，怕冷、全身酸痛、头痛鼻塞、轻微咳嗽、咽干咽痛。

检查：体温39℃，舌苔薄白，脉浮数，咽充血。血液化验：白细胞8100/立方毫米，中性80%，淋巴17%。

处方：羌活一两，黄芩五钱，蒲公英一两。

服上方一剂热退，诸症好转，原方减量加桔梗、甘草服二剂痊愈。

辨证分析：本病例怕冷、发热、苔薄、脉浮，属表证。咽干咽痛、脉浮数，说明是表热证。治疗应当辛凉解表。用辛温发表的羌活配苦寒清热的黄芩、蒲公英组成辛凉解表方。因药味少，所以分量用得重，超过一般用量。

【病例二】赵××，男，15岁。

病史：咳嗽已一周，痰由白逐渐转黄，今日畏寒明显，高热、咳嗽加重。来诊时发热、出汗、轻微恶风、咳嗽痰黄、胸闷少食、小便短赤、口渴多饮。

检查：体温39.7℃，苔薄，脉浮滑数，面红，右下肺可闻及少量湿啰音，胸透见右下肺小片状阴影。血液化验：白细胞19，000/立方毫米，中性90%，淋巴10%。

处方：

1. 蝉衣钱半，连翘四钱，知母五钱，生石膏一两，鸭跖草一两，甘草钱半。以上为一剂量，水煎分2次服，每天服二剂。

2. 象贝片　每次五分，每天服3次。

3. 宁嗽露　每次10mL，每天服3次。

经以上治疗32小时后体温降至正常，且未再升高。后改服肃肺化痰的药物治疗。

辨证分析：本例属风温。就诊时尚有恶风、脉尚浮，且为发热的第一天，表证存在。但高热、出汗多、口渴多饮、脉滑数，说明里热已炽，卫分与气分病症同见，但以气热为主。咳嗽痰黄，说明肺部受邪。所以，这个病例的治疗原则是透表清里，宣肺化痰。透表与清里同用，而重在清里。透表用蝉衣，清里用石膏知母汤与鸭跖草。宁嗽露与象贝母，用以宣肺化痰。

【病例三】金××，女，61岁。

病史：三天前曾发寒热，现觉口苦咽干、头痛、右侧胸胁胀痛、食入即吐、腹痛便结。舌前半光剥无苔，中后黄腻而干，脉滑数。

处方：柴胡钱半，黄芩二钱，姜半夏三钱，姜竹茹三钱，白芍三钱，杏仁五钱，姜川连七分，大黄钱半。

辨证分析：口苦咽干、胸胁胀痛、食入呕吐、舌苔黄腻，皆半表半里证中偏热的症候，适合于用小柴胡汤。腹痛便结、脉滑数，说明已开始见到"热结肠胃"的症候，可攻下里热。所以，处方中以柴胡、黄芩、川连、半夏、竹茹以清热化湿，和胃止呕。大黄攻下里热，杏仁有润肠通便的作用，帮助大黄通下大便。

舌前半光剥无苔及舌干，都说明有伤阴的现象，但毕竟还不是以阴虚为主的虚证，而伤阴是由于热邪造成的，只要解除热邪就行了。所以方中没有加用养阴的药物。

【病例四】贾××，男，6岁。

病史：发热四天，先头痛，继而昏睡、腹痛、抽搐、不省人事，约半小时发作一次。就诊时发热、神昏、时时抽搐、牙关咬紧、无汗。

检查：舌苔黄腻、质红，脉细数，发育不良，鸡胸，瞳孔缩小，对光反应消失，心跳较速，提腿试验（旧称克氏征）阴性，抬颈试验（旧称布氏征）阳性，膝反射、腹壁反射皆消失，提睾反射存在。血液化验：白细胞21,000/立方毫米，中性90%，淋巴10%；脑脊液：无色微混，细胞数250/立方毫米，中性82%，淋巴18%，潘氏试验（-），葡萄糖（五管法）50毫克%以上。治疗经过：

入院后第一天：

1. 至宝丹一粒，鲜菖蒲一两（打汁），调匀，分2次冲服。

2. 生石膏四两，肥知母四钱，生甘草一钱，金银花五钱，连翘六钱，水煎服。

入院后第二天：面赤、两目斜视、项强、神志昏迷、脑膜刺激征阳性、脉细数、舌苔黄厚、尖红起刺。

1. 紫雪丹一钱，鲜菖蒲一两（打汁），鲜生地一两（打汁），调匀，分4次冲服。

2. 生石膏六两，银花五钱，连翘六钱，肥知母四钱，生甘草一钱，天麻一钱，钩藤三钱，川连五分。

入院后第三天：热象略退，神志稍清，目珠较昨灵活，项强略软，腹胀拒按，脉细微数，苔老黄而腻、质红。

1. 紫雪丹一钱，鲜菖蒲一两（打汁），鲜生地一两（打汁），调匀，分

4次冲服。

2. 生石膏二两，金银花五钱，连翘六钱，肥知母三钱，光杏仁三钱，风化硝钱半，生大黄三钱（后下），生甘草一钱，钩藤三钱，小川连五分。

入院后第四天：体温正常，神志清楚，转危为安，全部病程用中医中药治疗，共治疗七天而痊愈。

辨证分析：本病属于暑温，西医诊断为乙型脑炎。就诊时发热而无恶寒、舌苔黄腻，说明热在气分。苔腻为有湿，但无其他湿邪见症，有湿也不重。舌质红，虽未成绛舌，仍说明热邪有入血分之势。神昏，由于邪入心包。抽搐、牙关咬紧，是热极动风之故。所以，本病例是里热之症，以热为主，兼有湿邪。热在气分，有传入血分的趋势，并见到邪入心包，热极动风等症候。治疗以大清气分之热为主，兼带化湿，用知母、石膏、银花、连翘清气热；黄连清热而兼燥湿；并用生大黄、风化硝以攻下里热；鲜生地、紫雪丹、钩藤、鲜菖蒲凉血开窍、平肝息风。

【病例五】×××，男，54岁。

病史；发热十余天、咳嗽胁痛、痰如铁锈色、渴喜热饮，今起神志昏糊、谵语声低、汗多肢冷、苔干腻、脉沉细。

处方：熟附块三钱，别直参一钱，龙骨四钱，牡蛎一两，朱茯神三钱，竹沥半夏二钱，橘白、络各一钱，广郁金三钱，九节石菖蒲三钱。

上方服二剂汗止、神清、四肢转温，改用肃肺化痰，调理脾胃之剂，半月痊愈。

辨证分析：本病例属于风温。在病程中出现汗多肢冷、谵语声低、渴喜热饮、脉沉细，均是阳气虚脱之故，所以治疗应当以回阳固脱为主，用人参、附块回阳；龙骨、牡蛎敛汗固脱。同时，患者有咳嗽痰多、谵语神糊，所以还要化痰开窍安神，用橘白、橘络、竹沥半夏、郁金、九节菖蒲化痰开窍，用朱茯神安神。

【病例六】严××，女，30岁。

病史：风温一周余不解，傍晚神志昏糊、头痛项强、呕吐、时有抽搐、大便干结不解、小便黄赤、舌干绛少津、脉滑而微弦。

处方：炙鳖甲一两（先煎），牡蛎一两五钱（先煎），炙龟板一两（先煎），陈阿胶三钱（冲烊），杭白芍三钱，炙甘草三钱，麦门冬四钱，火麻仁四钱，钩藤三钱，全瓜蒌五钱（打），石决明一两（先煎），石斛八钱（先煎）。

辨证分析：这个病例，属于虚证。热邪伤阴，首先表现在舌干绛少津。而大便干结、小便黄赤，既可见于阴虚，也可见于实热，在此，乃是阴虚的表现。头痛、项强、抽搐，属于实热与阴虚皆可见到，此例是阴虚动风。所以，这个病例辨证的关键还在"舌质干绛少津"。其次，是注意到这些情况不是发生在发病前期，而是在一周之后。在前期，实证较多，到后期，往往伤阴。治疗原则是养阴平肝，鳖甲、龟板、阿胶、麦冬、白芍、生地、石斛都是用来养阴的；石决、牡蛎、钩藤则用以平肝潜阳；瓜蒌润下大便。

第七章 杂病的辨证施治

外感热病以外的疾病统称杂病。杂病多数是因脏腑和气血津液不足或失调所致，又称为内伤杂病，其辨证施治是在辨虚实阴阳的基础上结合脏腑和气血津液进行的。杂病也有一部分是由外邪侵入体表、经络、脏腑而引起的。故本章按照体表、经络、气血津液和脏腑叙述杂病的辨证施治。

第一节 体表、经络病症的辨证

体表、经络病症，多数由于外邪侵入所致。外邪之中，又以风邪致病最为多见，但风邪往往挟寒、挟湿、挟热。

一、体表经络病症

（一）外邪侵袭肌表

1. **表证** 风邪侵袭肌表而表现出恶风、发热、鼻塞、流涕、喷嚏、全身酸重、头痛、苔薄、脉浮等症候，称为"表证"。因有挟寒、挟热、挟湿的不同，症候也略有差异，见于感冒及热性病初起阶段（见第153页第六章《外感热病的辨证施治》）。

2. **外科疾病** 病邪（风、湿、痰、热等）侵犯肌表，可发生疮疡、瘰疬、瘿瘤、斑疹、水疱、糜烂等外科疾病，根据原因分别采用祛风、祛湿、清热、凉血等方法治疗（见第239、246页疮疡、皮疹的辨证施治）。

（二）外邪侵袭经络

1. **痹症** 风、寒、湿邪侵入经络、筋脉，使经络阻塞不通而发生疼痛，所以称为痹症（痹为阻塞之意）。

主要症候：关节和肌肉酸痛是其主要的症状，因偏风、偏寒、偏湿和化热等不同情况，症候也有差异。

偏风：关节疼痛游走不定，痛无定处。

偏寒：疼痛多较剧，遇冷或夜间加重，得热疼痛减轻，舌苔白。

偏湿：关节疼痛比较固定，手足笨重，肌肤麻木，活动不便。

化热：关节红、肿、热、痛、拒按，发热，口渴，苔黄，脉数。

一般说来，风湿性关节炎的慢性期及肌肉风湿症多表现为偏风或偏寒，类风湿性关节炎多表现为偏湿，风湿性及类风湿性关节炎的急性活动期常表现出化热证候。

治疗原则：以祛风通络、化湿散寒为一般原则，根据病邪之偏重灵活掌握。偏风者以祛风为主，常用羌活、防风、秦艽、桑枝、络石藤等药，可用独活寄生汤加减。偏寒者散寒为主，常用附子、川乌、草乌、桂枝等药，可用甘草附子汤加减。偏湿者祛湿为主，用苍术、米仁、五加皮、防己、豨莶草等药，可用胜湿汤加减。化热者，应在祛风、化湿、散寒的基础上加用清热药，可用桑络汤加减。

2. **破伤风** 破伤风大多发生于体表损破之后，古人认为风邪从破损之处侵入经络而发病，所以叫"破伤风"。

主要症候：多有损破体表的病史，出现身体强直、角弓反张、口噤不能开、四肢抽动等症状。

治疗原则：祛风为主，常用蝉衣、天南星、全蝎、僵蚕等药，也可选用天麻、钩藤等。

临床上有单用蝉衣或用五虎追风散治疗破伤风获得一定疗效的报告，将其用法介绍如下：

蝉衣的用法：蝉衣（去头、足、翅，焙黄，研为细末）五钱，黄酒二两冲服，为一天量。或用蝉衣一两至一两半，加黄酒等量，再加水煎服，每天一剂。

五虎追风散用法：蝉蜕一两，天南星二钱，明天麻二钱，全蝎（连尾）七个，炒僵蚕七个，用水煎服，每天一剂。每次服药前，用黄酒冲服朱砂五分。同时可结合针灸、拔火罐等治疗。

广东省中医院用中西结合治疗破伤风，提高了疗效。其治疗方法是：

（1）注射破伤风抗毒血清，一般儿童3000～6000单位，成人5000～10000单位。

（2）中草药：以红骨蓖麻根为主药。用量：每天四两至半斤，加水1500 mL煎至200 mL，分次口服，每天一剂。儿童剂量酌减。其次是用蝉蜕五钱至一两，全蝎三至五钱，蜈蚣三至五钱，生草乌（或生川乌）一至三钱，两面针五钱至一两，葛根五钱至一两，穿心莲五钱至一两，作为辅助方剂，随症加减。

（按：此方生草乌、生川乌、两面针有毒，须慎用。）

（3）少量的冬眠药物、巴比妥类、水合氯醛等镇静催眠药。重型病例用一号冬眠合剂，每天不超过两个剂量。

（4）其他中西药对症治疗。

（5）对于老年的重型患者，如合并有严重肺部感染，仍需考虑作气管切开术。

3. **瘫痪**　风邪中于经络可发生瘫痪，有内风与外风之不同。属于内风的将在肝病辨证中叙述，这里只述外风。

主要症候：多数表现为面部瘫痪，可能在受风寒后发生，起病前可有耳下和耳后疼痛。表现为口歪斜、咀嚼不便、流涎、病侧眼裂扩大等。也有的表现为肢端发麻、疼痛、肌肉压痛、发热，继则瘫痪。风湿性和寒冷性面神经炎、某些多发性神经炎（如风湿性多发性神经炎）多属于"外邪入络"。

治疗原则：祛风通络为主，常用针灸治疗，内服药常用白附子、僵蚕、细辛、防风、羌活、蜈蚣等药。处方常用牵正散（白附子、僵蚕、全蝎）加减。

二、体表经络病症辨证举例

【病例一】宦××，男，9岁。

病史：起病有五天，发热、咽痛、游走性关节疼痛。起病第二天即见左踝关节肿胀、疼痛，不能行走，继则右膝关节酸楚，右踝关节肿痛。

检查：体温40.8℃，脉搏滑数，112次/分，舌苔薄白，面色㿠白，咽充血，扁桃体Ⅱ度肿大，肺部阴性，心尖区二级收缩期杂音，性质粗糙，肝肋下触及，两踝关节肿胀、发热、压痛明显、屈伸不利。皮下结节未触及，神经系统阴性。血液化验：白细胞7900/立方毫米，中性58%，淋巴42%，抗链球菌溶血素"O"833单位，黏蛋白16毫克%，血沉116毫米/小时，心电图：左心室肥大。

处方：羌活、独活各三钱，桂枝三钱，秦艽三钱，牛膝三钱，桃仁三钱，红花三钱，赤芍三钱，苍术三钱，丝瓜络三钱，西河柳三钱。

以上方为主，加减变化共服七剂热退净，服十一剂关节疼痛消失，住院17天，基本痊愈出院，随访三个月未复发。

辨证分析：本病例属于化热的"热痹"，西医诊断为风湿热（关节型）。

中医辨证为风、寒、湿邪侵入经络，邪郁渐见化热。治疗仍以祛风、化湿、散寒、活血通络为主，兼顾清热。方中祛风主要用羌活、独活，秦艽，西河柳，散寒用桂枝，化湿用苍术，活血通络用牛膝、桃仁、红花、赤芍、丝瓜络，秦艽祛风而兼解热，赤芍、丝瓜络活血通络而兼凉血。由此可见，痹症的基本原因是风寒湿邪，即使化热，也要在祛风、化湿、散寒、活血通络的基础上加用清热药。

【病例二】张×，男，37岁。

病史：左肩疼痛，不能抬举已一年多。

检查：左肩肌肉萎缩，三角肌尤明显，肩峰下及三角肌前后缘明显压痛，肩关节运动受限制，上举为110°（健侧为160°）。

治疗：

1. 处方　炒牛蒡子四钱，炙僵蚕三钱，酒桑枝五钱，秦艽钱半，羌活、独活各二钱，炒地龙三钱，苍术三钱，鸡血藤三钱，络石藤四钱，全当归三钱，桂枝一钱，防风、防己各二钱。

2. 手法理筋

按上法治疗46天，基本痊愈，左肩关节活动度与健侧一致。

辨证分析：本病例中医称为"漏肩风"，由于肩部筋脉积劳成伤，局部虚弱，风寒湿邪乘虚侵入所致。治疗原则是祛风、化湿、散寒、活血通络。本病的治疗是以手法理筋为主，药物为辅的。

【病例三】成××，男，41岁。

病史：右手小指曾损破，已经愈合。因村中遭水患，冒雨堵水，次日突然发生浑身发硬感、抽风、口张不开、牙关不活、不能吃饭、阵发性抽搐等现象。

检查：意识清晰，呈破伤风笑容，口张不开，四肢强直，阵发性痉挛，时有强度的角弓反张。体温38℃。血液化验：14.2×10^2/L，中性80%，淋巴20%。

治疗经过：第一次服蝉蜕散（去头、足、翅，焙黄为末）五钱，黄酒二两冲服，服后五心（按：五心指手心、足心、心窝部）出汗，输复方氯化钠溶液（林格氏溶液）1000mL，因不能入睡，用水合氯醛灌肠。第二天仍用蝉蜕散，结合针刺百会、后顶、强间、风府、哑门、大椎、手三里、大肠俞、曲池、合谷、承山等穴，留针二小时。并予输液。共服药六天，每天给输液和一般安眠镇静剂，为防治继发感染给予青霉素注射。服药六天后抽搐停止，口能张，能自动起床。

【病例四】刘××，女，成人。

病史：二天前的早晨，发现右侧面肌瘫痪，口角向左歪斜，鼓气吹哨不能，右眼闭合不全，舌苔薄白，脉弦。起病前曾吹风受凉。

治疗经过：先采用推拿疗法，推印堂、迎香、下关、颊车、地仓、风池、肩井。治疗一个多星期，略有进步。于是加服中药，处方如下：

白附子钱半，陈胆星钱半，防风三钱，地龙四钱，僵蚕三钱，全蝎粉四分（分吞）。

上方共服十剂痊愈。

辨证分析：本例受风寒后起病，面部瘫痪，属于风袭经络。治疗应以祛风通络为原则，推拿印堂、颊车、迎香、下关，目的在疏通局部经脉，推肩井、风池可祛风邪。中药处方白附子、防风、胆星、僵蚕、地龙、全蝎，皆是祛风通络的药物。

第二节　气、血、津液辨证

气、血、津液流行全身，一切组织、脏腑都是靠气的推动、血的营养、津液的滋润，才能进行正常生理活动。反过来，气、血、津液的产生与发挥作用，又必须依赖脏腑的功能正常。例如，必须依靠肺的呼吸和脾胃消化食物、吸收营养，气才能不断产生；必须依靠心的推动，血液才能周流全身。因此，气血的病症与脏腑的病症是密切相关的，在进行辨证施治时，必须注意这种联系，才能避免片面性。

一、气、血病症

（一）**气的病症**　内脏发生病变，最多出现关于"气"的病理现象，因此了解气的病理现象，对于多数疾病的辨证施治具有较普遍的意义。

气的病理现象，可概括为"气虚""气滞"两种。

1. **气虚**　"气虚"是全身或某一内脏出现机能衰退的病理现象，在某些慢性患者、老年人、疾病的恢复期以及体质虚弱者，常可见到"气虚"现象。

主要症候：疲倦无力、语声低微、呼吸气短、自汗、脉细无力等。这些症候之中，又以疲倦无力和脉细无力最为重要。

治疗原则：补气。常用党参、棉花根、黄芪、白术、甘草等药。可用四君子汤或补中益气汤加减。

由于"气"属于"阳"的范围，所以气虚与阳虚证候有很多相似之处。主要不同之点，阳虚则生寒，出现"寒象"，如经常怕冷、手足冷、出冷汗等。其次，虚的症状也更为突出。

气虚和阳虚是在总体上指组织活动和抗病力的减弱，但进一步分析，气虚有肺气虚、脾胃气虚；阳虚有心阳虚（或称心气不足）、肾阳虚（或称肾气虚）等分别。全身疲乏无力、精神不振、呼吸短浅、懒言怕动、语声低微、自汗等是一般气虚的共有症状，再加怕冷、手足冷，是一般阳虚的共有症状。但由于各个内脏机能不同，所表现的气虚或阳虚证又有它各自的特点，例如肺气虚，是指既有一般气虚的症候，又出现肺的功能减弱的情况。其他可以类推，在脏腑辨证中，还将介绍。现列表4以资参考。

2. 气滞　气运行于全身，应该流通疏畅，如人体某一部分、某一脏器发生病变，使气的流通发生障碍，称为"气滞"，有时亦称为"气郁"。情志不舒、饮食失调、感受外邪，以及外伤"迸气"，都可引起某一部分的气滞。

表4　常见各种气虚和阳虚证候异同简表

	气虚	阳虚
共有症候	全身疲乏无力、精神不振、呼吸短浅、懒言怕动、语言低微、自汗、面色苍白、舌淡、脉软无力	气虚证候再加明显怕冷、手足冷、舌淡或胖大、脉沉细
肺	呼吸短促，动则更甚，咳嗽多痰，懒言音低更突出	
心	心悸、怔忡、气短、神疲	心悸、胸闷、气急，甚至不能平卧、紫绀、下肢浮肿
脾胃（中气）	食欲减退或消化不良、脘腹胀闷、大便稀薄、四肢倦怠、内脏下垂	脘腹胀满、隐痛、喜热喜按，肠鸣，大便泄泻，完谷不化，水肿
肾	腰膝酸软、脑力衰退、听力减退、头昏目眩、耳鸣、小便清长、尿有余沥甚至失禁、遗尿或癃闭、水肿、性功能减退	同左，再加明显寒象

主要症候：疼痛、胀闷是气滞的主要症候。如气滞胸胁则胸胁痛，脾胃气滞则脘腹痛。疼痛时轻时重，且与精神因素很有关系；部位也不完全固定，表现为"攻痛""窜痛"性质，这些都是气滞作痛的特点。除疼痛外，气滞多见胸闷、腹胀，这种胀闷在嗳气、排气之后可暂时得到减轻。此外，还有乳房作胀、里急后重等症，也属于气滞范畴。气滞的症候，在胃肠神经官能症、慢性胃炎、慢性肠炎、溃疡病、胆道疾病、慢性肝炎等许多疾病中都可见到。

治疗原则：理气。常用香附、木香、枳壳、青皮、陈皮、郁金、川楝子等药，可用理气止痛方加减。

（二）血的病症　血的生理功能失常，出现病理现象，主要有血虚、血瘀和血热。这三种情况与出血（中医称为血症）很有关系。

1. **血虚**　血虚是体内血液不足所出现的病理现象，其原因主要由失血过多或生血不足所致。各种失血后，血去过多，新血一时未能补充；消化吸收机能减退或发生障碍，或因"气化"功能不足，以致食物中的精华不能吸收以化生血液；瘀血不去，新血不生；以及慢性病迁延不愈，肠寄生虫病等都能导致血虚。

主要症候：面色苍白、头晕眼花、舌淡是血虚最主要的症候，其他如心悸、手足发麻、失眠等也常可见到。

治疗原则：补血。常用当归、熟地、白芍、首乌、阿胶、旱莲草等药，可用四物汤加减。

由于血属"阴"的范围，所以血虚的症候与阴虚证候有相似之处。但是，阴虚有"热"象，而血虚无"热"象。

血虚和阴虚在总的概念上是指体内阴血的亏损。进一步分析，血虚还有心血虚、肝血虚；阴虚还有肺阴虚、心阴虚、胃阴虚、肝阴虚、肾阴虚等分别。眩晕、心悸、失眠、爪甲色淡、手足发麻、脉细、舌淡，是各种血虚的共有症候；如有内热、心烦、掌心足底发热、盗汗、口干、咽燥、舌红有裂纹、舌苔光剥等是虚热现象，是各种阴虚的共有症候。但表现于各个脏腑，还各有其特点，在脏腑辨证中还将介绍，现列表5以作参考。

2. **血瘀**　血液周行于全身，如血流不畅或局部有血液停滞，便会出现血瘀的病理现象。可由局部损伤出血，以及各种内脏和组织发生病变所形成。跌打损伤、各种出血后、心脏病、肝硬化、晚期血吸虫病、肿瘤，以及妇女月经病、产后疾病，都可出现"血瘀"的现象。

表5　常见各种血虚和阴虚证候异同简表

	血虚	阴虚
共有症候	眩晕、心悸、失眠、爪甲色淡、手足发麻、面色苍白或萎黄、脉细、舌淡	眩晕、心悸、失眠、面部上火、内热、心烦、掌心足底发热、盗汗、口干、咽燥、舌红有裂纹、舌苔光剥等热象
肺		干咳少痰，痰中带血，声音嘶哑
心	心悸、失眠、多梦、记忆力减退	心悸、失眠、盗汗、心烦
胃		食欲不振或嘈杂，口干喜饮，大便干结
肝	眩晕、爪甲干枯、夜寐多梦、月经不调、经量减少或经闭	眩晕、视力减退、两目干涩、夜盲
肾		腰酸、膝软、足跟痛、眩晕、耳鸣、齿牙松浮、头发枯焦稀疏、遗精、形体消瘦

主要症候：

（1）不通则痛，疼痛是血瘀症最突出的一个症状，并常随瘀血所在处而表现出有固定部位。

（2）胸腹内有较坚的肿块（癥瘕积聚）。

（3）出血有血块，血色紫暗。

（4）跌打损伤后伤处出现肿胀青紫，脉细或涩，舌边色紫或有瘀斑，面色晦滞。

有些血瘀症皮肤干燥无光泽或出现蟹爪状红丝红缕（蜘蛛痣）。

治疗原则：活血化瘀。如桃仁、红花、当归、丹参、酢浆草、虎杖、赤芍、益母草、马鞭草等是常用之药。重者、时间久者可进一步加用三棱、莪术、山甲、地鳖虫等破血、消坚的药物。处方常用桃红四物汤或和营止痛汤加减。

血瘀症可见于多种疾病，因此，活血化瘀法在目前临床上被广泛应用。心脏病、慢性肝炎、肝硬化、肋间神经痛、肋软骨炎、脑血管意外、无脉症、肢端动脉痉挛症（旧称雷诺氏病）、血栓闭塞性脉管炎、眼底出血疾患等都可出现瘀血症候而采用化瘀法治疗。如血栓闭塞性脉管炎，中医称为脱疽，发病后剧烈疼痛、肢体麻木、发凉、间歇跛行，病情发展严重时，皮肤黑紫，最后溃破坏死，骨折肉腐，肢体坏疽。北京某医院在医疗实践中，开始针对脉管炎患者有凉、痛、麻、伤口不愈合、肢端坏死等症状，按照"寒则温之""虚则补之"的论点，用大剂量的温补药和止痛药去解除肢体寒凉和疼痛的问题；用营养药物去解决伤口愈合和肢端坏死问题，但效果都不好。通过分析，抓住了主要矛盾，认识到人体四肢全靠血液循环营养，疼痛、麻木、寒凉都只是现象，而血循环不通才是事物的本质，才是诸矛盾中的主要矛盾，血循环不通不仅出现上述症状，还造成局部伤口不愈。于是猛攻血循环阻塞不通的问题，从活血破瘀、扩张血管药物中寻找有效的药物，用当归一两，桃仁一两，赤芍一两，虻虫四钱，地鳖虫五钱，三棱五钱，牛膝一两，银花一两，地龙八钱，莪术五钱，丹参一两，玄参一两，红花一两，川芎一两，水蛭四钱，生甘草四钱治疗。通过临床实践果然取得了疗效。

3. **血热** 血热不仅见于以发热为特征的热性病过程中，在非热性病中也常遇到。许多疾病，如过敏性紫癜、血小板减少性紫癜、荨麻疹、多形红斑、再生障碍性贫血、白血病等病过程中，有时也可见到血热的症候。

主要症候：

血热有二大表现：

（1）出血，如呕血、咯血、便血、尿血、鼻出血、皮下出血、月经过多等，出血量常较多，血色鲜红；

（2）皮肤出现红色斑、疹。同时，可见到心烦、口渴、苔黄、舌红、脉数等症。严重者可出现神志昏迷。

治疗原则：凉血清热。常用鲜生地、鲜茅根、紫草、丹皮、赤芍、蒲黄、地榆、小蓟等药物。可用犀角地黄汤、小蓟饮子加减。

（三）气与血在辨证上的关系 气与血在生理上有密切关系，在病理上也相互影响，因此，在辨证上须注意下列几种情况。

1. **气血俱虚** 气虚与血虚常可同时并见。血虚患者，往往由于全身机能衰退，同时呈现气短、乏力等气虚证候。在治疗上必须气血双补，而且重点还应该放在补气方面。这是因为补气药有推动血液运行，促进血液新生的作用，所谓"气能生血"。其次，补气药多有增强消化吸收的功能，可使血液的来源得到充足的供给。例如，贫血患者可见到较典型的血虚证候，如面色苍白、指甲色淡、舌质淡、头昏、心悸，但同时又呈现气短、乏力等气虚证候。用中草药治疗就需补气药与补血药配合应用。

2. 气随血脱　气随血脱表现于出血量过大后，出现面色苍白，脉搏加快，重按无力，血压下降，出冷汗，甚至晕厥。这时候的治疗，认为"精血不能速生，元气所当急固"，血脱者当先益气，用独参汤（人参或党参）煎汤顿服，不但可救虚脱，而且在一定程度上能收到止血的效果。

3. 气滞血瘀　气滞和血瘀每多同时存在，例如妇女月经不行，或经血中夹有瘀块，经来腹痛；跌打损伤后，筋肉挫伤而气血瘀阻；均须以活血祛瘀药与理气药同用。某些血瘀症且常由气滞所导致，在"血瘀"形成之后，既有血瘀见症，同时气滞症候又仍然存在。例如慢性肝炎患者，肝区胀痛，肝脏肿大压痛，或质较硬，就属于气滞导致血瘀的表现。在治疗上就需活血药与理气药同用。

二、津液病症

津液病症有津液不足和津液输布、排泄障碍两个方面。

（一）津液不足　津液不足可出现于高热、多汗、脾胃消化吸收功能障碍等情况；同时由于津液不足是体内阴阳失调的一种表现，也可出现于其他情况，并不限于上述原因。

津液不足的主要表现是：口渴，咽喉干燥，唇、舌干燥少津，皮肤干枯不润、皱缩，大便干结，小便短少等；这类症候又称为"伤津"。伤津现象可与阴虚内热现象同时存在，也可单独存在。

津液不足的治疗原则是养阴生津。常用生地、玄参、麦冬、沙参、石斛、天花粉、芦根等药物。可用增液汤加减。

（二）津液输布和排泄发生障碍　津液输布和排泄发生障碍，主要与"气化"功能障碍有密切关系。如心、肺、脾、胃、肾，以及膀胱任何一个脏腑功能发生障碍，都能影响到津液的输布与排泄，并使一部分津液转化为病理产物，在局部或全身潴留，形成痰饮、水肿等病症，详见有关章节中。

三、气、血、津液辨证举例

【病例一】赵××，男，成人。

病史：入睡则汗出淋漓已久，精神疲倦，四肢无力，大便溏薄，每天数次，脉细弱，舌光剥。

处方：党参五钱，炙黄芪一两，生地八钱，白芍四钱，麦冬三钱，五味子五分，茯苓三钱，于术三钱，炙草一钱，淮小麦一两，煅龙骨一两（先煎），煅牡蛎一两（先煎）。

辨证分析：本例辨证属于气阴两虚。本例盗汗而舌光剥为阴虚，用生地、白芍、麦冬养阴。汗为心液，淮小麦性味甘凉，养心阴而止盗汗。神疲乏力、大便溏薄、脉细弱，又是气虚的表现，所以再用黄芪、党参、于术、茯苓、甘草益气。至于龙骨、牡蛎、五味子用以固涩止汗。

【病例二】×××，男，28岁。

病史：右胸胁疼痛，时轻时重，已有三载。近一月来症情加剧，伴有胸部堵闷、四肢发凉、饮食不香、食则胃脘胀闷等不适。经某医院诊断为肋间神经痛，屡服中、西药无效，自述目前服止痛片已无济于事。脉弦细，苔薄白微腻。

处方：柴胡二钱，白芍四钱，枳实二钱，甘草一钱，瓜蒌皮四钱，薤白头三钱，川郁金二钱，川楝子三钱，生麦芽四钱。

服药五剂，诸症减轻大半，再服五剂，症状消失。

辨证分析：本病例以疼痛为主症，伴有胸闷、脘腹作胀，所以辨证属于气滞。如进一步分析，疼痛部位在肋间，是肝经经过的部位，脉弦是肝病的脉象，属肝郁气滞。治疗以疏肝理气为主，柴胡、枳实、白芍、川楝子、川郁金都是用来疏肝理气的。四肢发凉不一定属于虚寒证，阳气流通不畅，也可出现四肢发凉，这个病例的四肢发凉，就是属于这种情况，方中瓜蒌皮、薤白头，是用来通阳的。

【病例三】宋××，男，69岁。

病史：二月前发现右下腹肿块，疼痛不剧，按压有疼痛感。肿块逐渐增大，右腿牵掣卷缩，经某医院做胃肠钡剂检查，疑为阑尾脓肿，曾服药月余，未见减轻。精神差，胃口不好，小便短赤。

检查：右下腹扪及一肿块，有压痛。舌苔薄，舌质有明显紫色小斑，脉沉细。

处方：红藤一两半，丹参三钱，赤芍三钱，桃仁三钱，川楝子三钱，香附三钱，川郁金三钱，枳实三钱。

上方共服十剂，肿块消失，精神、胃口恢复正常。

辨证分析：本病例以肿块为主症，属于气血瘀结而成，但根据患者右下腿牵掣卷缩，像中医文献中的"缩脚肠痈"，再参考西医诊断疑为阑尾脓肿，因此，辨证属于热毒内结，以致气血瘀滞。治疗原则是清热解毒，行气化瘀。方中红藤解热毒，川楝子、香附、郁金行气，丹参、赤芍、桃仁化瘀。

第三节 脏腑病症的辨证

脏腑之间是互相联系的，脏腑与身体的其他部分之间也是互相联系的。因此，脏腑发生病变不仅局限于脏腑本身，而且可反映到人体其他部分。由此可见，脏腑病变而产生的病症是非常广泛的，脏腑辨证在辨证施治中占有极为重要的地位。

一、肺病的辨证

（一）肺的病症　肺主呼吸，肺病主要表现出呼吸系统的症状，如咳嗽、咳痰、咯血、气急、鼻塞流涕、鼻衄、声音嘶哑等。肺受外邪侵袭是实证，常见有风寒束肺、燥邪犯肺、痰热、痰湿与痰饮等。肺脏虚弱不足是虚证，有肺气虚与肺阴虚之分。

1. 风寒束肺

主要症候：突出表现为咳嗽、喉痒、咳出白色稀痰、鼻塞流涕，这些是肺受风寒，肺气失宣的反映。肺合皮毛，故同时表现表证，如怕冷、发热、头痛、身痛、脉浮、舌苔白等。与一般表寒证基本相同，但咳嗽咳痰较显著。急性支气管炎初起常表现为风寒束肺。

治疗原则：表散风寒，宣肺化痰。用麻黄或紫苏、杏仁、甘草为主，随症加味，例如咳痰不爽者，加桔梗以开肺；咳痰多者，加半夏、陈皮以化痰；表证显著者，酌加羌活、荆芥、前胡等解表药。

2. 燥邪犯肺　燥邪犯肺多发生于气候干燥的秋季，所以又称秋燥。

主要症候：咳嗽少痰，鼻孔干燥或出鼻血，咽干且痛，口渴，口唇燥裂，舌干少津，舌尖红。

治疗原则：清肺润燥。常用桑叶、沙参、麦冬、瓜蒌皮、生梨皮、天花粉、茅根、芦根等药。可用桑杏汤加减。

3. **痰热壅肺** 痰热常由风热犯肺，日久不解或内生痰湿，蕴结化热发展而来。肺脓疡、支气管扩张等疾病过程中，常可见到痰热证候。

主要症候：咳嗽，咯黄脓痰，甚至痰的气味恶臭，是痰热的主要症候。其他症候可有痰中带血或咯血、发热、气急、舌苔黄或黄腻、脉滑数等。

治疗原则：清热化痰为主，兼以肃肺。常用黄芩、冬瓜子、鱼腥草、海蛤壳、芦根、杏仁、连翘、野荞麦根、桑白皮等药。可用苇茎汤加减。

4. **痰湿与痰饮** 肺气长期失宣，咳嗽久延，时愈时发，以致肺部津液化为痰湿与痰饮。慢性支气管炎、肺气肿最多见到痰饮与痰湿症候。

主要症候：咳嗽，多有长期咳嗽病史，多痰，痰色白而黏稠，胸闷，舌苔白腻，脉濡或滑，此种情况属于痰湿。痰饮（又可称为寒痰）则痰白而稀薄，泡沫样，常有怕冷、四肢不暖等症，舌白，脉弦滑。

治疗原则：痰湿应当燥湿化痰。常用陈皮、半夏、厚朴、杏仁、苍术、苏子、白芥子、莱菔子等药。处方常用二陈汤、三子汤加减。此外，选用温肺散寒的药物，如麻黄、桂枝、干姜、细辛、五味子等。处方常用小青龙汤加减。

5. **肺气虚**

主要症候：肺脏久病，呼吸功能衰退，经常呼吸短促，动则更甚。咳嗽多痰，精神疲乏，懒言音低，或有自汗，舌淡，脉虚。肺气肿最多见到肺气虚证候。

治疗原则：补益肺气。古方用人参、蛤蚧，因价贵，一般少用，可用党参、黄芪、五味子、鹅管石等药，同样有改善症状的作用。

6. **肺阴虚**

主要症候：肺病久延，津液亏耗，肺失濡养。主要表现为肺燥阴伤，如咳呛少痰，或咯血及痰中带血丝、低热、午后颧红、盗汗、口干、舌质红、脉细数等症，即属肺阴虚；如同时出现肺气虚的症候称为气阴两虚。肺结核、支气管炎等常可见到肺阴虚证候。

治疗原则：养阴清肺。可用沙参、石斛、麦冬、百合、地骨皮、功劳叶、生地、百部、黄芩等药。

（二）肺病辨证举例

【病例一】×××，男，45岁。

病史：近日气候突变，衣服未加，感受风寒，随即畏风怕冷，头痛发热。昨起喉痒咳嗽，痰多色白，胸满不舒，稍有气急，舌质淡红，苔薄白腻，脉浮紧带数。

处方：紫苏三钱，荆芥三钱，光杏仁四钱，象贝三钱，前胡三钱，桑叶三钱，桔梗钱半，陈皮二钱，生甘草一钱。

服一剂后，微微汗出，头痛畏寒瘥，咳嗽减半。服二剂而愈。

辨证分析：发病于受风寒之后，有怕冷发热表寒证候，咳嗽痰多色白，舌苔白，这些都说明是"风寒束肺"，治疗应当疏散风寒，宣肺化痰。处方中用紫苏、荆芥疏散风寒，桔梗宣肺，杏仁、象贝、前胡、陈皮等化痰止咳。

【病例二】×××，男，46岁。

病史：慢性咳嗽，遇冷则发，已20多年不断。因劳汗出，衣着不慎，随即发热头痛，继而喉痒咳嗽，痰多色白清稀，今日始见喘鸣，胸闷不舒，不能平卧，饮食减少，二便正常，舌质淡红，苔薄白腻而滑，脉浮而弦滑。

处方：麻黄钱半，桂枝钱半，白芍二钱，干姜一钱，细辛一钱，五味子钱半，姜半夏三钱，陈皮二钱，生甘草一钱，光杏仁三钱。

服上方五剂，发作完全控制。

辨证分析：患者有慢性咳嗽痰多病史已20多年，说明素有痰饮内停，再感风寒引动痰饮，阻遏肺气，以致肺气宣降失常，发为哮喘。治疗应当疏散风寒，温化痰饮。本例处方是小青龙汤加陈皮、杏仁。麻黄、桂枝、干姜、半夏、细辛等都是温化痰饮的主药，而麻黄、桂枝又能疏散风寒。

【病例三】王××，女，36岁。

病史：因发热恶寒，咳嗽胸痛，咯吐臭痰半月而入院。体检：体温39.5℃，右上肺呼吸音低，可闻及湿性啰音及空瓮音。血液化验：白细胞10.8×10^9/L，中性85%。胸片：右上肺第一、二前肋间有大片阴影，边缘清楚，密度均匀，有液平面一处。印象：右上肺脓肿（空洞期）。

治疗：入院后给服野荞麦根煎剂40mL，每天3次，排痰量逐渐增加，一周后脓痰逐渐排尽，体温恢复正常，住院九天后出院带药续服。半月后胸片复查：右上肺脓肿（消散期）。

野荞麦根煎剂制法：野荞麦为蓼科植物，又名开金锁。用其块根洗净晒干，剪去根须，切碎，以瓦罐盛干药半斤，加清水或黄酒1250 mL，罐口用竹箬密封，隔水文火蒸煮3小时，最后得取净汁约1000 mL，加防腐剂备用。

【病例四】程××，男，29岁。

病史：咳嗽咯痰已久，经碘油造影诊断为支气管扩张症。目前咳嗽痰黄稠，带有腥味，时常带血，脉弦数。

处方：玉桔梗钱半，生甘草八分，炒蒌仁三钱，光杏仁三钱，仙鹤草三钱，桃仁三钱，百部三钱，川贝钱半，冬瓜子四钱，米仁三钱，芦根五钱，黛蛤散三钱（包）。

辨证分析：本病辨证属于痰热，主要依据是痰多黄稠而腥臭。治疗原则是清肺化痰，处方是苇茎汤加味。苇茎汤是古代治疗"肺痈"的主方。肺痈的主症是咳吐脓痰腥臭，本例咯痰黄稠而腥气，所以可用苇茎汤。桔梗可排脓痰，蒌仁、川贝、杏仁、百部皆用以化痰，仙鹤草用以止血。黛蛤散由青黛、海蛤壳二味组成，也有清肺化痰的作用。

【病例五】姜××，男，成人。

病史：久咳不止，痰中带血，时有时无，胃口不好，神疲乏力，气短，脉细滑，舌尖红少苔。

处方：北沙参三钱，麦冬三钱，五味子五分，百部三钱，茯苓三钱，白术三钱，桔梗一钱，海蛤壳五钱，枇杷叶三片，炙甘草一钱。

辨证分析：本例辨证根据舌红少苔、久咳而痰中带血，属于肺阴虚。而神疲乏力、气短、饮食不振、脉细，可见肺气也虚。所以辨证属于肺之气阴两虚，但以肺阴虚为主。治疗原则以养肺阴为主，兼顾益气化痰。方中沙参、麦冬养肺阴，桔梗、百部、海蛤壳、枇杷叶化痰，白术、茯苓益气健脾。

二、心病的辨证

（一）**心的病症** 心的病症，虚证多于实证。虚证由于心阳或心阴不足，实证由于痰、热所致。热性病过程中出现的"邪入心包"也属心的病症,已在热性病中叙述,本处从略。

1. 心火炽盛

主要症候:心火炽盛主要表现为口舌糜烂、小便短赤。其他症状可有面红、口渴、目赤、心烦失眠、舌尖红、脉数等。

治疗原则:泻心火。常用生地、黄连、竹叶、木通、甘草梢等药。处方常用导赤散加减。

2. 痰迷心窍 痰迷心窍的主要表现为神志异常。精神病、癫痫、癔病等常属痰迷心窍。

主要症候:神情痴呆,言语错乱,行为怪僻,或神志昏糊而喉中痰鸣,可见苔腻、脉滑或弦滑。如果同时见到心烦失眠、面红目赤、性情急躁、狂躁不安、大便秘结、小便黄赤、舌苔黄、脉数等情况,则属痰火蒙蔽心窍。

治疗原则:涤痰、开窍。常用陈皮、半夏、茯苓、远志、石菖蒲、胆星、枳实、郁金等。可用涤痰汤加减。如为痰火,则应涤痰、泻火、开窍,可加用竹沥、天竺黄、礞石、黄芩等药。可用清气化痰丸加减。

3. 心阳虚

主要症候:怕冷、心悸、胸闷、气急,重者不能平卧等。由于心阳不振,不可温运血液,气血不能畅通,故还可出现指甲青紫或下肢浮肿等症,脉微细而数,或大而无力,或结代,舌青紫。心力衰竭往往见到心肾阳虚的症候。

治疗原则:振奋心阳,温通血脉。用制附子、桂枝、干姜、炙甘草、人参(或党参)、当归、红花、丹参等。处方可用参附汤加减。

4. 心血亏与心阴虚

主要症候:心血亏耗表现为心悸、失眠、多梦、记忆力减退、头晕、舌淡、脉细;如再出现心烦、口干、盗汗、舌质红、舌苔光剥、脉弦细数无力等阴虚火旺症候者,则属于心阴虚。心血亏多见于贫血,而心阴虚多见于神经衰弱。

治疗原则:心血亏耗者补血安神。用熟地、当归、丹参、枣仁、旱莲草等药。心阴虚者滋养心阴。常用生地、柏子仁、淮小麦等药,补血、安神等药可配合应用。处方可用安神补心丸加减。

（二）心病辨证举例

【病例一】刘××，男，2岁。

病史：发热四天，口舌生疮糜烂，流涎口臭，曾应用青霉素及其他药物治疗，发热不退，口舌糜烂日益加剧，牙龈肿痛出血，大便干结，小便短赤，烦躁拒食。

检查：舌红少苔，脉弦数，体温39.2℃，咽充血，扁桃体肿大（+），齿龈红肿易出血，舌、唇、两颊黏膜有散在性溃疡，上覆白色坏死性薄膜，气味秽臭。口角流涎，二颌下淋巴结肿大如蚕豆，可活动，无压痛。血液化验：白细胞10.4×10^9/L，中性75%，淋巴25%。

处方：

1. 淡竹叶二钱，生石膏一两（打，先煎），川连一钱，连翘心三钱，金银花三钱，生甘草一钱，梗通草钱半，黑山栀三钱，朱灯芯三束。

2. 野菊花煎汤拭口，再以锡类散涂患处。

服药第二天发热退净，六天基本痊愈。

辨证分析：本病例表现出的症候是热证。口舌糜烂是主要症状，辨证属于心火，而牙龈肿痛、出血、秽臭属于胃火，所以辨证属于心胃火炽。方中用竹叶、川连、连翘心、通草、灯芯清心火，用石膏、川连、山栀等药清胃热。

【病例二】×××，男，48岁。

病史：病程6年，常说自己犯错误，言语颠三倒四，痴笑，呆钝，有虾样屈曲模仿动作，模仿语言，终日不停。眼底动脉硬化，眼球见老年环，反射亢进。

处方：生铁落一斤，煎汤代水煎药。煅礞石一两，胆南星三钱，竹沥半夏三钱，蚤休三钱，石菖蒲三钱，远志三钱，钩藤四钱，郁金三钱。

服上方20剂症状消失，共服药30剂恢复工作。

辨证分析：本病例根据神志呆钝、痴笑、言语颠三倒四等，辨证属于痰浊蒙蔽心窍。治疗原则以涤痰开窍为主，用胆南星、竹沥半夏、远志、礞石、菖蒲、郁金等药。生铁落有镇心化痰的作用，钩藤、蚤休有镇静作用。

【病例三】李×× 49岁。

病史：失眠半年，伴有头晕眼花、耳鸣、健忘、四肢无力、咽喉干燥、喜凉饮、心悸、胸中时有热感、大便干结、小便黄赤、舌光绛、脉细弦等症。

处方：沙参五钱，麦冬三钱，生、熟地各六钱，淡竹叶二钱，茯神三钱，牡丹皮二钱，泽泻三钱，枣仁五钱，女贞子五钱，旱莲草五钱。

辨证分析：本例属于心阴虚、心火旺的失眠（同时肝肾之阴也虚），所以失眠而见头晕眼花、耳鸣健忘、舌光绛。阴虚而生内热，所以见到胸中热、咽喉干燥、喜凉饮、大便秘结、小便黄赤等热证现象。这是虚热证。治疗原则是养阴清火。生熟地、沙参、麦冬、女贞子、旱莲草皆是养阴的药物，竹叶、丹皮清火，茯神、枣仁养心安神。

三、脾病的辨证

脾的主要功能是消化吸收、输送营养物质、运化水湿和统摄血液，所以脾病主要表现出消化不良、大便稀薄、疲乏无力、肌肉消瘦、水肿、出血、脉濡细等症候。脾病以虚证居多，实证则多由湿邪困脾所引起。脾与胃关系极为密切，有的病症难以区别，则只能合并论述。

（一）脾的病症

1. 脾胃虚弱

主要症候：脾胃虚弱表现出的主要症候是消化不良，如食后脘腹胀闷、大便稀薄、肌肉消瘦、四肢无力、脉濡细等，称为"脾失健运"。如脾虚不能运化水湿，还会出现面浮足肿。脾气主升，脾虚下陷则出现脱肛、胃下垂、眼睑下垂、子宫脱垂而腹部有坠胀感，也称为"中气下陷"。慢性肝炎、慢性胃炎、慢性肠炎、慢性肾炎、溃疡病等许多疾病过程中都可见到脾胃虚弱的症候。子宫脱垂、肛门直肠脱垂一般均属脾虚下陷。

治疗原则：健脾胃、补中气。常用党参、白术、黄芪、棉花根、红枣、山药、茯苓、甘草等药。可用参苓术草汤加减。如中气下陷，还须加用柴胡、升麻等升提药。可用补中益气汤加减。

2. 脾阳不振

主要症候：脾阳不振既有脾胃虚弱的表现，又伴有寒象，所以也称为脾胃虚寒。脾胃虚寒影响食物的消化吸收，则出现脘腹胀满、隐痛、喜热喜按、肠鸣、大便稀薄、或挟有不消化食物，饮食减少，精神疲乏，手足不温；如影响水湿的运化，则出现面浮足肿，按之凹陷，小便减少，甚则全身浮肿。舌质淡，舌苔薄白，脉濡软无力或沉细。慢性肠炎、慢性肾炎等每易见到脾阳不振的症候。

治疗原则：温振脾阳。常用白术、党参、干姜、附子等药。可用理中汤、附子理中汤加减。泄泻而兼有肾阳虚者还常用补骨脂、吴茱萸、肉果等，水肿者还常用椒目、生姜皮、陈葫芦、茯苓、猪苓等。

3. 脾不统血

主要症候：脾有统摄（控制）血液使之不流溢于血管之外的作用，如脾的这一作用减弱则发生出血，称为"脾不统血"，除见到出血外，还能见到脾虚和气血不足的症候。常表现为便血、月经过多或崩漏、皮下出血、尿血等，并见面色苍白、饮食减少、疲乏无力、头晕眼花、脉象濡弱、舌质淡白等症。血小板减少性紫癜、再生障碍性贫血、溃疡病出血、功能性子宫出血等病常可见到脾不统血的症候。

治疗原则：健脾摄血。常用党参、黄芪、白术、灶心土、当归、仙鹤草等药。可用归脾汤、黄土汤加减。

4. 湿（或湿热）困于脾胃

主要症候：湿邪最易侵犯脾胃而出现湿困脾胃的症候，舌苔腻是个重要的特征，同时胃口很差，患者自觉口中有黏腻不适的感觉，或口淡无味，或口中发甜。胸闷、腹胀、恶心呕吐、大便溏薄也是常见症状。脉濡。

如果是湿热困于脾胃，习惯称为"脾胃湿热"，舌苔为黄腻，前述湿困脾胃的症状均可见到，但口中的感觉却发苦，同时，可有发热、口干，小便短赤。如果大便稀薄，则常很秽臭，或有粘液脓血。脉象濡数。也可出现黄疸。

急性肠胃炎、急性菌痢、急性传染性肝炎、不明原因低热等病常可见到湿邪或湿热困于脾胃的症候，胆囊炎、胰腺炎等也可出现这种情况。

在夏季，有些患者以"脾胃湿热"的症候就诊，其主要不适为胸闷、不思饮食、口苦口腻、小便黄赤、四肢酸重无力、舌苔黄腻，此外，可能有低热。各种实验室检查常查不出什么异常，这可能是由于气候影响，使消化功能产生障碍所致，中医称为"湿阻"，按脾胃湿热辨证施治常有效。有的患者每到夏季则胃口减退、疲乏、低热，到秋凉则上述症状逐渐消失，中医称为"疰夏"，也常按湿困脾胃或脾胃湿热施治。

治疗原则：湿困脾胃治疗以芳香燥湿为主，也可适当选用健脾的药物。常用藿香、佩兰（芳香化湿）、苍术、半夏、厚朴（苦温燥湿）、白术、茯苓、扁豆（健脾）等。处方常用藿香正气散、平胃散加减。如为湿热，则应清热燥湿，常用黄芩、黄连、黄柏等药与厚朴、苍术等相配伍；也可在应用清热燥湿药时加入芳香化湿药，如藿香、佩兰等；利湿药，如米仁、滑石、车前等也可选用。

（二）脾病辨证举例

【病例一】宛××，女，成人。

病史：大便溏薄数天，每天3～5次，脘部痞闷，腹痛，食欲不振，四肢酸软，苔白腻，脉濡。

处方：广藿香三钱，佩兰梗三钱，茯苓三钱，木香一钱，焦六曲三钱，陈皮二钱，半夏三钱，厚朴一钱，蔻仁一钱（后下）。

辨证分析：本病例腹泻、脘部痞闷、腹痛、舌苔腻，说明湿困脾胃。食欲不振与四肢无力，在湿困脾胃或脾胃虚弱均可见到，这要看具体情况，本病例是与上述湿困脾胃症候同时出现的，就是由于湿困脾胃所引起。治疗原则以芳香化湿为主，故用藿香、佩兰、陈皮、半夏、厚朴等药。同时用茯苓、焦六曲健脾消食，作为辅助。

【病例二】施××，男，8个月。

病史：因吃少量冷粥开始腹泻，至今已三个多月，每天泄泻3～10次不等，大便呈蛋花汤样，有奶块，无黏冻，无发热。

检查：舌苔白腻，脉濡，体温36.3℃，面色㿠白，皮肤弹性较差，前囟未闭2cm×3cm，无凹陷，第一心音减弱，肺部阴性，肝脾检查阴性，肠鸣音亢进，皱壁试验阴性，大便化验：不消化食物少许。

处方：党参三钱，焦白术三钱，茯苓三钱，炙甘草八分，陈皮钱半，广木香一钱，扁豆衣三钱。

另用红灵丹一分，每天服3次。

治疗三天痊愈。

辨证分析：本例辨证属于脾虚挟湿。泄泻三个多月，大便无黏冻脓血而有不消化食物，说明是脾虚泄泻。舌苔白腻说明挟湿。治疗原则是健脾化湿，处方用异功散（即参术苓草汤加陈皮）加木香、红灵丹、扁豆衣，以健脾为主而有化湿作用。

【病例三】应××，男，4岁。

病史：血尿十八天。开始时面目及下肢肿胀，继而腹部胀大，小便减少，颜色呈粉红色，时常腹痛，精神不振，胃口不好，头晕。曾服过祛风、利湿、凉血止血的中药半个月，浮肿消退，血尿反见加重。

检查：舌苔薄白，舌质淡，脉濡，体温37.7℃，血压90/60mmHg柱，面色㿠白，扁桃体肿大，血液化验：白细胞5.1×10^9/L，中性49%，淋巴51%。尿液化验：蛋白少许，红细胞+++，白细胞少许。

处方：黄芪五钱，党参三钱，焦白术三钱，当归三钱，阿胶二钱（烊冲），赤苓三钱，赤芍二钱，牛膝炭三钱，甘草梢一钱，知柏八味丸三钱（分吞），止血片三钱（分吞）。

服上方五剂，血尿消失，以后继续根据上方原则治疗而愈。

辨证分析：这一病例以血尿为主要症状，血尿多因湿热下注膀胱所引起，但本例同时出现脾胃虚弱、气血不足的一系列症候如胃口不好、神疲乏力、面色㿠白、头晕、舌质淡、脉濡等，所以辨证应属于脾不统血范畴。治疗原则以健脾摄血为主，用黄芪、党参、白术、茯苓、甘草等药，同时兼顾养阴补血（当归、阿胶、知柏八味丸）、凉血止血（止血片，本药是由地榆、蒲黄、小蓟组成的成药）。

四、胃病的辨证

胃的主要功能是受纳和消化食物，因此，胃的病症主要表现出食欲不振或嘈杂易饥、恶心呕吐、嗳气、泛酸、胃脘疼痛等症候。常见的症候类型有胃热（胃火）、胃气上逆、食积（上三种属于实证），胃气虚寒和胃阴虚（上二种属于虚证症）。

（一）胃的病症

1. 胃热（胃火）

主要症候：常见的几种胃热证候有：胃脘疼痛而拒按、恶心、泛酸、食入即吐、口干、舌苔黄等，例如急性胃炎、溃疡病等可以出现这种症候；极易饥饿（消谷善饥）、食量增加、口渴多饮，例如糖尿病可以见这种症候；牙痛龈肿、口腔溃烂、便秘口臭，如牙龈炎、口腔炎可见到这种症候。

舌苔多黄、厚，脉多滑数。

治疗原则：清胃热。常用知母、石膏、山栀、黄芩、黄连、大黄、竹茹等药。可用石膏知母汤、黄连解毒汤加减。

2. 胃气上逆

主要症候：恶心、呕吐、呃逆、嗳气是突出的症状，可伴有脘腹胀闷或疼痛。脉弦或弦滑。

治疗原则：和胃降逆。常用半夏、生姜、旋复花、代赭石、橘皮、枳壳、竹茹、枇杷叶、左金丸（吴茱萸、黄连）等药。可用旋复代赭汤、新制橘皮竹茹汤加减。

3. 食积　由于饮食失于节制，食入过多，或脾胃消化功能减弱，以致饮食停滞不化，这时饮食就转化为病邪，形成食积之症。

主要症候：食积的主要症候是不思饮食，甚至闻到食物的气味也厌恶。恶心、呕吐、嗳气、呕吐物及嗳出之气体有酸腐臭，脘腹饱胀或疼痛，大便稀薄，臭气特别重，或便秘，放臭屁，舌苔厚腻或黄腻。

治疗原则：消导健脾。常用六曲、山楂、谷芽、麦芽、鸡内金、枳实、槟榔、陈皮、茯苓等药。可用保和丸加减。

4. 胃气虚寒

主要症候：偏于虚者一般表现上腹部隐隐作痛，痛有定时，得食或得热后痛可减轻，泛酸，食欲不振，疲乏无力，或有怕冷感觉，舌质较淡，舌苔薄白，脉濡细或弦细；偏于寒者多在受凉或饮食生、冷后发作，脘腹疼痛，得热缓解或减轻，畏寒肢冷，或呕吐清水，可伴有腹泻，脉弦紧，苔白。溃疡病，特别是十二指肠溃疡多见胃气虚寒。

治疗原则：补益胃气，温胃散寒。前者以补气为主，常用棉花根、党参、白术、茯苓、甘草、黄芪等药。处方常用香砂六味丸、黄芪建中汤加减；后者以温胃散寒为主，常用高良姜、干姜、吴茱萸、花椒、荜茇等药。处方常用良附丸、吴茱萸汤加减。

5. 胃阴虚

主要症候：胃脘疼痛或嘈杂、饮食减少、口干唇燥、大便秘结、舌红少苔、脉细数。慢性胃炎及溃疡病日久较易见到胃阴虚的症候。

治疗原则：养胃阴，和胃气。常用麦冬、玉竹、龟板、鳖甲、石斛、沙参、甘草、金铃子等药。处方可用一贯煎（北沙参、麦冬、生地、当归、杞子、金铃子）加减。

（二）胃病辨证举例

【病例一】×××，男，66岁。

病史：接受直肠癌根治术后第三天，自觉脘腹痞满，第五天起恶心呕吐，吐出绿色苦水，呃逆，心悸，气喘，脉结代。腹胀时插入胃管能吸出大量液体，抽液后症状亦可减轻，诊断为急性胃扩张。采用持续胃肠减压、静脉输液治疗15天，病情仍无好转趋势。每天吸出胃内容物2000～3000 mL，一旦停吸则上述症状复发。第16天起用中药治疗，当时脉象虚滑，舌质红、苔黄厚腻。

处方：代赭石四钱（先煎），旋复花三钱（包），人参须二钱，制于术三钱，仙半夏三钱，山药三钱，炒枳壳二钱，焦山楂三钱，焦六曲三钱，煨木香一钱，大腹皮三钱，茯苓三钱，姜汁炒川连一钱，炒香枇杷叶三钱。

服一剂后，排气很多，脘腹舒适，服药二剂后拔去胃管，自进流质饮食，停止补液。

辨证分析：本病例由于脾胃虚弱、湿浊积滞中阻，以致胃气不降而出现呃逆、呕吐，所以治疗原则是健脾、化湿、消食、和胃降气。健脾用人参须、于术、山药、茯苓；化湿消食用半夏、山楂、六曲；和胃降气用旋复花、代赭石、姜汁炒川连、枇杷叶。木香、大腹皮用以理气滞、除胀满。

【病例二】李××，男，34岁。

病史：患者五年以来经常吐酸烧心，冬季加重。三个月前，因受凉后发生饭后二小时许上腹部疼痛，按之则舒，疼痛向右季肋部放射，进食缓解。大便先干后软。怕冷，嗳气吐酸，胸闷口腻。

检查：舌苔白厚腻，脉弦滑，上腹部压痛。钡餐造影十二指肠球部有龛影、变形、激惹和压痛。

处方：吴茱萸钱半，炮姜二钱，白芍二钱，枳壳三钱，苍术三钱，厚朴三钱，乌贼骨五钱，青皮、陈皮各三钱。

服上方二剂后苔腻明显好转，服药十二剂后上腹痛消失，吐酸减轻。

辨证分析：本病例辨证为胃气虚寒挟湿。辨证为虚寒的根据有：胃痛在受凉后发作，疼痛时按之舒适，进食缓解，平日怕冷，舌苔白；辨证为挟湿的依据是：胸闷口腻，舌苔厚腻。治疗原则是温胃散寒化湿，处方中温胃散寒用吴茱萸、炮姜，化湿用苍术、厚朴、陈皮。

【病例三】肖×，男，成人。

病史：素来体质健壮，突患胃脘剧痛，服中药痛不止，继而注射镇静、镇痛剂及配合针刺治疗，三天来疼痛依然不止。胃脘剧痛拒按、心烦、口苦、时时欲呕、舌红苔黄、脉象弦滑有力。

处方：山栀仁五钱，金铃子五钱，炮姜一钱。

服上方一剂好转，二剂痛止而愈。

辨证分析：本例胃脘疼痛拒按、口苦心烦、舌红苔黄、脉弦滑有力，所以辨证属于"热郁"。处方中重用山栀仁与金铃子，是主药。山栀仁苦寒清热，金铃子理气止痛而性味苦寒，兼有清火的作用。炮姜辛能散郁，但性温，这里用作"反佐"（大剂量主药之中，配伍小剂量药性与主药相反的药物，称为"反佐"，反佐药既有辅助主药的作用，又有防止主药药性过偏的作用）。

【病例四】钱××，男，成人。

病史：胃脘嘈杂作痛、饮食不多、大便秘结、胸闷腹胀、舌光红、脉细弱。

处方：玉竹三钱，大麦冬三钱，石斛三钱，全瓜蒌四钱，火麻仁四钱，鸡金炭三钱，橘白钱半，脾约麻仁丸四钱（包煎）。

辨证分析：本例胃痛属于胃阴虚，依据是便秘，舌光红。玉竹、麦冬、石斛用来养胃阴，麻仁、瓜蒌、脾约麻仁丸用以润肠通便，鸡金、橘白健胃助消化。

五、肠病的辨证

肠的功用主要是消化、吸收和传导糟粕。肠病出现的症状主要是腹泻、便秘、便血、腹痛等。由于小肠的功能与病变已被包括在脾和胃的范围之内，因此本处所述主要指大肠病症。

（一）肠的病症

1. 湿热下注大肠

主要症候：腹痛、腹泻，大便有脓血、里急后重、肛门灼热等是湿热下注大肠的主要症候。全身症状可有寒热、胸闷、口渴、小便黄赤、舌苔黄腻、脉滑数。这些症候多见于细菌性痢疾、阿米巴痢疾及非特异性溃疡性结肠炎等病。

治疗原则：清化湿热为主，可兼消导积滞。常用马齿苋、辣蓼、铁苋菜、地锦草、白头翁、秦皮、黄柏、木香、槟榔等药，传统常用白头翁汤加减。草药马齿苋、凤尾草、辣蓼、血见愁、地锦草等也很有效，可用马齿苋汤加减。

2. **肠虚滑脱**

主要症候：泻痢久延不愈，甚则大便失禁，往往随排气而流出，便后脱肛等，是肠虚滑脱的主要症候，可伴有腹部隐痛、喜热喜按。舌淡苔薄、脉濡弱或微细无力。

治疗原则：温阳升提为主，辅以涩肠固脱。常用补骨脂、益智仁、干姜、肉果、升麻、柴胡、赤石脂、诃子、罂粟壳、五倍子等药。处方可用四神丸合桃花汤加减。

3. **肠液亏损**

主要症候：长期大便干燥秘结，难于解出，或兼形体消瘦、皮肤干燥、咽干少津、舌质多红、苔粗糙、脉细。

治疗原则：增液润肠。常用生首乌、火麻仁、玄参、麦冬、柏子仁、生地、白蜜等药。处方可用增液汤、润肠丸加减。

4. **肠结** 肠结相当于西医的肠梗阻。湿热蕴结、饮食积滞、气滞血瘀以及虫积是肠结发生的常见原因。

主要症候：以腹痛、腹胀、便秘、呕吐为主要症状。腹痛剧烈、拒按，或伴有肠鸣。腹部胀满，不放屁。大便秘结不解。呕吐剧烈，甚至呕出粪便。脉象弦紧，舌苔厚腻。

治疗原则：通里攻下，通气化瘀。以大承气汤为主，重用大黄、芒硝、厚朴、枳实、乌药、莱菔子等药。

天津南开医院中西医结合治疗肠梗阻获得良好效果，以中药通里攻下及攻水逐饮为主，并采用补液、纠正电解质紊乱、胃肠减压等方法辅助。现将其方剂介绍于下：

甘遂通结汤：适用于重型肠梗阻，肠腔积液较多者。

甘遂末二至三分（冲），桃仁三钱，赤芍五钱，牛膝三钱，川朴五钱至一两，大黄三至八钱（后下），木香三钱。

复方大承气汤：适用于一般肠梗阻，气胀较重者。

川朴一两，炒莱菔子一两，枳壳三钱，桃仁三钱，赤芍五钱，大黄五钱（后下），芒硝三至五钱（冲服）。

肠粘连松解汤：适用于轻型粘连或部分性肠梗阻。

川朴三至五钱，木香三钱，乌药三钱，桃仁三钱，炒莱菔子三至五钱，赤芍三钱，芒硝二钱（冲），番泻叶三钱。

5. **肠寄生虫** 蛔虫、蛲虫、钩虫、绦虫等寄生肠中，中医统称"虫症"。

主要症候：虫症的症候随虫的种类不同而异。一般有腹痛、胃口不好、面色萎黄等症状。钩虫最易引起食性怪僻（如爱吃泥土、生米、茶叶等）和贫血。蛔虫最易引起腹痛，当蛔虫引起上腹部剧烈疼痛、出汗、呕吐蛔虫、四肢冷等症候时，古代称为"蛔厥"（胆道蛔虫症）。蛲虫常发生肛门痒。虫症可在面部出现"虫斑"。

治疗原则：

（1）驱虫。虫症以驱虫为主要治疗方法。驱蛔虫常用使君子、苦楝根皮、乌梅、鹤虱等，处方可用驱蛔汤；驱蛲虫常用使君子、苦楝根皮、百部等；驱钩虫常用贯众、雷丸等；驱绦虫常用槟榔、南瓜子等。

服驱虫药后数小时可服生大黄、芒硝等泻下药，以促进虫体排出。

（2）安蛔。蛔虫引起"蛔厥"时，应先安蛔以缓解疼痛，然后再驱虫。在中医文献上认为蛔虫"闻酸即止，闻苦而定，见辣则伏头而下"，所以常用乌梅（酸）、黄连、黄柏（苦）、川椒、干姜、细辛（辣）等药物。乌梅安蛔丸为常用之成药，每次吞服钱半至三钱，每天2～3次；也可煎服，每次一至二两。亦可服酸醋，每次二两，每天2～3次。

（二）肠病辨证举例

【病例一】赵××，女，54岁。

病史：五年来，每逢夏秋季节则痢疾发作。近三天来痢下赤白黏冻，每天7～8次，腹痛，里急后重，消瘦，饮食减少，烦躁，手心灼热，口苦，小便黄赤，舌质红绛、苔光剥，脉细数。

处方：白头翁三钱，秦皮三钱，黄柏二钱，黄连钱半，阿胶珠三钱，全当归三钱,广木香钱半,炮姜炭一钱,焦楂炭四钱,制大黄三钱。

服上方二剂好转,以后基本按上方(去炮姜、制大黄,加生地)服十五剂痊愈,随访四年未复发。

辨证分析:本病例根据痢下赤白粘冻、里急后重,属于大肠湿热无疑。因为病史久,久痢耗伤阴血,所以见到烦躁、手心热、口苦、舌质红、苔光剥、脉细数等阴虚内热的症候。病属"邪盛正虚"。治疗应当兼顾祛邪与扶正两个方面,处方用白头翁汤清化湿热,用当归、阿胶、生地养阴补血。因为痢疾往往是湿热挟滞所引起,所以用山楂、大黄消导积滞。

【病例二】余××,男,21岁。

病史:自诉畏寒、发烧、腹痛、腹泻脓血便,每天10～20次,伴有里急后重、食欲差。

体检:体温38.7℃,有轻度脱水,左下腹明显压痛。

粪检:脓细胞(+++),白细胞(+++),红细胞(++),巨噬细胞(+)。

处方:铁苋菜、地锦草、凤尾草各一两,煎服。

经用上方治疗,适当补液,第二天体温降至38℃,腹痛缓解,腹泻次数明显减少,经治四天,症状消失。粪检阴性。

辨证分析:这个病例西医诊断为急性菌痢。虽然未记录舌苔、脉象,但根据腹痛、便脓血、里急后重,辨证应属湿热积滞。用三味草药治疗,效果明显。铁苋菜、凤尾草清热利湿,地锦草消积、止泻。

【病例三】李××,男,45岁。

病史:因阵发性腹痛、恶心呕吐一天入院。患者于劳动中突然发生剧烈腹痛,为阵发性绞痛,向腰部放射,曾呕吐两次,为黄绿色液体,量较大。自腹痛以来,无排便及排气。

检查:急性病容,体温37℃,脉搏84次/分,脉弦紧,舌苔黄燥。腹平坦,无肌紧张,脐上方偏右有压痛,可听到高调音。血液白细胞10.2×10^9/L,中性68%。腹平片显示小肠扩张积气,有多数液平。诊断为小肠机械性完全性梗阻,可能系扭转所引起。

治疗:入院后进行短时间胃肠减压后即给中药复方大承气汤一剂,一小时后排气两次,腹痛好转。六小时后再给复方大承气汤一剂,冲服甘遂末二分,约一小时后,开始排大便。当夜共排四次,腹痛全消。入院后第二天开始进食,并给理气活血的中药,予以善后调理。再照腹平片,见扩张充气之小肠已消失,仅结肠有些积气。住院四天痊愈出院。

【病例四】蔡××,男,14岁。

病史:经常腹痛已数年,诊断为蛔虫腹痛。曾服驱蛔灵,腹痛仍反复发作。

处方:给服生丝瓜子二天,即驱下蛔虫,腹痛未再复发。

生丝瓜子用法:生丝瓜子(黑色者有效,白色无效)剥壳,取其肉嚼烂,空腹时用温开水送服,或将瓜子仁捣烂装入胶囊服用。成人每天服40~50粒瓜子仁,儿童服30粒,每天一次,连服二天。

六、肝胆病症的辨证

肝的病症较为广泛,以实证为多。肝病的常见症状有胁痛、眩晕、头痛、目赤或两目干涩、震颤、抽搐、性情急躁、月经不调等。此外,乳房及外生殖器区域的疾病也被认为与肝病有关,因为属于肝经的循行之处。胆与肝相表里,其病症常与肝病并见,其症状多见胁痛、黄疸,故胆病与肝病合并叙述。

(一)肝胆病症

1. 肝气郁结

主要症候:精神抑郁,胸胁疼痛而无定处,胸脘痞闷,恶心呕吐,食欲不振,嗳气,脘腹疼痛,苔薄,脉弦;在妇女可见月经不调,痛经,经期乳房胀痛。这些症状的发作或加重,往往与精神因素有关。上述症状中如恶心呕吐、食欲不振、脘腹疼痛等,均属胃的病症,这是因为肝气郁结导致胃失和降之故,故见上述各症时,又可称为肝胃不和。胃神经官能症属于肝气郁结,溃疡病、慢性胃炎、无黄疸型传染性肝炎、慢性胆囊炎等,也都可出现肝胃不和的症候。

治疗原则:疏肝解郁、理气和胃。常用柴胡、枳实、白芍、金铃子、香附、郁金等药。处方常用四逆散(柴胡、枳实、芍药、甘草)加减。

2. 肝经湿热

主要症候:睾丸肿痛,局部皮肤发红、灼热,小便短赤;妇女带下多色黄腥臭,外阴部瘙痒、糜烂、流脂水等,均属于肝经湿热,因为肝经是绕生殖器循行的。这些情况相当于急性睾丸炎和外阴炎。

治疗原则：清肝火、利湿热。常用鸭跖草、龙胆草、山栀、黄芩、泽泻、木通、车前子、生地、柴胡、川楝子、当归、甘草、黄柏等药。处方常用龙胆泻肝汤加减。

3. 肝胆湿热

主要症候：肝胆感受外邪，湿热蕴结，或过食肥厚食物，内生湿热。湿热熏蒸肝胆，以致肝胆疏泄功能失常而出现右胁或两胁疼痛、发胀，脘腹胀满，口苦，饮食减少，黄疸，小便短赤，舌苔黄腻，脉濡数等症候。肝胆疾病如肝炎、胆囊炎、胆石症等，最易表现为肝胆湿热。

治疗原则：清肝胆、化湿热。常用茵陈、金钱草、黄芩、黄柏、山栀、大黄、柴胡等药。处方常用茵陈蒿汤、大柴胡汤（柴胡、黄芩、半夏、枳实、大黄、芍药、生姜、大枣）加减。湿重或痛剧者用燥湿、理气的苍术、厚朴、木香等与清热药配伍应用。板蓝根、蒲公英等清热解毒药也常配伍化湿药应用。鸡内金、郁金、虎杖、酢浆草、大黄等是常用的利肝胆药物。

4. 肝阳上亢

主要症候：眩晕、头胀痛、脉弦是肝阳上亢最主要的症候，并可见面部烘热、咽干、睡眠不安、多梦、四肢麻木、行走时有头重脚轻感等症状。舌质红，少苔或薄苔。肝阳上亢的发生，多由于肝肾阴虚，阴虚则阳亢，所以出现这些症候。高血压病、贫血、神经衰弱、更年期综合征等均可表现出肝阳上亢的症候。

治疗原则：养阴液、潜肝阳。养阴常用生地、白芍、女贞子、旱莲草、龟板、鳖甲等，潜肝阳常用钩藤、白蒺藜、珍珠母、牡蛎、灵磁石、天麻等。处方可用平肝息风汤加减。

5. 肝火上炎

主要症候：头晕、头痛、目赤、面红、急躁易怒、口苦、咽干、胁痛、心中烦热、舌红苔黄、脉弦数等。有肝阳上亢的表现而又见到热证的表现，即属于肝火。

治疗原则：泻肝清火。常用龙胆草、夏枯草、黄芩、山栀、青葙子、菊花、决明子等药。

6. 肝风内动

主要症候：肝风内动的主要症候是手足震颤、四肢抽搐，或者突然跌倒，并见神志不清、语言不清、口眼歪斜、半身不遂，甚则昏迷。脉弦或弦数。肝风内动常挟湿，称为挟痰。脑血管意外、震颤麻痹、癫痫等疾病多属肝风内动。外感热病过程中也可见到肝风内动。

治疗原则：息风镇痉。常用天麻、钩藤、珍珠母、牡蛎、全蝎、蜈蚣、地龙等药。处方可用镇痉散加减。

以上肝阳、肝火、肝风三者之间既有区别也有联系。例如高血压病，开始可能表现为肝阳上亢或肝火上炎，最后发展为肝风内动。

7. 肝阴、肝血亏损

主要症候：表现为视力减退、两目干涩、夜盲、时有头晕耳鸣、爪甲干枯，或睡眠不酣、多梦、口干少津等症；在妇女可见月经不调，经量减少或经闭。慢性肝脏疾病、夜盲症、贫血等都可表现出肝血、肝阴亏损的症候。

治疗原则：补养肝阴肝血。常用当归、白芍、地黄、首乌、杞子、女贞子、旱莲草、桑椹子等，平肝药也可选用。处方常用二至丸合四物汤加减。

（二）肝胆病辨证举例

【病例一】薛××，女，52岁。

病史：右胁阵发性疼痛向背部放射五天，伴发热、胸闷、胃口不好、大便秘结、小便热赤。五年来有类似疼痛反复发作史，曾被诊断为"胆囊炎"。体温39℃，舌苔厚黄腻，脉数。

处方：柴胡三钱，黄芩三钱，金铃子三钱，延胡索二钱，广郁金三钱，生山栀二钱，大黄二钱（后下），厚朴钱半，瓜蒌皮四钱，木通五钱，碧玉散六钱（包）。

上方服一剂好转，服四剂痛止，发热退净。

辨证分析：本例右胁疼痛而见发热、便秘、小便黄赤、舌苔厚黄腻、脉数，是实证热证，由于肝胆湿热所致。治疗原则是疏泄肝胆，清利湿热。疏泄肝胆用柴胡、金铃子、广郁金、瓜蒌皮、延胡索等药，清利湿热用黄芩、山栀、大黄、木通等药。

【病例二】周××，女，39岁。

病史：外阴瘙痒二年，曾找到滴虫一次，久治无效。现瘙痒难忍、心烦、舌根黄腻、脉数。

处方：

1. **内服** 龙胆草八分，大生地四钱，黄柏三钱，地骨皮四钱，车前子三钱，泽泻三钱，鲜芦根一两，木通八分，黄芩三钱，块滑石四钱，黑山栀三钱，生甘草一钱。

2. **外用** 川椒三钱，蛇床子三钱，枯矾三钱，地骨皮一两，煎水洗局部。

经治疗七天后明显好转，共服药三十九剂痊愈。

辨证分析：外阴瘙痒而心烦、脉数，说明是热证。舌苔黄腻，是有湿热的表现。外阴部属肝经部位，所以辨证为肝经湿热。治疗原则是清肝火、化湿热，处方以龙胆泻肝汤为基础组成。

【病例三】徐××，女，69岁。

病史：有高血压史已久，曾经昏倒一次，左手足活动不利，经针灸治愈。今天突然昏倒，不省人事。后稍苏醒，言语蹇涩不利、面色潮红、头痛、胸闷、左面颊麻痹、口角流涎、手足微微掣动、大便秘结、舌苔干黄、舌质红、脉弦滑而促。

处方：天麻钱半，炙僵蚕三钱，白蒺藜三钱，石决明一两（先煎），珍珠母一两（先煎），白芍三钱，钩藤三钱，广郁金钱半，蝎尾八分，九节菖蒲一钱，丹皮三钱，天竺黄钱半，牛黄清心丸一粒（化服）。

经上法治疗好转。

辨证分析：本病例属于中风。因为肝风内动，痰热蒙闭心窍、阻滞经络，出现神志不清、言语难出、面红、胸闷、便秘、舌红苔黄、脉弦滑等症候。治疗原则是平肝清火，化痰开窍。平肝清火用天麻、钩藤、白蒺藜、蝎尾、丹皮等；化痰开窍用天竺黄、郁金、僵蚕、菖蒲，以及牛黄清心丸。

【病例四】张××，女，6岁。

病史：癫痫反复发作四年多，服西药效果不明显，病情逐渐加重，近一个半月来发作更频，隔三天发一次。发作时神志昏迷、四肢抽搐、角弓反张、两目上窜、面色发青、口吐白沫、喉间痰声漉漉。舌苔白，脉弦。

处方：鲜菖蒲三钱，石决明四钱，明天麻八分，天竺黄三钱，陈胆星三钱，钩藤三钱，全蝎片二分（吞）。

服上方十三剂，并加服白金丸，每天三分共服七天。服药期间癫痫未发，以后再服十四剂而停药，随访八个月未见发作。

辨证分析：本例辨证属于"风痰流窜经络、蒙蔽心窍"。治疗原则是平肝息风、化痰开窍。平肝息风用天麻、钩藤、全蝎、石决明。化痰开窍用陈胆星、天竺黄、鲜菖蒲、白金丸等。

七、肾病的辨证

肾是人身阴液和阳气之根本，和生殖、泌尿的关系特别密切，而其位置在腰部，所以肾病表现出的主要症状有腰酸腰痛、耳鸣、生长发育迟缓、性机能衰弱、多尿或少尿、呼吸短促、水肿，以及妇女月经不调等。肾的病症基本上是虚证，任何疾病凡阳气或阴液耗伤到一定程度，都可以影响到肾，故说"久病及肾"。

（一）肾的病症

1. 肾阴虚

主要症候：头晕耳鸣、腰膝酸软、遗精早泄或带下稀薄是典型症状，也可见到形体消瘦、面色暗黑等。舌红少津，或有裂纹，或光剥苔，脉细无力。在妇女还可出现月经不调，月经先期而经量减少。同时，还可见到午后低热、盗汗、面部升火、心烦失眠、小便短赤、脉细数等症，称为阴虚火旺。

治疗原则：滋补肾阴。常用熟地、龟板、山萸肉、杞子、女贞子、鳖甲、紫河车等，处方常用六味地黄汤。阴虚火旺者，可加知母、黄柏、丹皮、地骨皮等。处方常用大补阴丸或知柏八味丸加减。

2. 肾阳虚

主要症候：主要表现为阳气不足，全身机能衰退。此外，面色淡白、精神萎靡、怕冷、四肢不温、腰酸膝软、头晕耳鸣、舌质淡白、脉沉弱等，也是肾阳虚的共同症候。如影响到生殖和泌尿机能，则出现阳痿、早泄、滑精，或带下稀薄，小便清长或频数，甚则失禁、遗尿等症，称为"肾气不固"；如影响到水液排出，可出现水肿，周身浮肿而下肢更严重，按之有凹陷，小便量少，称为"肾虚水肿"；如影响到肺的呼吸功能，则出现呼吸短促、咳嗽气喘，动则更甚等症，称为"肾不纳气"；如影响到脾胃功能，则出现大便泄泻，日久不愈；有的常在清晨泄泻（五更泻），更属于"肾虚泄泻"。

治疗原则：温补肾阳。常用鹿角、熟地、仙灵脾、仙茅等药。肾的精气不固者还可选用菟丝子、覆盆子、益智仁、金樱子、芡实、龙骨、牡蛎等药，益肾固摄；肾虚水肿还可选用附子、肉桂、白术、茯苓、车前子等药，温阳利水；肾不纳气者还可选用胡桃肉、五味子、补骨脂、紫河车、黑锡丹等，温肾纳气；肾虚泄泻还可选用补骨脂、肉豆蔻、五味子、罂粟壳等温肾止泻。

3. **精髓不充** 肾藏精、主髓，所以精髓不充是肾亏的表现。脑为髓之海，精髓不充可以出现智力发育不良和智力衰退的现象。

主要症候：小儿生长发育迟缓、身材矮小、智力和动作迟钝，骨骼软弱，囟门迟闭、面色苍白；在成人，呈现早衰现象，如脑力减退、健忘、容易疲劳、头晕、性欲减退、脉细弱等。

治疗原则：培补肾精，即要肾阴肾阳同补。常用熟地、山萸肉、杞子、紫河车、巴戟、肉苁蓉、鹿角胶等药。处方常用右归丸加减。

肾阴虚和肾阳虚是肾的病理变化的两个方面，表现出的症候有不同点，也有共同点；又常交叉出现，辨证必须注意，列表6，以资鉴别。

表6 常见肾阴虚和肾阳虚证候异同简表

	肾阴虚	肾阳虚
不同症候	1.五心烦热	1.经常怕冷、手足不温
	2.舌红苔少，或裂或剥	2.舌胖而嫩，或舌边有齿印，舌质淡
	3.面红升火，或面色憔悴，形体消瘦	3.面色㿠白、面目与四肢浮肿
	4.盗汗	4.自汗
	5.失眠	5.精神疲乏、气短、懒言
	6.遗精（多梦遗）、早泄	6.阳痿、滑精
	7.口干、便秘、尿赤	7.便溏、小便清长（水肿者例外）或尿闭
	8.脉细数	8.脉沉迟
相同症候	1.腰酸	
	2.头晕、耳鸣、牙齿松动、头发枯焦脱落	
	3.腿膝酸软无力	
	4.尺脉重按无力	

下篇　辨证施治的临床应用

（二）肾病辨证举例

【病例一】×××，女，42岁。

病史：两手手指疼痛、变色已16年，手指皮肤发硬、关节活动障碍约10年。起病于16年前10月间，两手手指发紫发白、发冷，伴针刺样疼痛。至次年2月，此等症状消失。以后每年冬季发作，天暖渐退。12年前两手手指发生非凹陷性浮肿。10年前指部皮肤变硬，指间关节运动不灵，不能握拳，指端发黑，感觉迟钝。发病以来，时有腰酸、耳鸣、牙齿松动、头晕、畏寒、喜热饮、多梦、失眠、健忘，月经四个月未来潮。曾于5年前作肾脂肪囊封闭4次，静脉封闭10次，合并透热疗法8次，均未见效。

检查：精神萎靡、消瘦、语声低微、面部缺乏表情、鼻及口唇较尖缩、头发稀疏。两手指末节大多缩短，指部皮肤紧张僵硬，表面发亮如涂蜡，局部温度低、色素深，右食指端轻度发红及压痛，表面结小片血痂。两手手指能基本伸直，但屈曲受阻，不能握拳。爪甲枯槁，略呈钩形。舌质淡嫩，边有齿印，中央光剥。脉细缓，尺脉弱。尿（24小时）17羟2.6mg，17酮5.2mg。X线两手正斜位摄片：两手诸骨骨质稀疏，指骨端并见明显骨质吸收，符合硬皮病之骨质改变。冷压试验呈倒错反应。

处方：龟鹿二仙胶三钱，赤、白芍各三钱，全当归三钱，红花一钱，巴戟肉三钱，生、熟地各三钱，仙灵脾三钱，仙茅三钱，阿胶三钱，桂枝二钱，丹参三钱。人参再造丸一粒。

基本按上法治疗50天而获显著疗效。

辨证分析：本病是弥漫性肢端型硬皮病。中医辨证，根据腰酸、耳鸣、牙齿松动、畏寒、肢冷、喜热饮、舌质淡嫩、脉细缓、尺脉弱等症候，都属肾阳不足；发作时手指皮肤发硬、苍白发冷、针刺样疼痛，关节活动障碍，是由于风寒入络、气血流行不畅之故。治疗原则是温补肾阳（用熟地、巴戟、仙灵脾、仙茅等），祛风散寒与活血通络（用桂枝、赤芍、丹参、红花、人参再造丸等，人参再造丸是扶正祛邪、祛风通络的成药）。

【病例二】顾××，男，34岁。

病史：患慢性结肠炎已六年，每天腹泻少则五六次，多则十余次，久经治疗不愈。肢体酸软、面色枯黄、得热舒适、舌苔薄白、脉濡细。

处方：炒白术四钱，赤石脂四钱，焦楂、曲各三钱，陈皮钱半，乌药二钱，罂粟壳三钱，广木香钱半，淡吴茱萸一钱，四神丸三钱（吞服），生硫磺末三分（吞服）。

基本按上法处方，生硫磺末逐渐增加分量，最高达一钱，诊治22次治愈。

辨证分析：本病久泻、喜热、苔白、脉细，均为虚寒见症，从脾肾阳虚论治而获效果。白术、吴茱萸、四神丸、生硫磺是温补脾肾的药物。生硫磺性大热，能治"沉寒痼冷、阳虚久泻"，是本例获效的主要药物。然而，毕竟是有毒药物，用量不宜过大，不宜久服。此外，处方中还用了木香、乌药、焦山楂、焦神曲、陈皮以行气、助消化，罂粟壳、赤石脂固涩止泻。必须指出，固涩的药物，只宜用于久泻不止，而且多数与补益药同用。

【病例三】许××，男，33岁。

病史：半年前发生头痛、高热、伴有恶心呕吐，发病后突然神志昏迷，大小便失禁，急诊入某医院。历十余小时始醒，出院后有头晕、恶心、神志不清等情况，约每月发作一次，每次持续约十小时至二天始能清醒。间歇期应答尚佳，但人发呆。近三周来经常神志不清，嗜睡，并有发热，清晨时有呕吐，非喷射性。

体格检查：体温37.8℃，血压140／110毫米汞柱，余无特殊发现。

神经系统检查：意识模糊，情绪淡漠，智力不佳，十二对脑神经检查无特殊，四肢肌力较差，肌腱反射亢进，两侧划足底反射（旧称巴彬斯基氏征）阳性。

化验：脑脊液微黄透明，脑脊液蛋白定性试验（旧称潘氏试验）（+++），白细胞计数71，多形核细胞55%，单核细胞45%，糖58毫克%，蛋白质295毫克%，氯化物720毫克%，梅毒血清补体结合反应（旧称华氏反应）阴性，梅毒血清沉淀反应（旧称康氏反应）阴性。

脑电图：显示脑有弥漫性病变，以前半球较显著。

气脑造影：显示两侧脑窦扩大，第三脑室稍大，脑部有萎缩性病变。

诊断：脑炎后遗症，脑萎缩。

治疗经过：患者入院后因有发热、神志不清，先按炎症治疗，给予青霉素和乌洛托品注射，10天后热退，神志仍模糊，能应答，但迟钝，且有错误，神疲无力，嗜睡，乃开始中医治疗。当时患者神志时明时昧，言语不能集中，对答不清，常胡言乱语，自觉头昏目花。根据其头晕目花，视物有歧影，神疲嗜眠，辨证属于肾亏髓海不足，重用补肾药，如熟地、杞子、山萸肉、龟板、潼蒺藜、五味子、杞菊地黄丸等为主；佐以化痰开窍，如郁金、胆星、半夏、天竺黄、鲜石菖蒲等药出入加减。症状逐步好转，两个月后出院，出院时一般情况良好，体格检查已无阳性发现。出院后每月门诊随访一次，仍服补肾药，一年后神志清楚，智力完全恢复，平时除尚觉乏力，偶有头晕外，无其他不适，并恢复半天工作。但脑电图检查显示脑仍有弥漫性异常。

【病例四】伍××，女，33岁。

病史：支气管哮喘八年，近来伴腰脊酸痛、月经延期、手足心灼热、鼻出热气、傍晚口干、头晕且痛，同时伴有面色㿠白、畏寒肢冷、大便每天二次如糊状、舌边有齿痕、脉细尺弱，当时辨证为肾阴肾阳两虚，阳虚偏重。但治疗前连续三次尿17羟测定，均在24mg/24h左右。再详细观察，发现舌尖红刺逐渐鲜明，于是改正辨证为阴虚偏重，兼有火旺。

治疗经过：采用滋阴降火处方，以知柏地黄丸加减出入。治疗一个月后，除仍有头痛耳鸣、略有畏寒以外，所有症状均消失，哮喘亦由频繁发作转为偶尔小发。尿17羟三次复查均在14mg/24h左右，与阴虚火旺症状的消退相平行。

【病例五】王××，女，42岁。

病史：患血小板减少性紫癜已三年。目前紫癜增多，无间断时，腰酸肢软、耳鸣乏力、五心烦热、口干升火、牙浮而痛、睡眠不安，并有盗汗、便秘尿赤、脉细软尺弱、苔薄而干。血小板计数54×10^9/L，尿17羟测定为3.6mg/24h。辨证属于肝肾不足，阴虚火旺。

治疗经过：以滋阴降火之方，服十余剂后，腰酸乏力反而更为明显，不能起床，紫癜仍然发作。此时做尿17羟测定连续二次，分别为0及2.2mg/24h。因而考虑到患者虽有明显的肾阴不足，阴虚火旺症状，但患者脉细软尺弱，说明肾阳亦虚，泻火过重，反损肾阳，改用滋阴为主而不伤阳的处方，服后略见好转。于是改用阴阳两补的左归丸（熟地、山萸肉、山药、杞子、牛膝、菟丝子、龟板胶、鹿角胶）加减，服数剂后，紫癜不发，阴虚及内热症状迅速好转，血小板回升到 $13.2 \times 10^9/L$，尿17羟升至 9mg/24h。停药后半年因劳累后复发一次，仍服左归丸加减见效。

按：病例四最初阳虚偏重的现象是哮喘发作后的暂时表现，而舌尖红刺在几天后逐渐鲜明反映了阴虚的实质，是辨证的要点。病例五虽有很典型的阴虚火旺症状，但脉细软尺弱是阳虚的脉象，起初未注意，纠正后疗效即显著，由此可见辨证施治应当全面考虑症状、舌、脉的变化，才能减少片面性的错误。

〔附〕 关于肾阴肾阳问题的研究资料

上海第一医学院曾对无排卵性功能性子宫出血、支气管哮喘、妊娠中毒症、冠状动脉粥样硬化症、红斑性狼疮、神经衰弱症六种不同病例中出现肾阴虚与肾阳虚证候的患者，进行肾阴肾阳的研究，从临床疗效及各项试验和测定（包括肾虚患者和正常人尿17羟类固醇24小时排泄量、血浆中加氢皮质素含量、肢体容积测定、冷压试验反应）的结果，得出了下列几点体会。

第一点：六种疾病虽然不同，但从共同肾虚问题上研究，可以初步观察到神经体液系统反应性大都呈异常的规律，表现于神经血管的反应性及肾上腺皮质激素的分泌量方面。三组肾虚患者的异常反应性如下：

（1）肾阳虚患者的神经体液系统均处于反应性过低的状态。

（2）肾阴虚患者的神经血管反应性较高（肢体容积描记），但不持久，容易疲劳衰退，呈现不稳定性。

（3）至于肾阴肾阳两虚的患者，无论在神经系统也好，体液系统也好，均表现了过高的反应性，但也不持久，容易疲劳衰退，呈现着更明显的调节机能脆弱。

从上述总结中，可以初步体会到肾虚患者的神经体液系统调节机能较正常人为差，以肾阳虚反应性偏低最为明显，提示着神经及肾上腺皮质的反应机能低下。阴阳两虚患者反应虽大，但易消退，可能与神经及肾上腺皮质对外界刺激的敏感性有关。阴虚患者反应亦大，也易消失，亦属病象，显然与机体反应性有关。

第二点：此六种疾病中，如支气管哮喘、红斑性狼疮、功能性子宫出血，均可用各种激素治疗而取得疗效；冠状动脉粥样硬化发病原因中，内分泌紊乱对胆固醇及脂肪代谢亦有密切关系；妊娠中毒症的发病原理也与神经内分泌有关系。由于本组各病例通过辨证施治，纠正肾阴肾阳的偏胜，均能获得良效，可见肾虚的含义，显然提示着与神经内分泌系统失调有关。支气管哮喘及红斑性狼疮可用肾上腺皮质激素类药物治疗；支气管哮喘的发作和发展又可与发育等生理条件有关；功能性子宫出血及冠状动脉粥样硬化可用性激素治疗。肾虚者与肾上腺皮质有关，或与性腺机能有关，或与两者均有关系，目前虽可获得初步线索，但其中细致的相互联系尚未能作出定论。

从上述初步观察，可以提示在肾虚的发病原理中，神经体液（内分泌）的调节机能失常是一个重要环节。

八、膀胱病症的辨证

膀胱的功用是贮藏和排泄尿液，因此它的病症主要表现为小便异常，如尿少、尿频、尿赤、尿痛、尿闭以及遗尿、小便失禁等，可由膀胱感受湿热外邪等原因直接引起或因肾病所累及。

（一）膀胱病症

1. 膀胱湿热

主要症候：湿热蕴结膀胱，可出现小便不畅、尿频、尿急、小便热痛、尿色黄赤、排尿困难、血尿、小便排出沙石等症，并可伴见腰痛。舌苔黄，脉数。尿路感染、尿路结石、前列腺肥大及前列腺炎等疾病常表现出膀胱湿热证候。

膀胱湿热也可称为下焦湿热，但下焦湿热的含义比膀胱湿热要广，例如白带多、色黄、腥臭、大便脓血等，都属下焦湿热，但却不能称为膀胱湿热。

治疗原则：清利膀胱湿热。常用萆薢、木通、黄柏、萹蓄、车前草、滑石、海金沙、金钱草等药。处方常用八正散加减。

2. 膀胱气闭

主要症候：小便滴沥不畅，甚则闭塞不通，小腹有严重胀满感，属于膀胱气机不利，不能排泄尿液，称为"癃闭"，相当于现代医学的尿潴留。

治疗原则：疏通气机，通利小便。常用乌药、枳壳、桂枝、肉桂、知母、黄柏、牛膝、车前、泽泻等药。处方常用五苓散、滋肾通关丸（知母、黄柏、肉桂）加减。

（二）膀胱病辨证举例

【病例一】吴××，女，32岁。

病史：起病三天，小便频数，每小时十余次，尿量少、色赤，口渴且腻，胸闷食少，带下赤白，舌苔薄，舌尖红，脉细弦。

处方：鲜生地三钱，甘草梢一钱，淡竹叶五钱，木通一钱，知母三钱，黄柏五钱，牛膝三钱，车前子四钱，带皮苓四钱，泽泻三钱。

服上方三剂后明显好转，服六剂症状消失。

辨证分析：这个病例的症状完全属下焦湿热，用清利湿热的方法治疗也获得显效。舌苔与脉象均无湿热的表现，在症状与脉象不符时，一般情况下可以根据症状而舍弃脉象，叫作"舍脉从症"。也有的情况下（大多是重病）在脉症不符时，舍弃症状而服从脉象，叫作"舍症从脉"。

【病例二】卢××，女，57岁。

病史：尿潴留20余天，依靠导尿管排尿，面色无华，头晕腰酸，胸脘痞闷，小腹胀满，四肢发冷，苔薄根腻，舌质淡，脉细。

处方：黄芪一两，桂枝三钱，枳壳三钱，车前子一两（包），泽泻三钱，杜仲三钱，白蒺藜三钱，穞豆衣三钱，桔梗钱半，济生肾气丸三钱（包）。

上方服二剂后能自解小便，以后基本按上方加减服八剂而愈。

辨证分析：本例辨证属于肾阳不足，膀胱气化不利，从腰酸、肢冷、舌淡可以看出肾阳不足。治疗原则以温补肾阳、通利膀胱为主。方中用济生肾气丸、杜仲以温补肾阳；黄芪补气；枳壳理气；黄芪、枳壳合用而助膀胱气化，再加桂枝、车前、泽泻通阳利水，故有通利膀胱之作用。白蒺藜、穞豆衣兼治头晕。至于用开肺之桔梗，这是因为古代有"肺为水之上源"之说，认为开肺可以协助通利小便。

九、内脏同病举例

人体各内脏之间，在形态结构、生理功能、病理变化等方面，都是互相密切联系的，一个内脏的病变常常可以累及其他内脏。因此，在临床上常见两个或两个以上的脏腑相继或同时患病，如心脾两虚、脾肾阳虚等。现将常见的两个或两个以上脏腑同病的症候及治疗举例说明如下。

(一)脾肾阳虚 肾是先天之本,脾是后天之本。脾的运化功能,必须依靠肾阳的推动;而肾阳要保持充盛,又必须依靠脾从食物中摄取营养,所以两者是相互影响的。如肾阳虚衰,每致影响脾的运化功能,以致出现消化不良、气血不足的一系列症候;同样,如果脾的运化功能障碍,日久必然导致肾阳不足。

主要症候:表现为久泻不止,完谷不化,有的出现晨泻;或出现水肿与腹水。同时有怕冷、四肢不温、面色淡白或萎黄、食欲不振、神疲乏力、肌肉消瘦、腰酸耳鸣、脉沉细无力、舌质色淡而胖、苔白等症。

治疗原则:温补脾肾为主。由于脾肾阳虚,往往内生水湿,所以常同时应用祛湿药。常用药有附子、肉桂、干姜、仙灵脾、仙茅、党参、白术、茯苓、益智仁、补骨脂等药。泄泻者常用四神丸加减;水肿者常用真武汤加减。

第202页病例二是脾肾阳虚的例子,请参阅。

(二)肝肾阴虚 人身之阴液,以肝阴与肾阴为主。阴虚的病症,很多肝阴虚与肾阴虚并见,称为肝肾阴虚。

主要症候:头晕耳鸣、眼花、两目干涩或夜盲、腰痛腰酸、心烦失眠、梦遗、咽干口燥、舌质红、脉细或细数无力。

治疗原则:滋养肝肾。常用地黄、首乌、杞子、旱莲草、女贞子、当归、白芍等药。处方可用杞菊地黄丸、二至丸加减。

第186页心病辨证举例病例三有肝肾阴虚见症,可参考。

(三)心脾两虚 脾为气血生化之源,脾虚以致气血不足,血不养心而致心悸、失眠、健忘等症,此种情况,称为"心脾两虚"。

主要症候:精神疲乏、食欲不振、面色不华、焦虑不安、思想不集中、记忆力减退、头晕头胀、心悸、失眠、多梦易醒、舌质淡、脉细弱。

治疗原则:补养心脾(健脾益气,养血安神)。常用党参、黄芪、白术、茯苓、甘草、当归、远志、枣仁、五味子、红枣、地黄等药。处方常用归脾汤加减。

下面是一个心脾两虚的病例。

【病例】孙××,女,40岁。

病史:头晕、心悸、气短神衰、四肢困倦、筋骨酸软、心烦失眠、多梦、盗汗、食欲不振、经闭、便秘，症起年余。此外，伴有面色苍白、血色不华、脉微细无力、舌苔薄白。

处方：炙黄芪三钱，炙党参三钱，当归三钱，熟地三钱，炒枣仁四钱，柏子仁三钱，川芎二钱，炒白芍三钱，乌贼骨四钱，茜草根四钱。

按：乌贼骨、茜草根，用来治疗血枯闭经，此方起源于《内经》。

（四）心肾不交　由于肾阴不足而致心火上亢发生失眠、心悸、多梦，称为心肾不交。

主要症候：心火亢盛，易兴奋。失眠是最突出的症状，可整夜不眠，心烦，急躁，情绪不稳定，同时又有眩晕、耳鸣、腰酸、腰痛等肾虚证状，脉细数，舌质红。

治疗原则：滋肾降火、交通心肾。用药如生地、玄参、丹参、杞子、夜交藤、朱砂、交泰丸（黄连、肉桂）等。

下面是心肾不交的病例。

【病例】黄××，男，34岁。

病史：心烦失眠、梦多、腰酸耳鸣、舌苔薄、舌尖红。

处方：甘杞子三钱，玄参三钱，大熟地四钱，灵磁石一两（先煎），肉桂三分，黄连三分。

（五）肝脾失调　肝喜疏泄，肝气和调，则脾胃的运化功能也得以保持正常。如果因情志不舒、肝气失于疏泄，既可影响到胃，使胃失和降（称为肝胃不和，已在胃的病症中论述），也可影响到脾，使脾的运化功能减弱，出现胸脘痞闷、消化不良、腹痛腹泻等症候。脾失运化，进而影响气血，在妇女可出现月经失调。这些症候称为肝脾失调。

主要症候：其一，表现为腹痛则大便泄泻，经常发作，同时胸胁痞闷，饮食减少。如结肠过敏患者常可出现上述症候，慢性肝病患者也可出现；其二，表现为妇女月经不调，超前或落后，量少，痛经，或在行经前乳房胀痛、面目浮肿、大便泄泻等症。精神多见抑郁，舌苔多薄腻，脉弦细。

治疗原则：柔肝健脾。常用柴胡、白芍、木瓜、当归、防风、白术、茯苓等药。前者可用痛泻要方加减；后者可用逍遥散加减。

下面是肝脾失调的病例。

【病例】罗××，男，28岁。

病史：肠鸣腹痛，痛一阵泄一阵，完谷不化，食欲不振，四肢无力，舌苔薄白，脉象浮弦。

处方：白术三钱，陈皮二钱，白芍六钱，煨葛根三钱，车前子三钱，木瓜三钱。

服四剂痊愈。

按：上方系痛泻要方加味，加木瓜柔肝，车前子利小便而实大便，煨葛根厚肠止泻。

（六）**肺脾同病**　脾与肺的关系主要表现在津液输布方面，人体的津液通过脾而上输于肺，所谓"脾气散精，上归于肺"，再由肺气的宣化肃降而布散全身。如果脾运输水液的功能失常，或者肺失宣化和肃降的作用，则水液凝滞就会生湿成痰，产生慢性咳嗽多痰的病症，所谓"脾为生痰之源，肺为贮痰之器"，就是指的这种情况。因而慢性咳嗽多痰，被认为是肺脾同病造成的。

主要症候：兼见肺、脾两方面的症状，咳嗽时愈时发，久延不愈，咯痰黏稠色白，胸闷气逆不舒，饮食减少，肢软无力，舌苔白腻，脉濡缓。

治疗原则：健脾化湿、宣肺降气化痰。健脾化湿可用苍术、白术、陈皮、半夏、茯苓、厚朴等，处方可用苓桂术甘汤（茯苓、桂枝、白术、甘草）、合二陈汤加减；宣肺降气化痰可用麻黄、苏子、杏仁、白前、紫苑等，处方可用小青龙汤加减。

慢性支气管炎患者长期咳嗽多痰，辨证多属肺脾同病，在咳嗽多痰症状显著时，以治肺为主；在咳嗽多痰较轻时，以治脾为主。下面一个病例可说明。

【病例】×××，女，28岁。

初诊：有慢性咳嗽史已多年，现咳嗽两个多月，微有气急，甚则咳嗽呕吐不得平卧，痰呈泡沫样、恶寒鼻塞、渴喜热饮、饮食少、大便稀薄、苔薄白、脉弦。

麻黄三钱，桂枝三钱，白芍二钱，杏仁三钱，细辛二钱，干姜二钱，甘草二钱，陈皮三钱，半夏三钱，茯苓五钱。二剂。

二诊：咳嗽减轻、怕冷甚、饭后饱胀、大便稀薄、口不渴、小便清长、苔薄白、脉沉缓。

制附片四钱，茯苓四钱，白芍三钱，生姜三钱，细辛二钱（后下），五味子二钱，半夏三钱，砂仁二钱（后下），干姜二钱。二剂。

三诊：咳嗽大减，怕冷、腹胀均减轻，饮食增加，苔薄白，脉沉细。

党参四钱，干姜三钱，白术三钱，炙甘草二钱，茯苓六钱，桂枝三钱（后下），细辛二钱，五味子二钱。二剂。

（七）肺、肾、心同病　肺与肾的关系，主要表现在呼吸机能方面。肺主一身之气，不断地进行吐故纳新。但肺进行这种活动，还需依赖肾的"纳气"功能。所谓"肺为气之主，肾为气之根"，就是说明肺与肾的这种关系。如果肾阳不足，肾气的摄纳功能减退，就会影响肺的呼吸功能，导致肺气不降，出现呼吸短促、动则气急的病症。同样，肺有疾患，久而久之，也会影响到肾，出现上述症候，如慢性支气管炎引起肺气肿，中医认为是"肺病及肾，肾不纳气"的表现。肾为一身阳气之根本，而"肺朝百脉"，肾阳衰弱，肺气壅阻以致血脉流行不畅，均可导致心阳不振，因此而出现肺、肾、心同病。

主要症候：咳嗽多痰，气急，动则更甚，甚则不能平卧。心悸、胸闷、水肿、紫绀、苔白、舌质青紫、脉细滑数或结代，如肺源性心脏病可出现上述症候。

第225页病例（见心悸）是肺、脾、肾同病的例子，可参阅。

第八章 常见症候的辨证施治

前面几章介绍了辨证施治的总纲、外感热病和杂病辨证施治的一般规律。其内容是从病邪、人体及两者相互作用的角度来分析疾病的原因、性质、部位、深浅等。但是，在诊治疾病时，医生能从患者直接获得的资料却是症状。因此，在学习了辨证施治的理论知识之后，必须把这些知识运用到症状的分析上去，即应用于症状的辨证施治。本章介绍内儿科、外伤科、妇产科、眼喉科最常见症状的辨证施治作为举例，读者应当举一反三。

第一节 内儿科常见症候的辨证施治

咳 嗽

咳嗽主要由于肺气不宣或肺气上逆所致。肺脏上通咽喉，开窍于鼻，司呼吸，是气体出入交换的场所。因此，肺脏受到各种原因的影响，均能使肺气失于宣降，而引起咳嗽。

临床上以外感咳嗽、痰饮咳嗽和阴虚咳嗽较为常见。

一、辨证施治

（一）外感咳嗽 是由于风、寒、燥、热等外邪侵袭于肺，使肺气不宣、清肃失常所致。

1. **风寒咳嗽** 因风寒犯肺引起。咳嗽吐痰稀薄，鼻流清涕，多喷嚏，或兼发热、头痛、肢体酸楚、舌苔薄白、脉浮。治以疏散风寒、宣肺解表，用紫苏、金沸草、杏仁、天浆壳、前胡、佛耳草、桔梗、甘草等药。亦可用三拗汤（麻黄、杏仁、甘草）。感冒、急性支气管炎的初起，常可见到风寒束肺的症候（见第182页病例一）。

2. **风热咳嗽** 由于风热犯肺引起。咳嗽不畅、喉痒、痰稠或痰色发黄，可兼见咽痛、恶风发热、头痛等表证。舌苔薄黄或薄白、脉浮数。治以疏风清热、宣肺化痰，用桑叶、薄荷、金银花、牛蒡子、前胡、杏仁、桔梗、甘草等药。处方常用桑菊饮加减。

3. **风燥咳嗽** 多因感受秋令风燥之邪而引起。喉痒干咳无痰或略有稠痰，不易咯出，咽干而痛，鼻唇干燥，舌干少津。治以清肺润燥止咳，用桑叶、杏仁、麦冬、枇杷叶、沙参、瓜蒌皮、象贝、地骨皮等。处方常用桑杏汤加减。

外感咳嗽如经治疗，仍缠绵不愈，喉痒咯痰不爽，甚则气急，均可用止嗽散祛邪润肺，降逆止咳。

（二）痰湿咳嗽　痰湿咳嗽由于痰湿壅滞于肺所致，有痰热与痰饮之不同，均多呈慢性病程。由于"脾为生痰之源，肺为贮痰之器"，所以痰湿咳嗽其标在肺，其本在脾。在治疗原则上，根据"急则治标，缓则治本"的原则，在发作重时，以治肺（肃肺化痰）为主，在发作轻时，以治脾（健脾化湿）为主。

1. 痰热咳嗽　除由内生痰湿化热而形成外，也可由外感风热发展而成。临床表现为经常咳嗽多痰，痰黄而稠，或有臭味；甚则气急。其他症状可见高热、口干、便秘、舌苔黄腻、脉滑数等。咳痰多时，治以清化痰热，常用银花、连翘、桑白皮、江剪刀草、冬瓜子、鱼腥草、黄芩、胡颓叶、瓜蒌皮、米仁、芦根等药。处方可用银翘散合苇茎汤加减。咳痰少时，治以健脾清肺，常用白术、茯苓、山药、沙参、麦冬、枇杷叶等药。

肺脓疡、支气管扩张症等病可表现为痰热咳嗽（见第182页病例三和第183页病例四）。

2. 痰饮咳嗽　痰饮多属脾虚，中年以后的患者居多。表现为咳嗽多痰，痰如泡沫，反复发作，尤以冬季为甚。每因感受风寒而发作或加重。舌苔薄白或白腻，脉多弦滑。由风寒诱发者，初起可兼表证。发作重时，治以温化痰饮，可用温肺化饮汤（旧名小青龙汤）加减。痰多可加苏子、白芥子、葶苈子等。如兼外感风寒化热而见痰黄、咯出不爽、舌苔转黄或伴发热，则去干姜、五味子，加黄芩、江剪刀草、鱼腥草等清热化痰药。发作轻时，治以健脾化湿，常用白术、茯苓、桂枝、陈皮、半夏、杏仁、厚朴等药。

慢性支气管炎、肺气肿等病往往表现为痰饮咳嗽。

痰饮咳嗽日久不愈，肺病发展到肾病，最后导致肾阳虚弱、肾不纳气而出现咳嗽气短，动则气喘尤甚，腰酸肢软、怕冷、四肢不温、面浮足肿、舌淡白、脉沉细等症候。一方面，是肾阳虚弱；另一方面，是肺有痰饮。这种情况，则称为"上盛下虚"，将在哮与喘的辨证施治中介绍（见第214页）。

（三）阴虚咳嗽 是由于多种原因引起肺阴不足而发生的咳嗽。一般起病多缓慢，呈慢性过程。初期仅见干咳无痰或痰少，疲倦乏力，逐渐消瘦，食欲不振，偶或痰中夹有少量血丝；继则见有阴虚火旺的症状，咳嗽加剧，干咳少痰，或痰多色黄而稠，午后潮热、颧红、盗汗、失眠、舌质红，脉细软。治以养阴清肺、化痰止咳为主，可用生地、麦冬、沙参、功劳叶、杏仁、百部、紫苑等药。出血加白芨、茜草根、海蚌含珠等；盗汗加五味子、煅牡蛎、黄芩、丹参、浮小麦等；痰黄稠而多加鱼腥草、山海螺等。肺结核、慢性支气管炎与支气管扩张症等均可见到阴虚咳嗽症候（见第183页病例五）。

阴虚咳嗽如合并外感时，应根据"急则治其标，缓则治其本"和"标本同治"的原则来权衡阴虚与外感之间的轻重缓急，全力抓住主要矛盾。如外感症候十分明显，已构成了主要矛盾，则应采取"急则治其标"的方法，先治外感为主；外感症候虽有，但还未构成主要矛盾时，则可采取"标本同治"的方法，两者兼顾。

二、临床举例

【病例】王××，女，20岁。

病史：咳嗽已半年余，服中西药物效果不好。主要症状为干咳少痰、头痛、咽喉充血疼痛、脉小滑、苔薄腻（西医诊断：慢性支气管炎）。

处方：生麻黄三钱，嫩射干五钱，炙紫苑五钱，姜汁生半夏三钱，制南星三钱，炙百部五钱，板蓝根五钱。

服四剂，咳嗽大减，咽痛已除，再予上方去板蓝根，续服四剂，咳嗽即止。

辨证分析：患者咳嗽已有半年多，属于久咳。伴有咽喉疼痛，这是痰热不清的表现，所以用清热解毒、宣肺化痰止咳的方法治疗，麻黄、射干宣肺，紫苑、百部、半夏、南星化痰止咳，板蓝根清热解毒。

哮与喘

喘症以呼吸急促，甚至张口抬肩，不能平卧为特征。如喉间有水鸡声为哮症。常与咳嗽并见。一般可分为虚实两类，实证多属外邪犯肺，兼有痰浊所引起；虚证多属内伤宿痰，与肺和肾的关系最密切。

一、辨证施治

哮与喘发生的病因很多，可因外感、内伤等各种原因所引起，但总不外邪实正虚两类。有邪的为实，无邪的属虚。所以前人有"实喘者有邪，邪气实也；虚喘者无邪，元气虚也"的说法。但在临床上经常表现的是虚实夹杂、上实下虚的症候，这时就需通过辨证，分析矛盾的主次方面，进行不同的治疗，急则治标，缓则治本，或标本兼治。

（一）实证 急性发作的哮、喘，多数是因感受外邪而引起，它又有寒喘与热喘的区别。

寒喘因感受风寒，寒痰交阻于肺，肺气不宣，症见咳嗽气喘或喉间有哮鸣声、胸闷、痰多稀薄，初起多兼恶寒、头痛、身痛等表证，舌苔薄白或白腻、脉浮。治以宣肺散寒、化痰平喘，用三拗汤加苏子、橘皮、旋复花等。如平素有痰饮，感寒即发者，按痰饮咳喘治疗，一般用小青龙汤加减，多见于急性支气管炎及支气管哮喘等（见第182页病例二）。

热喘因感受风温之邪或痰热壅滞于肺，肺气上逆，症见发热（初起有恶寒或寒战）、咳嗽胸痛、痰多稠黄、咯吐不爽、气喘甚或鼻翼扇动、苔黄腻、脉浮滑而数。治以清热解毒、宣肺平喘，用麻杏石甘汤（麻黄、杏仁、石膏、甘草）加鸭跖草、半枝莲、蒲公英、鱼腥草等。肺炎、慢性支气管炎与支气管扩张继发感染等多表现为这一类型。

（二）虚证 虚证多为某些慢性疾病过程中的一个症状。它的成因很多，临床病象的差别也较大，一般可分为肺虚、肾虚及上实下虚三类。

1. **肺虚** 由于久病体虚，咳伤肺气所致。症见气短而喘、咳声低弱、言语无力、易汗出畏风、舌质淡红、脉象较弱。治以益气定喘，常用党参、黄芪、五味子、甘草等药。处方用生脉散加减，如兼见口干、舌红少津等阴虚的症候，则加沙参、玉竹等养阴的药物。

2. **肾虚** 如果病情进一步发展，由肺及肾，肾不纳气，就可出现动则喘促更甚，张口抬肩，甚则汗出肢冷，舌质淡或青紫，脉沉细等症。治以温肾纳气，用肾气丸加黑锡丹之类。如舌质青紫，则挟有瘀血内阻，可加桂枝、丹参、赤芍等通阳活血的药物。

如病势再进一步发展可见肾阳虚衰，水湿泛滥，症见心悸喘咳，小便不利，以致肢体浮肿，舌质淡胖，脉象沉细。治以温阳利水，用附子、干姜、茯苓、白术、泽泻、芍药、甘草等，处方用真武汤加减。到了严重阶段，不但肺肾俱虚，且心阳也衰竭，咳喘加剧，烦躁不安或神情淡漠，神志恍惚，肢冷汗出，脉沉细或浮大无力，宜急用参附汤加龙骨、牡蛎、五味子等回阳固脱，及时急救。肺气肿、肺源性心脏病、心力衰竭等所出现的喘症常属肺虚、肾虚这些类型。

3. 上实下虚 同时见到痰饮壅肺和肾不纳气两种情况时，称为上盛下虚（或上实下虚）。上盛下虚多因痰饮咳嗽长期不愈发展而成，但也可由于素来肺肾虚弱，复感外邪阻遏于肺而形成。

"上盛"表现为咳嗽多痰、气急胸闷等症候；"下虚"主要表现为"肾不纳气"，见到动则气喘、腰酸肢冷、脚肿如泥、脉沉细等症候。治疗原则是肃肺化痰（清化痰热或温化痰饮）、益肾纳气二者兼顾，可用温肺化饮汤或麻杏石甘汤合金匮肾气丸加减。但"上盛"属标，"下虚"属本，根据"急则治标，缓则治本"的原则，在发作厉害，咳嗽、气急、多痰等症状显著时，以肃肺化痰为主；在平时发作较轻时，则以温肾纳气为主。

慢性支气管炎、支气管扩张等慢性呼吸系疾病发展到肺气肿、肺源性心脏病、心力衰竭时，往往会表现出上盛下虚的症候。

二、临床举例

【病例】孙××，男，37岁。

病史：患者二年前有支气管哮喘，去年一月份回家后自觉体虚无力，稍劳动则心悸气喘，发时需打针或服药才能好转。这次发作，在四天前夜间突然感到呼吸困难，逐渐加重，继则咳吐白沫痰液、心跳胸闷、不能进食，坐则尚能忍受，故已端坐三昼夜，未能入睡。面色紫暗、脉洪滑、舌紫如猪肝、体温38℃。两肺满布干、湿性啰音。

处方：野台参四钱，熟地六钱，生山药八钱，芡实四钱，山萸肉四钱，生白芍四钱，生龙骨六钱，生牡蛎六钱，生赭石六钱，五味子二钱，炒苏子二钱，甘草二钱。

服后自觉胸部舒畅，喘息渐平，沉沉入睡，直熟睡至次日方醒，醒后喘平，脉转缓和，唯觉神疲少力。此后常服六味丸调理，至今未发。

辨证分析：患者支气管哮喘虽然只有两年，但因发作频繁，自去年一月份已有虚象出现，这次发作，其势更甚，心跳气急，不能平卧。这些症状都是肾虚不能纳气的表现。脉象虽见洪滑,但这是一种假象,应舍脉从症进行辨证。用大补肾气、纳气镇逆的方法取得了较好的疗效。

泄 泻

泄泻是指大便次数增加,大便溏薄,甚至如水样,亦可为完谷不化。一般不挟有脓血,也无明显的里急后重。腹痛或有或无。

泄泻的原因虽较复杂,但总是脾胃功能的障碍,所以有"泄泻之本,无不由于脾胃"的说法;在病邪方面则与"湿"的关系最大。外感湿邪,脾胃受病,或脾胃虚弱,对饮食的消化吸收发生障碍,食物不能化生精微,水湿内生,均可形成泄泻。在治疗上应以调理脾胃,祛湿为主,但也要根据不同的情况而出入变化。

一、辨证施治

泄泻的辨证,一般粪便清稀的多属寒,粪便黄褐秽臭,肛门有烧灼感的多属热;病势急骤,腹部胀痛拒按,泻后痛减的多属实,病程较长,腹痛隐隐,大便次数略增的多属虚。如因精神紧张,情绪波动而引起的多属肝气影响脾胃。现分述于下。

(一)**寒湿** 一般多由于寒湿入侵,引起脾胃功能失调。可见粪便清稀,或兼发热头痛,肢体酸楚,脉浮苔白。治以解表散寒、芳香化浊,可用藿香正气散(或纯阳正气丸)加减。如胸闷纳呆、舌苔白腻,为湿邪较重的表现,可加苍术、木香以助燥湿健脾之力(见第188页病例一)。

(二)**湿热(暑湿)** 这种类型的泄泻以夏秋之间最为多见,多因饮食不洁所引起。排便次数突然增加,一天三五次以至数十次不等,粪便黄褐而热臭,每伴有发热、腹痛、心烦、口渴、尿少、恶心、呕吐等症状,舌苔黄腻、脉多滑数。治以清热利湿,可选用黄芩、马齿苋、辣蓼、海蚌含珠、穿心莲、凤尾草、地锦草等药。如夹有食滞,泻下不爽,腹痛拒按者,应采取"通因通用"的方法,可加枳实、制大黄以清热导滞。若湿邪偏重,则粪便清稀,或如水样,舌苔多见白腻,脉象多濡。治以芳香化浊、苦温燥湿为主,可用藿香正气散加减,常用藿香、半夏、厚朴、赤苓、苏梗、陈皮、葛根、黄芩等药。

急性胃肠炎因不同的临床表现,可属于寒湿或湿热型泄泻。

(三)**伤食** 主要由于暴饮暴食,或宿食停滞,影响脾胃的运化而引起，也可由于脾胃虚弱而致饮食停滞不化。症见腹痛肠鸣，粪便臭如腐败鸡蛋，泻后痛减，腹部胀满，嗳气腐臭，舌苔垢腻。治以消食导滞，可用枳实、鸡金、木香、神曲、山楂等。处方可用保和丸加减，泻下不爽可用枳实导滞丸。

（四）**脾胃虚弱** 患者多有其他慢性病，或体质虚弱，以致脾胃运化功能不好。大便经常溏薄或如水样，吃了油腻的食物，大便次数即明显增加，粪便中常夹有不消化的食物，腹隐痛或不痛，食欲不振，面色萎黄，神疲乏力，苔薄白，脉濡弱。治以益气健脾，可用党参、茯苓、白术、木香、陈皮、扁豆、山药、薏苡仁等药。处方可用香砂六君丸加减。

脾肾阳虚：多为脾胃虚弱的进一步发展，除出现上述症状外，还可见面色苍白、怕冷、四肢不温、粪便中有食物残渣等脾阳不足的症状。治疗以健脾温阳为主，可用理中汤加味。如再进一步发展，则可出现肾阳不足的情况，患者常在黎明前后连续腹泻，腹痛即泻，泻后较舒，并见腰膝酸冷、舌淡胖、脉沉细或沉迟。治以温补脾肾、收敛止泻，可用四神丸加味。

慢性肠炎、肠结核、慢性菌痢等均可表现为脾胃虚弱或脾肾阳虚型腹泻。

（五）**肝气** 多因情绪紧张、恼怒或忧郁等使肝失条达，影响脾胃的运化功能。患者全身情况一般正常，每于情绪波动时即引起腹痛腹泻，常伴有胸胁胀闷、嗳气食少、脉多弦。治以调理肝脾、理气化滞，可用痛泻要方加柴胡、香附、茯苓、枳壳等。肝气泄泻，往往见于胃肠神经官能症、慢性肠炎患者。

泄泻的治疗，在上面各型立法用药的同时，可根据不同情况，适当加入利小便的药物，因为中医认为腹泻多由脾胃受病，水谷不分，清浊混淆，并走大肠所致。利尿能使水湿从小便而出，则泄泻容易治愈，所以在古代文献中有"利小便即所以实大便""治湿不利小便，非其治也"的说法。但利湿的方法，临床上用于急性泄泻的较多，用于慢性泄泻的则较少。

如慢性泄泻，次数较多，滑脱不禁，在辨证用药的同时，可酌加收涩固脱的药物，如煨诃子、罂粟壳、赤石脂、禹粮石等。

二、临床举例

【病例】马××，女，39岁。

病史：泄泻三年，起于痢疾之后，大便时下腹疼痛，经行则便泄加重。此外，伴有头晕、心悸、腰酸、疲乏、舌苔白腻、脉沉细等症。

处方：熟附块二钱，党参三钱，炒白术三钱，茯苓三钱，炙甘草一钱，木香钱半，炮姜一钱，补骨脂三钱，肉桂粉四分（吞服）。

上方服十四剂痊愈。

辨证分析：泄泻三年、腰酸无力、脉沉细，辨证属脾肾阳虚。治疗原则是温补脾肾，但以补脾为主，党参、白术、茯苓、甘草等健脾；附子、肉桂、补骨脂温补脾肾。

水 肿

体内水液潴留，泛滥肌肤，引起头面、眼睑、四肢、腹部，甚至全身浮肿者称为水肿。

人体内水液的运行，须依靠肺气的通调，脾气的转输，肾气的开阖。若肺为外邪所袭，肺气不宣则不能通调水道；若因久居潮湿之地以及冒雨涉水，脾为湿困则脾失健运，不能运化水湿；若因劳倦过度，日久损伤肾阳，则肾虚开阖不利，不能化气行水。以上种种原因都能引起肺、脾、肾三脏功能的障碍，使体内水液的调节、运输和排泄发生障碍，以致水液停聚，泛滥肌肤，即可形成水肿。因此，我们认为水肿与肺、脾、肾三脏有密切关系，故治疗水肿强调以宣肺、健脾、益肾为主。

一、辨证施治

水肿在临床上常见有以下几种不同的类型。

（一）风水泛滥　面目浮肿，继则遍及全身，来势迅速，肢体酸重，小便短少，多有恶风、发热、咳嗽气急、咽痛等表证。治以宣肺行水，用羌活、防风、连翘、杏仁、桑白皮、赤苓、赤小豆、车前、生姜等。急性肾炎多表现为风水泛滥型水肿。

（二）水湿壅聚　偏于寒湿者，多见肢体浮肿，按之没指，小便短少，口不渴，身体重而困倦，苔薄白，脉沉缓。治以健脾利水，用茯苓、泽泻、白术、猪苓、桂枝、生姜皮等。处方可用五苓散加减。

偏于湿热者，多见遍身浮肿，甚则腹部胀满，皮色润泽光亮，烦渴，小便短赤或见大便干结，苔黄腻，脉沉数。治以清利湿热，用汉防己、车前子、葶苈子、大黄、茯苓皮、泽泻等药。迁延型肾炎、慢性肾炎等均可出现本类型水肿。

（三）**脾肾阳虚** 一身水肿，腰以下为甚，按之不易即起。小便短少、面色㿠白、腹胀、食少、便溏、腰酸、肢冷、舌淡胖、脉沉细。治以温补脾肾、化气行水，用附子、白术、茯苓、芍药、生姜、肉桂、巴戟天、仙茅、仙灵脾等药。处方用真武汤加减。慢性充血性心力衰竭或慢性肾炎肾变期脾肾阳虚者为多见。

以上所叙述的几种不同证型是可以相互转化的。如风水泛滥，水湿壅聚，来势较急，日久可以伤及脾肾阳气，以致病情缠绵难愈；反之，脾肾阳虚，久而不愈，一旦复感外邪，又可急性发作，促使水邪泛滥、肿势突然增剧，病情更趋严重。出现上述情况，必须随证施治。

二、临床举例

【病例】陈××，女，49岁。

病史：全身水肿反复发作已有三年，曾多次住院，诊断为"慢性肾炎"。一月前出现全身性水肿，伴有气急、头晕、目糊、形寒、腹大如鼓、面色苍白无华、行动气促、乏力纳呆、脉沉滑数、苔薄白质淡中剥。

处方：黄芪一两，防己三钱，生白术三钱，熟附块三钱，川桂枝钱半，泽泻三钱，车前草一两，赤、猪苓各三钱，怀牛膝三钱，大腹皮三钱。

辨证分析：这一病例属脾肾阳虚水肿，依据是周身水肿，形寒，乏力纳呆，面色苍白无华舌质淡等。治疗法则是益气温阳利水。方中除黄芪益气，附子、桂枝温阳，怀牛膝补肾外；其余诸药都有不同程度的利水作用。

黄　疸

患者的眼白（巩膜）、皮肤和小便发黄叫黄疸。

黄疸多因时邪外袭，郁而不达，以致湿热蕴结于脾胃，由脾胃而熏蒸于肝胆，使胆液外泄，侵入肌肤所引起。也有因于酒食不节，损伤脾胃，以致运化功能失常，湿浊内生，郁而化热，湿热交蒸所引起。因此，黄疸的发生，均由于脾胃湿热，湿热熏蒸于肝胆，胆液不循常道而外溢肌肤黏膜所致。

第八章 常见症候的辨证施治

一、辩症施治

黄疸首先要辨别阳证与阴证，临床上称为阳黄、阴黄。一般发病急、病程短、颜色鲜明者为阳黄；发病慢、病程长、颜色晦暗者为阴黄。

阳黄还要辨别热重于湿，还是湿重于热。热重于湿者，身目发黄、颜色鲜明、发热口渴、口苦心烦、小便黄如浓茶、大便秘结、舌苔黄腻、脉多弦数。治疗原则以清热利湿为主，佐以泻下之品，用茵陈蒿汤加味。茵陈为清热利湿除黄之要药，用量宜重，佐以山栀、大黄清热泻下之品，并可酌加茯苓、猪苓等渗湿药物，使湿热之邪从二便而去。湿重于热者，身目发黄，但不如热重者之鲜明，头重身困、胸闷纳减、腹胀便溏、苔多厚腻微黄、脉多濡缓，治疗原则以祛湿为主，佐以清热之品，用茵陈五苓散（茵陈、猪苓、茯苓、泽泻、白术、桂枝）加减，茵陈为主药，配以五苓散化气利湿，使湿从小便而去，并可酌加藿香、蔻仁等芳香化湿药物。

阳黄辨别偏热与偏湿，舌苔是辨证的关键。若见厚腻或白腻苔则为偏湿，用药偏于芳香燥湿；若白腻带黄苔可稍加清热药；若见黄腻或黄燥苔则为热重，应用清热利湿泻下的药物。临床上急性黄疸型传染性肝炎及急性胆囊炎、慢性肝炎活动期伴有黄疸时，多表现为阳黄的症候。

阴黄多由阳黄转化而来，湿热未退而脾胃阳虚，黄疸由鲜明转为晦暗或黧黑，食少便溏、神疲畏寒、舌淡苔腻、脉多沉迟。治疗原则以温振脾阳为主，兼利湿热，可用茵陈术附汤（茵陈、白术、附子、干姜、甘草）加减。常用附子、白术、干姜、茯苓、甘草等健脾温中，用茵陈、泽泻等清利湿热。阻塞性黄疸日久不退、某些肝硬化及肝癌患者可表现为阴黄。

还有一种黄疸，发黄急骤，身目发黄呈红黄色，高热烦渴，胸腹胀满，神昏谵语，衄血便血或肌肤出现斑疹，舌质红绛、苔黄而燥，脉象弦滑而数，称为急黄，病情多险恶。治以清热凉血解毒，用黄连、山栀、茵陈、广犀角、生地、丹皮、赤芍等药，神昏谵语者，并用安宫牛黄丸或至宝丹以凉血开窍。急性肝坏死多属于急黄。

二、临床举例

【病例】严××，女，54岁。

病史：遍体发黄、右胁下疼痛、胸闷作恶、饮食减少，已迁延两年多，屡治无效。今巩膜及一身发黄，小便黄赤，肝肋下二指，苔腻，脉弦滑而来就诊（西医诊断为慢性肝炎活动期）。

处方：茵陈五钱，山栀三钱，生川军二钱（后下），炒延胡索三钱，川朴一钱，陈皮钱半，车前子三钱（包），焦白术三钱，姜半夏三钱。

患者初诊时肝功能化验SGPT 113单位，经上方加减治疗共七次，诸症基本消失，SGPT下降到38单位。

辨证分析：这一病例完全是阳黄症候。虽然病程已迁延二年以上，但并没有丝毫脾胃虚寒的症候出现。所以在辨证时应重"症"，切不可受时间长短的限制。治疗以清热利湿为主，佐以泻下，使湿热之邪从二便而去。另以川朴、半夏、陈皮、白术健脾化湿，延胡索理气止痛。

眩　晕

眩晕是指头晕眼花的意思。轻者闭目即止；重者旋转不定，以致不能站立，或伴有恶心、呕吐、出汗等症，甚则可导致昏厥。

对眩晕的发生原因，有不同的说法：如"诸风掉眩，皆属于肝""无痰不作眩""无虚不作眩""髓海不足"等。临床上以肝阳上亢及气血两虚最为常见。

一、辨证施治

（一）**肝阳上亢**　多因思虑烦劳，或情绪急躁，导致肝阳上升，因而眩晕时作，脉弦。初起病情较轻者，舌脉无异常。治以平肝潜阳，用钩藤、珍珠母、白蒺藜、野菊花等，处方可用平肝息风汤加减。如阴虚火旺，症见面色潮红、急躁易怒、舌质红、脉弦数。治疗用前方加山栀、黄芩、生地、玄参、墨旱莲、白芍等滋阴清火的药物。亦可选用青木香、车前草、小蓟草、豨莶草、槐花等药。本型多见于高血压的患者。

（二）**血虚眩晕**　多因脾胃虚弱，运化不健，不能化生精微，以致气血日衰；或因吐血、衄血、外伤出血、妇女崩漏及产后出血过多等各种失血，血虚不能上荣于脑，而引起眩晕。症见眩晕时作，稍遇劳累则更甚，兼见面色㿠白、神疲乏力、唇舌淡红、脉细弱。治以补益气血，用归脾汤为主，或加墨旱莲、女贞子、桑椹子等。本型见于各种原因引起的贫血患者。

（三）**肾虚眩晕**　肾虚脑海不足所致。症见眩晕、精神萎靡、记忆力减退、腰酸膝软、耳鸣等。偏阴虚的五心烦热、舌质红、脉弦细。治以滋补肾阴，常用桑椹子、熟地、杞子、菟丝子、龟板、首乌、牛膝等，处方可用杞菊地黄丸加减。如偏于阳虚的，则四肢欠温、舌质淡、脉弦细。治以补肾助阳，常用熟地、狗脊、续断、菟丝子、附子、肉桂、鹿角胶等，处方可用右归丸加减（见第202页病例一）。肾虚眩晕以神经衰弱、贫血的患者为多见。

（四）**痰浊中阻** 多因脾虚生湿，湿痰中阻，清阳不升，浊阴不降而引起。症见眩晕欲倒、视物旋转、头重如蒙、恶心呕吐、苔薄白或白腻、脉滑。治以化湿祛痰为主，用半夏、竹茹、白术、茯苓、枳壳、珍珠母等药。处方可用半夏天麻白术汤加减。耳源性眩晕临床多表现为痰浊中阻。

眩晕一症，临床上颇为常见，必须辨别标本虚实。本虚以气血不足，肾虚为主；标实以风（肝风）、火、痰为主。如属于肝阳上亢的，应随时注意有否中风的先兆，必须及早预防。

二、临床举例

【病例一】张××，女，40岁。

病史：突然眩晕发作，站立不稳，自觉头重，身体及房屋等旋转，伴有耳鸣、胸闷、恶心，未见呕吐，即卧床休息也不见好转，苔薄白而腻，脉细数。追问病史，以往曾有类似发作，诊断为"耳源性眩晕"。

处方：珍珠母一两（先煎），生铁落一两（先煎），姜半夏三钱，姜竹茹三钱，茯苓四钱，苏梗三钱，枳壳钱半，陈皮钱半。服一剂，次日即诸症消失，一如常人。

辨证分析：患者眩晕突然发作。从胸闷、恶心、头重、苔薄白而腻等辨证，均属于痰浊中阻所引起的眩晕。脉象虽然细数，但一无肝火偏盛的其他症候，二无血虚的明显表现，都不足为辨证依据。方用温胆汤（陈皮、半夏、茯苓、甘草、枳实、竹茹）加减，以化湿祛痰，和胃降逆，加珍珠母平肝潜阳。

【病例二】王××，女，15岁。

病史：眩晕已有月余，自得病以来，记忆力、理解力均显著减退。患者终日头脑昏昏，如坐舟车之中，甚则头旋欲倒，晨起尤剧。伴有偏左头痛，两太阳部筋脉抽掣搏动，两腿亦不时抽掣挛痛，两眼发红，脉弦劲而数，舌边红、尖绛起刺，苔薄黄。

处方：杭菊花二钱，钩藤四钱（后下），天麻钱半，冬桑叶三钱，生石决明四钱（研）、代赭石四钱、焦山栀二钱、丹皮二钱、玉竹四钱、白芍三钱、姜半夏三钱。

上方连服三剂，昏晕、头痛、筋掣均除；自觉头脑豁然开朗，舌质淡红，脉亦转缓。惟仍有两足酸软无力，尚有轻微挛痛。处方丹栀逍遥散，服三剂后，诸症均除。

辨证分析：这一病例属于阴虚火旺，肝风内动。辨证要点是两眼发红，两腿抽掣挛痛，脉弦劲而数，舌边红、舌尖绛起刺，苔薄黄等。肝火上冲则两目发红，脉弦劲而数；肝风内动则两腿抽掣；营阴亏耗，无以营养筋脉，则两腿挛痛。舌边红、舌尖绛起刺，亦为阴虚的表现。治疗以平肝清火为主，佐以降逆养血滋阴，方中药味除平肝息风外，山栀、丹皮清火，代赭石、半夏降逆，白芍、玉竹养血滋阴。

心　悸

心悸是指患者自觉心跳不适。前人把心悸分为惊悸和怔忡两种。实际上两者只是在程度上有轻重的差别。惊悸较轻，怔忡较重。

本症一般常与失眠、健忘、眩晕、耳鸣等症同时并见。

一、辨证施治

心悸的辨证，观察舌质的变化，很为重要。如舌质淡红，多属心血不足；舌质红绛，多属阴虚火旺；舌质淡胖，多属心阳不振；舌质青紫，常表示血流不畅，瘀血内停。同时须结合其他情况来辨认。

（一）心神不安　多因突受惊恐所引起。见有心悸、善惊易恐、坐卧不安、多梦易醒、饮食少思、脉小数、舌苔如常。治以镇惊安神为主，用磁朱丸加龙齿、远志、牡蛎等，并需安慰患者，以解除紧张情绪。

如症见心悸、善惊，有痰不易咯出、舌苔黄腻、脉象滑数者，属于痰热上扰，心神不安。治以清化痰热、和胃安神，可用温胆汤加黄芩、枣仁、远志等药。神经官能症等常见到本型症候。

（二）心血不足　多因失血过多或久病血虚所引起。症见心悸不安、面色不华、失眠、眩晕、耳鸣、健忘、倦怠乏力等症，舌质淡、脉象细弱。治以益气补血，用归脾汤酌加磁石、朱砂等镇心安神的药物。贫血或某些神经衰弱者可出现心血不足的心悸。

（三）阴虚火旺　多因思虑过度，长期精神刺激所致。除心悸外，常伴有性情急躁、忧郁、恐惧、眩晕、失眠、口干、舌红、脉细数等一系列阴虚火旺症候。治以滋阴清火、养血安神，处方可用安神补心丸加减。神经官能症常见本型症候（见第186页病例三）。

（四）心阳不振 多见于某些慢性疾病过程中。因心阳不振，心气衰弱，血液流行不畅而引起心悸。轻者自觉心中空虚、神疲乏力、肢冷形寒、舌质淡、脉细或结代。治以温通心阳、气血并补，用炙甘草、桂枝、党参、当归、生地、麦冬、枣仁、龙骨、牡蛎等。重者可见短气喘息、不能平卧、小便短少、肢体水肿，或有胸闷不舒、心痛阵作、舌色紫暗、脉涩或结代。治以益气温阳、活血化瘀，用黄芪、党参、桂枝、附子、丹参、桃仁、红花、赤芍等。气促，小便短少，肢体水肿者可加葶苈子、茯苓、车前子等利水的药物，这种心悸在心律紊乱、心绞痛及心力衰竭时可见到。

综上所述，心悸的治疗，主要从补心血、益心气、养心阴、振心阳等"补虚"的一面着眼，但在补虚的同时，还应该看到它的"实"的一方面，如瘀血阻滞、痰浊上逆、水饮内停等。治疗时分别配合通阳化瘀、祛痰行水等方法，方能进一步提高疗效。

二、临床举例

【病例】陈××，男，74岁。

病史：素有咳嗽，下肢浮肿。最近两天突然心悸气急加剧，肿势亦甚，延及大腿，按之如泥，咳嗽痰多，咯痰不爽，怕冷，四肢不温，脉弦滑，苔厚灰腻。

处方：熟附块五钱（先煎半小时），生黄芪五钱，葶苈子一两，光杏仁三钱，淡姜皮钱半，炙紫菀五钱，姜汁生半夏三钱，茯苓皮一两。

辨证分析：这一病例是肺源性心脏病、心力衰竭。根据心悸、咳嗽痰多、气喘、水肿、怕冷、四肢不温等辨证属于心、脾、肾阳虚，痰湿阻肺，水湿泛滥。治疗原则是温阳益气、化痰利水。温阳益气用熟附块、生黄芪。因附子有毒，所以要先煎，以解除其毒性。利水用葶苈子、姜皮、茯苓皮，化痰止咳用杏仁、紫菀、半夏。

疼　痛

疼痛是最常见的症状。引起疼痛的原因也很多。因此，认识和掌握疼痛的辨证施治很重要。现将疼痛的辨证施治概括介绍如下。

一、疼痛发生的基本原因

引起疼痛的基本原因有如下几方面。

（一）气滞 气以流通为顺，气滞不通，不通则痛。因此，气滞是疼痛最基本的原因。但气滞疼痛多见于胸胁痛、脘腹痛，而头痛、关节痛很少气滞。

（二）血瘀 血流不畅，瘀结不通也是引起疼痛的常见原因。瘀血疼痛范围最广，胸胁痛、脘腹痛、腰痛、头痛均可由瘀血引起，关节疼痛也常有血脉不畅的因素。

（三）外邪侵袭 外邪侵入常可引起疼痛，例如，风寒湿邪侵入经络可引起关节疼痛；感冒风寒、风热、风湿以及痰湿上蒙等均可发生头痛；湿热侵袭可引起胁痛、脘腹痛、腰痛；寒湿侵袭可引起腰痛；寒邪侵入可引起腹痛。

（四）气血不足 气血不足，脑失濡养可引起头痛。气血不足也使风寒湿邪容易侵入而引起关节疼痛。

（五）脏腑失调 脏腑功能失调常引起疼痛。例如，心气不足、心阳不振可引起胸痛；肝阴不足、肝阳上亢可引起头痛；肝气郁结可引起胁痛；脾胃虚弱可引起脘腹痛；肾亏可引起腰痛、头痛。

（六）其他 伤食、虫积是脘腹疼痛的常见原因。

二、辨证施治

（一）脘腹痛 各种疼痛之中，以脘腹疼痛较为多见，而且原因也较复杂。气滞、瘀血、湿热（实热）、虚寒是脘腹痛最常见的原因。

1. **气滞** 气滞是脘腹痛最基本的原因。单纯气滞可致脘腹痛，寒凝、食积等致病因素，常与气滞相互作用，影响内脏的气机，导致脘腹气血不畅而疼痛。因此，理气止痛药几乎可用于所有的脘腹痛。气滞的脘腹痛有如下特点：

（1）疼痛常为胀痛，或攻窜不定；

（2）常伴有胸闷、嗳气等症状，嗳气或放屁之后常觉舒适；

（3）与精神因素有关，常因精神刺激而发作或加重；

（4）舌无明显变化，脉象弦或正常。

气滞的治疗原则是理气止痛，常用香附、木香、枳壳、金铃子、延胡索、乌药等药；处方可用理气止痛方加减。

2. **瘀血** 瘀血疼痛常有如下特点：

（1）疼痛部位较为固定，疼痛性质多为刺痛；

（2）可伴有癥瘕积聚（肿块），如疼痛伴有出血，则血色紫暗多块；

（3）病史多较长，所谓"久痛入络"，意思是说久痛不愈，常为有瘀血阻滞脉络之故；

（4）外伤之后的疼痛，常为有瘀血之故；

（5）可见到舌青紫或瘀斑，脉细涩。但多数脉舌并无异常。

瘀血的治疗原则为活血化瘀，常用丹参、延胡索、赤芍、蒲黄、五灵脂、刺猬皮、桃仁、红花等药，处方可用血府逐瘀汤、失笑散加减。

3. **湿热（或实热）** 脾胃湿热（或实热）常引起脘腹疼痛，痛多骤起，程度较剧，痛处拒按，恶心呕吐，口苦纳呆，口干喜饮，大便秘结或便下脓血，或见发热，舌苔黄腻，舌质红，脉濡数或洪数。治疗原则为清热化湿、理气止痛。实热便秘者则应清里攻下，常用黄芩、蒲公英、山栀、黄连、红藤、枳壳、厚朴、木香等药。实热便秘者加大黄、芒硝。便下脓血可用铁苋菜、凤尾草、秦皮等。

4. **虚寒** 脾胃虚寒，多数表现为胃脘疼痛反复发作，喜热喜按，得食痛减，呕吐清水；或表现为腹痛腹泻，食物不化。二种情况均常伴见面色不华，怕冷，神疲乏力，舌质淡白，脉细无力。治疗原则健脾温中，常用黄芪、桂枝、干姜、白术、党参、茯苓、甘草、木香等药，处方可用香砂六君丸、黄芪建中汤、理中汤等加减。

5. **寒邪（或寒湿）** 由于外受寒邪或过食生冷而发生，脘腹疼痛，急骤而剧烈，得热痛减，遇冷痛甚，可有手足不温、骨节疼痛、呕吐清水、大便稀薄等症。伴有口不渴、舌苔白、脉紧。治疗原则为温中散寒，常用高良姜、乌药、木香、半夏、吴茱萸等药，重者可用附子、干姜、肉桂等。

6. **虫积** 主要表现为脐周腹痛或不固定的腹痛，反复发作，痛时可能触到索条状或团状物，面色不华，有的有异嗜。治疗以驱虫为主，常用使君子、苦楝根皮、槟榔、鹤虱等药。但疼痛剧烈时，可先安蛔、理气止痛，常用乌梅、酸醋、白芍、金铃子、木香等药，待痛止后再驱虫。

7. **伤食** 多发生在暴饮暴食后，食积不化，表现为脘腹胀满疼痛、不思饮食、嗳气腐臭、吞酸，或有呕吐，或腹痛则欲泻，泻后痛减，泻出物酸臭味甚重，舌苔腻，脉弦滑。治疗宜和中消食，常用六曲、山楂、麦芽、鸡内金、枳实、槟榔、木香、保和丸等药。

脘腹痛的原因，主要有上述七种。脘腹疼痛有时为其中的一种原因引起，也常可由二种以上原因所引起。例如：溃疡病多见到虚寒与气滞，或有血瘀；胃肠神经官能症、慢性胃炎多见到气滞；急性肠胃炎多见到寒湿、食积与湿热；慢性肠炎可见到脾胃虚寒、气滞、瘀血及湿热；急性菌痢多见湿热；某些急腹症（阑尾炎、腹膜炎、胰腺炎等）多湿热（实热）、瘀血、气滞并见。

天津南开医院中西医结合治疗阑尾炎合并腹膜炎及急性胰腺炎取得一定疗效，扩大了非手术疗法范围，现将中医治疗方法介绍于后。

1. **急性阑尾炎合并腹膜炎治疗方法** 以内服中药为主，外敷中药为辅，配合输液，对并发严重肠麻痹者用短期胃肠减压。在开展治疗的初期，少数患者配合使用了抗菌素。根据不同病期的特点，采取分期论治。

（1）瘀滞期：热象不明显，主要表现为气滞血瘀的症状。治疗上以行气活血为主，辅以清热解毒的药物。

阑尾化瘀汤：川楝子五钱，延胡索三钱，桃仁三钱，木香三钱，金银花五钱，大黄三钱。

加减：已成包块者加红藤一至二两。

（2）蕴热期：在气滞血瘀的基础上开始化热。清热解毒与行气活血的药物并用。

阑尾清化汤：金银花一两，蒲公英一两，丹皮五钱，大黄五钱，川楝子三钱，赤芍四钱，桃仁三钱，生甘草三钱。

加减：湿热重者，可加黄连、黄芩；湿重者，加佩兰、白蔻、藿香、木通。

（3）毒热期：为毒热炽盛阶段。以清热解毒为主，辅以行气活血的药物。

阑尾清解汤：红花二钱，蒲公英一两，冬瓜子一两，大黄八钱，丹皮五钱，木香三钱，川楝子三钱，生甘草三钱。

加减：大热大渴者，加生石膏一两，天花粉五钱。

在急性炎症期外敷消炎散，当形成肿块时则外用消结膏。

除分期论治外，还应结合在治疗过程中出现的并发症，进行针对性治疗。如患者出现肠麻痹及肠梗阻时，就以通里攻下为主。

2. 急性胰腺炎的治疗方法　以中药为主要治疗方法。

清胰汤一号：适用于表现有肝郁气滞、脾胃湿热，以及便结、腑实的各类急性胰腺炎。

柴胡五钱，黄芩三钱，胡黄连三钱，杭白芍五钱，木香三钱，延胡索三钱，生大黄五钱（后下），芒硝三钱（冲服）。

清胰汤二号：适用于胆道蛔虫诱发之急性水肿性胰腺炎。

柴胡五钱，黄芩三钱，胡黄连三钱，木香三钱，杭白芍三钱，槟榔五钱，使君子五至八钱，芒硝三钱（冲服），苦楝根皮五至八钱。

上述两个方剂适用于绝大多数急性胰腺炎，但必要时可随症加减：

热重，加金银花、连翘壳。

湿热重或有黄疸者，加茵陈、栀子、龙胆草。

呕吐重，加代赭石、半夏。

疼痛重，加川楝子、延胡索。

胸满，加枳实、厚朴。

体虚中寒，去生大黄、芒硝，加附子、干姜。

除中药外，轻症患者亦可单独采用针刺或耳针治疗。常用的穴位有足三里、下巨虚、内关、阳陵泉等。耳针选胰胆区。

在饮食方面，一般不要求禁食，可给予流质或半流质，但忌进油腻食物。胃肠减压一般不用，腹胀明显者可短期使用。止痛及解痉剂不用或少用。除少数严重病例外，抗菌素可不必应用。

（二）胸胁痛　胸胁痛以气滞、血瘀、肝胆湿热为最多见的原因。此外，也有因痰饮、心阳不振及温邪引起的。

1. 气滞　气滞也是胸胁痛最基本的原因。气滞的胸胁痛常与精神因素的关系密切，多因精神抑郁引起发作或加重，而胁又为肝经经过之处，所以称为"肝郁气滞"。其症候、治疗与气滞脘腹痛相似；所不同的是常加入疏肝的药物如柴胡、郁金等。

2. 血瘀　血瘀引起的胸胁痛的特征、治疗与血瘀脘腹痛相似，可参考脘腹痛，不再重复。

3. **湿热** 肝胆湿热常引起胁痛，与脾胃湿热引起脘腹疼痛的特征相似。所不同者，除部位之外，肝胆湿热容易见到黄疸，大便多秘结。治疗亦大致相同，疏肝利胆的柴胡、黄芩、大黄较为常用，有黄疸者常用茵陈。

4. **痰饮** 饮停胁下，也发生胁痛，多因咳嗽、呼吸牵引作痛，肋下胀满，或见发热。治疗原则为攻逐水饮，根据病情选用十枣汤、控涎丹。发热者，可加用小柴胡汤。

5. **心阳不振、心血瘀滞** 心主血脉，心阳不振，则进一步导致心血瘀阻。症见心前疼痛、胸闷、心悸，剧时胸闷如窒、面色㿠白、汗出肢冷、短气、指甲青紫、脉细涩或结代、舌青紫。治疗原则为温振心阳、活血化瘀，常用桂枝、党参、附子、丹参、赤芍、蒲黄、五灵脂、桃仁、红花等药。

此外，外邪袭肺时也可发生胸胁痛，常伴见咳嗽、发热等症。

临床观察，神经官能症的胸胁痛多为气滞；慢性肝炎、慢性胆囊炎等的胁痛多以气滞为主；肝硬化、肝癌气滞血瘀并见，这些病有时挟有湿热（且往往同时见到明显的正虚，如肝阴不足、脾胃虚弱等）；急性肝炎、急性胆囊炎等往往以湿热为主，兼有气滞；胆石症常为气滞、血瘀、湿热并见；心绞痛多因心阳不振、心血瘀阻；肋软骨炎多属瘀血。

遵义医学院附属医院认真贯彻党的中医政策，大搞急腹症研究，中西医结合治疗胆管结石症获得显著成绩。现将该院治疗胆管结石症的中医方法摘要介绍于下。

1. **方剂的组成及应用**

排石汤原方：茵陈、木香、枳壳、大黄、黄芩、黄连。

目前应用方：虎杖、木香、枳壳、黄芩。

辨证加减：寒热、胸闷、胁痛、脉弦者，加金银花、栀子、柴胡等；腹胀、舌绛、渴饮、脉洪者，加生石膏、知母；热重、痛甚者，加玄明粉；恶心、呕吐者，加半夏、竹茹；黄疸重、苔黄腻、脉洪数者，加茵陈、金钱草。剂量根据患者体质及病情轻重而定。一般每天一剂，体壮症实者，可每天服二剂。

治疗期间可加用针灸、气功治疗。针刺主要穴位为丘墟、阳陵泉、日月、期门、胆囊穴。手法用泻法,强刺激。

2. 关于适应证的选择

排石汤适应证为:

(1)较小的(直径约1cm以下)或泥沙样肝胆管结石,而无严重梗阻(胆石嵌顿或胆管狭窄)或感染。

(2)症状较轻,无严重并发症的较大结石。

(3)手术后残余结石,符合上述两项条件者。

(4)肝内广泛性小结石,手术难以治疗者。

(5)手术前后用药可排除残余的泥沙样及小块结石,有利于手术进行及防止复发。

禁忌证:

(1)胆管结石,临床上表现为严重梗阻、感染、中毒性休克或有肝脏并发症者。

(2)长期反复发作梗阻或感染,经非手术疗法无效者。

(3)造影发现胆道存在机械性梗阻障碍(狭窄或结石嵌顿)者。

(4)伴有下列严重胆囊病变者:较大胆囊结石,症状发作频繁;胆囊颈结石嵌顿、积水、积脓;急性化脓性胆囊炎,或穿孔伴中毒症状及休克者。

3. **临床排石规律及疗程**　症状发作期或缓解期均可用药,而发作期用药起到"因势利导"的作用,有助于结石排出,但需严密观察。有的疼痛突然缓解,可能是排石现象;有的腹痛由阵发性转变为持续性,可能是病情在恶化。

于缓解期用药,当出现绞痛发作时,多为排石症状。

用药后一般于第6~7天开始排石,可持续数天至数十天。用药两周无效时可停药。否则,可继续服用至3个月为1个疗程。

4. **排石的理论根据的探讨**　气血郁结、湿热交蒸,影响胆的通降,是胆石症发病的理论根据。排石汤能疏肝、理气、利胆、泄热。根据动物实验证明,排石汤具利胆、调节胆道机能及抗菌等作用。

(三)**腰痛**　《内经》:"腰者肾之府,转摇不能,肾将惫矣。"因而历来有"肾虚则腰痛"之说,而以肾虚为腰痛最常见之原因。此外,感受寒湿和湿热,以及跌仆闪挫,导致局部的气血瘀滞,也是腰痛的常见原因。肾亏、外邪、瘀血常合并出现。

1. **寒湿** 腰部冷痛重着，转侧不利，渐渐加重，虽静卧也不能减轻，遇阴雨疼痛加剧，舌苔白腻，脉沉。治以散寒祛湿、温经通络，常用干姜、茯苓、白术、桂枝、独活、川乌、草乌、牛膝、狗脊等药。

2. **湿热** 腰痛伴有热感，小便短赤，或见涩痛，腰痛部位拒按或有叩痛，舌苔黄腻，脉濡数。治宜清热化湿，常用黄柏、黄芩、山栀、知母、木通、泽泻、牛膝、车前、萆薢等药。

3. **肾虚** 以酸痛为主，绵绵不断，腿膝无力，遇劳更甚，卧则渐轻。偏于肾阴虚者则心烦失眠、遗精、手足心热、舌红、脉细数。治疗以补肾阴为主，常用左归饮（萸肉、地黄、山药、茯苓、杞子、甘草）加减；偏于肾阳虚者可见面色㿠白、手足不温、阳痿滑精、舌质淡白、脉沉细等，常用右归饮（附子、肉桂、山药、杞子、熟地、甘草、杜仲、山萸肉、甘草）、青娥丸等加减。肾亏腰酸，一般均可选用续断、杜仲、菟丝子等补肾药。

4. **瘀血** 瘀血腰痛多因跌仆闪挫所致，也可因久病导致血瘀。其痛如锥刺，固定不移，轻则俯仰不便，重则因剧痛不能转侧，痛处拒按，舌质紫暗，或有瘀斑。治宜活血化瘀、理气止痛，常用归尾、川芎、桃仁、地龙、没药、五灵脂、香附、牛膝、延胡索等药。

急性肾盂肾炎、肾周围脓肿等的腰痛多表现为湿热；慢性肾盂肾炎、肾结核的腰痛多以肾亏为主，也常并见湿热；许多慢性疾病如慢性肾炎、肾下垂、神经衰弱等的腰痛多为肾亏；类风湿性关节炎、风湿性关节炎、纤维组织炎等腰痛多为寒湿或肾亏与寒湿并见；外伤后的腰痛则多为瘀血，但日久也可并见肾亏。

（四）**头痛** 头痛的原因，实证多由外感、肝阳、痰浊、瘀血所致，虚证则多由肾虚和气血不足引起。

1. **外感** 多因风邪袭表所致。而风邪又易与寒、热、湿等病邪合并侵袭人体，因而临床表现与治疗方法也有差异。风寒头痛，在吹风或受冷后头痛加重、鼻塞流涕、打喷嚏、咳嗽、发热不高、苔薄白润、脉浮紧。治以祛风散寒，用荆芥、防风、羌活、白芷等。风热头痛，发热较高、咽痛、口渴、小便短赤、苔薄黄、脉多浮数。治以祛风清热，用桑叶、菊花、薄荷、蔓荆子等。风湿头痛，头重胸闷、四肢沉重、舌苔白腻、脉濡滑。治以祛风化湿，用藁本、川芎、苍术、羌活、姜半夏等。

2. 肝阳　多因肝阴不足、肝阳上亢所致，主要表现为头痛较剧、心烦易怒、睡眠不安，或兼见胁痛、面部升火、口苦、舌质红、脉弦或弦细。治以平肝潜阳，用龙胆草、白芍、夏枯草、珍珠母、穞豆衣、旱莲草、女贞子等。

3. 痰浊　痰浊上蒙时的头痛，主要表现为头重头痛、眩晕、胸闷、肢倦、恶心呕吐，或吐出痰涎、口中黏腻、舌苔白腻、脉濡滑。治以健脾化痰，用姜半夏、白术、茯苓、陈皮、竹茹、天麻等。处方可用温胆汤、半夏白术天麻汤加减。

4. 瘀血　多因头部脉络瘀阻所致。其原因，可因头部外伤之后（如撞伤、跌伤），气血瘀滞，而致经常头痛，呈锐痛或钝痛、失眠、记忆减退；也可因"久痛入络"，而成瘀血头痛，舌可能见到紫暗、青紫斑，脉可能细涩。治疗原则以化瘀通络为主，常用川芎、地龙、赤芍、丹参、红花、桃仁、全蝎、蜈蚣、柴胡等药。

5. 气血不足　气血不足所引起的头痛，多见眩晕、心悸、乏力、面色不华、舌质淡、脉细无力。治以补益气血，用旱莲草、桑椹子、棉花根、党参、黄芪、当归、熟地等。

6. 肾虚　可分肾阳虚与肾阴虚两种。肾阳虚可见头晕头痛、腰酸、四肢不温、怕冷、面色苍白、小便清长、脉沉细。治以补益肾阳，用附子、肉桂、鹿角、仙茅等。肾阴虚可见头痛耳鸣、腰酸遗精、手足心热、失眠、舌质红、脉细数。治以补益肾阴，用熟地、龟板、山药、枸杞、女贞子等。

感冒等传染性疾病的头痛多属外感；高血压头痛多属肝阳和痰浊；贫血的头痛多为气血不足和肾亏；神经衰弱头痛多为肝阳或肾亏；脑震荡后遗症的头痛多属瘀血；脑部肿瘤的头痛多为痰浊和瘀血。

（五）关节痛　关节疼痛由于风寒湿邪侵入经络，或郁而化热，致使气血痹阻不通所致，故又称痹症。痹症的辨证施治，除辨别风、寒、湿、热之偏重外（见第169页《体表、经络病症的辨证》），还应注意痹阻血脉的根本变化，故常结合应用活血通络的药物，如赤芍、红花、丹参、全蝎、蜈蚣等。此外，气血不足也往往是易使外邪侵入、痹阻血脉的内在原因，所以还必须注意气血之强弱,在祛邪的同时采用补养气血的方法,用生黄芪、白术、当归、芍药、川芎等。

三、临床举例

【病例一】吴××,男,54岁。

病史:右胁疼痛引及脐部,食后更甚,泛吐黄水,得嗳气则舒,二天未解大便,尿色深黄,苔薄,脉弦。

处方:柴胡钱半,川楝子三钱,延胡索三钱,姜半夏三钱,香橼皮三钱,青皮钱半,广木香钱半,广郁金三钱,制香附三钱,全当归三钱,赤芍三钱,左金丸一钱(分3次吞服)。

辨证分析:本病例胁痛、泛恶、嗳气则舒、脉弦,说明肝气郁结。吐黄水、便秘、尿色深黄,说明肝郁有化热的趋势。治疗原则应以疏肝理气为主,兼顾清火。处方多数为疏肝理气的药物。左金丸由吴茱萸、黄连二味组成,柴胡、黄连起清火的作用。

【病例二】黄××,女,29岁。

病史:左侧胸部第三肋骨处疼痛已八个月,无咳嗽及外伤史。经用青霉素、止痛散等治疗,未见减轻。近来疼痛加剧,患侧上肢不能上举,转侧或劳动时,疼痛更甚,伴有口苦、目眩、心悸善恐等症。

检查:患处有一紫块,稍见隆起,按之则痛,患处周围且有斑斑瘀点可见。目眶黧黑、面色暗晦、舌边紫、脉细涩。

处方:当归三钱,桃仁四钱,红花三钱,枳壳二钱,赤芍二钱,柴胡一钱,甘草钱半,桔梗钱半,川芎钱半,香附四钱,乳香二钱,没药二钱。

服上方四剂,疼痛基本消失。

辨证分析:本病例胸痛部位固定,局部有隆起,色青紫,有瘀斑,以及面色暗晦、目眶黑、舌边紫、脉细涩,皆是瘀血特征。治疗原则以活血化瘀为主,兼理气止痛。所以用桃红四物汤活血化瘀,合用四逆散加味理气止痛。

【病例三】杜××,男,33岁。

病史:患溃疡病八年之久,曾经多次住院治疗,经X线胃肠造影诊断为十二指肠球部溃疡。近数月来因饮食不当,症状加重。疼痛在饥饿时严重,进食即缓解,夜间疼痛尤剧,放射至腰背部,进食生冷则疼痛尤剧。

第八章 常见症候的辨证施治 Ⅱ

疼痛发作时畏寒，喜热喜按，痛时有恶心、吐酸水。舌质淡白，脉细。

处方：炙黄芪三钱，川桂枝三钱，白芍四钱，炮姜炭一钱，炙甘草三钱，煅瓦楞五钱，乌贼骨一两，姜半夏三钱，旋复花三钱，神曲三钱，麦芽四钱。

上方服五剂，症状减轻，再以上方为基础，加减处方，共服十八剂，症状消失。

辨证分析：根据疼痛多发生在饥饿时，进食能缓解，尤其是夜间（夜间阴凉）发作重，进食生冷也发作厉害，怕冷，喜热喜按，舌质淡白，脉细等，都可辨证为脾胃虚寒。治疗原则是温中健脾，处方以黄芪建中汤加减，加煅瓦楞、乌贼骨制酸，半夏、旋复花降逆止呕，神曲、麦芽助消化。

【病例四】魏××，女，11岁。

病史：因下腹部疼痛四天入院。八天前觉脐下疼痛，可以忍受，四天后转移至右下腹部，为阵发性疼痛，伴有恶心及呕吐，午后发烧，大便稀，每天2~3次。

检查：急性病容，体温40℃，脉弦细数，144次/分，舌质淡红，舌苔黄腻。腹平坦，全下腹部有中等度压痛，右下腹更重，右下腹有肌紧张，全腹均有反跳痛，肠鸣音可闻，血液白细胞34.2×10^9/L，中性88%。诊断为阑尾炎穿孔合并弥漫性腹膜炎，毒热炽盛期。

处方：给阑尾清解汤（见第228页）加减，每天二剂。入院后第一天体温开始下降，第二天腹痛减轻，大便次数增多，当天六次。第四天腹痛消失，无压痛或肌紧张。住院五天痊愈出院。出院前血液白细胞已降至10.7×10^9/L，体温正常，进食良好。

【病例五】马××，男，36岁。

病史：多次冒雨淋湿，遂有腰背酸重而冷、头晕、四肢麻木、小便频数、舌质淡苔薄、脉沉细而迟。

处方：淡干姜一钱，附子一钱，茯苓五钱，生白术五钱，炙甘草四钱，当归三钱，杜仲三钱，续断三钱，左牡蛎一两。

上方共服五剂，腰背酸痛即愈。

辨证分析：这一病例属于寒湿腰痛，依据是因冒雨淋湿而起病、腰背酸重而冷、脉沉细而迟、舌淡。治疗原则是散寒祛湿、温经通络，散寒用干姜、附子，祛湿用白术、茯苓。杜仲、川断、当归等养血、补肝肾。

【病例六】曹××，男，32岁。

病史：六天前起病，腰痛甚剧、怕冷、发热、口渴多饮、小便频数涩痛，曾看伤科贴过膏药，但问不出外伤史。

检查：体温40.6℃，舌苔薄黄腻，脉滑数，肾区叩击痛明显。小便化验：黄色混浊，蛋白（＋），白细胞（＋＋＋），中段尿培养三次均有大肠杆菌生长。

处方：黄柏六钱，黑山栀三钱，黄芩五钱，银花五钱，丹皮三钱，鲜生地一两，萆薢三钱，木通三钱，车前子六钱。

服上方第五天症状消失，热退净，因小便培养阳性，继续服药，第九天起小便培养连续三次阴性。

辨证分析：本例以腰痛为主诉就诊，西医诊断为急性肾盂肾炎，中医辨证属于湿热。发热、口渴、小便频数涩痛、舌苔黄腻、脉滑数等，均属湿热证候。治疗原则以清热祛湿为主，黄柏、山栀、黄芩清热化湿，萆薢、木通、车前清热利湿。本例热重于湿，所以加重清热药如银花、鲜生地等。

出 血

在生理情况下，血液在血脉里周流不息地运行，不会流出血脉之外；除女子周期和血量正常的月经之外，任何出血都是病理现象。

本篇讨论的内容不包括创伤出血和月经过多。

一、出血的基本原因

出血的基本原因主要有下列四方面。

（一）**血热** 血热是出血最基本的原因。血得热则行，遇寒则凝。血分过热，则血液妄行，越出血脉而造成出血。不仅热性病过程中的出血、全身性出血的基本原因都是血热，就是其他各种出血，也多存在血热这一基本因素。因此，在治疗出血时，几乎都要或多或少地应用凉血的药物。尤其在大量出血时，常以凉血止血为主要治疗方法。止血的药物，很多都有凉血的作用。

（二）**火旺** 火旺也会迫血妄行，是出血的常见原因，特别是上部出血，很多都与火旺有关。肺热可引起咳血、鼻衄；胃热可引起呕血、齿衄、鼻衄；肝火可引起呕血、咳血、鼻衄。下部出血属于热证者，则多挟湿，如大肠湿热，可引起便血；下焦湿热，可引起尿血。

火旺除实证之外，还有因为阴虚而引起的，称为阴虚火旺，常见于咳血和尿血。

(三) 脾虚 脾有统血的作用，脾虚不能统血，则发生出血。脾不统血多见于下部出血(如便血)和全身性出血。

(四) 瘀血 内有瘀血，血脉阻滞，流行不畅，以致血不循经(经即血脉)而发生出血。在发生出血之后，往往产生瘀血，如果瘀血不去，出血也不易停止。所以，治疗出血，常用活血化瘀的药物。好多药物，如参三七、蒲黄等，既是活血药，又是止血药。活血与止血，是矛盾对立的统一，是相辅相成的。

二、辨证施治

以上是引起出血的一般原因。对不同的出血、不同的患者，还必须根据具体情况进行分析，才能得出正确的辨证施治。

(一) 鼻衄 鼻出血称为鼻衄。鼻衄多由火旺所引起。因此，清热凉血是治疗鼻衄最基本的方法。常用的药物有黄芩、山栀、丹皮、茜草根、茅根、旱莲草、藕节炭等。如果进一步辨证，火旺又有肺热、胃热、肝火等几种不同情况。属于肺热者，可见到咽干鼻燥、咳嗽少痰，清肺热常用桑白皮、黄芩、山栀等药，如挟风可加桑叶、薄荷、菊花等。属胃热者，可见到口渴喜饮、口臭、苔黄、脉洪数，清胃热常用知母、石膏、生地、黄连等药，便秘可用大黄。属于肝火者，可见到头晕头痛、心烦易怒、舌红、脉弦数等症，清肝火常用龙胆草、柴胡、山栀、黄芩等药。鼻衄属于脾虚者比较少见。

(二) 咳血与咯血 咳血与咯血，多数是由于肺有风热或痰热引起的，症见咳嗽，或有黄痰、口干、舌红、脉数。因此，治疗常用清肺、润肺、凉血、止血的方法，常用药物有桑白皮、黄芩、沙参、麦冬、茅根、侧柏叶、茜草根、藕节炭、旱莲草等。有风者兼予祛风，如用桑叶、牛蒡子等。有痰者兼予化痰，如用杏仁、苏子、花蕊石等。

除因肺有风热、痰热之外，也有因阴虚火旺或肝火犯肺引起的。属于阴虚火旺者，可见到咳嗽少痰、口干口燥、颧红、心烦失眠、手足心热、舌红少苔、脉细数。治疗应当养阴清肺为主，常用沙参、生地、麦冬、地骨皮、功劳叶、桑白皮、黄芩等。凉血、止血的药物也应加入。属于肝火犯肺者，可见头晕头痛、口苦胁痛、心烦易怒、小便短赤、舌红苔黄、脉弦数。治疗除以清肺润肺、凉血止血外，还应加入清肝泻火的药物，如山栀、龙胆草、黛蛤散等。

（三）呕血 呕血多数由于火旺，以胃热和肝火多见，两者虽有区别，但大同小异，总是以清热泻火、凉血止血为主要原则。常用药物有黄芩、大黄、生地、赤芍、丹皮、地榆、侧柏叶等。属胃热者可加黄连、石膏等，属肝火者可加山栀、龙胆草、柴胡等。胃热与肝火的辨证参考鼻衄。

（四）便血 便血常由脾虚或大肠湿热所引起。

脾虚不能统血所引起的便血多为远血（黑粪），常见到面色苍白或萎黄、疲乏无力、胃口不好、舌淡、脉细。治疗以温中健脾为主，配合凉血止血，常用黄土汤加减。

大肠湿热所引起的便血，常见便血鲜红、大便不畅、口苦口腻、舌苔黄腻。治疗应当清化湿热、凉血止血，常用黄芩、黄连、黄柏、苍术、地榆、槐花、荆芥、侧柏叶等药。处方可用槐花散加减。

（五）尿血 尿血常因阴虚火旺、下焦湿热等原因引起。属于阴虚火旺的，可见到颧红、口干、头晕耳鸣、心烦失眠、舌质红、脉细数。治疗应当养阴清火、凉血止血，常用生地、龟板、黄柏、知母、小蓟、阿胶、茅根等。

属于下焦湿热的，可见到小便涩痛。治疗应当清热利湿、凉血、止血，常用生地、木通、黄柏、滑石、小蓟、萆薢、车前草、铁苋菜、鸭跖草等。处方常用小蓟饮子加减。

以上介绍五种常见出血的辨证施治。还应指出，不管哪种出血，当出血量非常多时，都会出现阳气虚脱，此时的急救，应以补气回阳为主，常用独参汤或参附汤（独参汤用一味人参，参附汤用人参、附子）。

三、临床举例

【病例一】李××，男，56岁。

病史：以往曾有大吐血二次，此次突然呕血，约二饭碗，色紫暗，上腹部疼痛，心中烦热，头晕心悸，舌苔薄，脉数。

处方：黄芩三钱，黄连一钱，大黄炭三钱，山栀炭三钱，生地八钱，茅根一两，地榆炭四钱，侧柏叶四钱。

辨证分析：这一病例的呕血，属于胃热。虽然无口渴多饮，舌苔黄，但根据上腹部疼痛，心中烦热，脉数，也可诊断其为胃热。所以治疗原则是清热（用黄芩、黄连、大黄、山栀）、凉血止血（用生地、茅根、侧柏、地榆）。

【病例二】黄××，男，42岁。

病史：咳嗽多黄痰已多年，昨日至今咯血数十口，鲜红或暗红，伴口干、痰黄而稠、舌苔薄、脉滑数。

处方：苏子三钱，杏仁三钱，冬瓜子一两，黄芩三钱，侧柏叶四钱，藕节炭四钱，花蕊石六钱，鲜芦根一尺。

辨证分析：这个病例的咯血属于"肺有痰热"，根据是痰黄而厚、口干、脉滑数。治疗原则是清肺化痰、凉血止血。清肺化痰主要用黄芩、冬瓜子；凉血止血用侧柏、藕节、芦根；化瘀止血用花蕊石；苏子降气化痰，凡血从上出，常配伍降气药，因为"气为血帅"，使气不上逆，则咯血易止。

【病例三】张××，男，成人。

病史：昨日大便下血甚多，色紫黑不鲜，肢冷自汗、头晕眼花、舌质淡白、脉细弱。

处方：别直参一钱（另煎冲），淡附片八分，熟地炭四钱，当归三钱，炮姜炭三钱，地榆炭三钱，阿胶珠三钱。

辨证分析：该病例，便血过多，出现"阳虚欲脱"的症候，如肢冷自汗、脉细弱等，治疗原则是益气、温阳、补血止血。治疗宜参、附回阳。

第二节　外伤科常见症候的辨证施治

疮　疡

一、辨证

中医对外科疾病以往总称疮疡，并以未溃者称肿疡，已溃者称溃疡。在发病过程中，肿、痛、痒、脓是疮疡的主要四大症候，阳证、阴证是疮疡的辨证总纲，根据这些情况，可以分辨疾病的性质，便于诊断和治疗。但应当注意，这些症候并不是孤立存在的，必须综合起来进行辨证，兹分述如下。

（一）**辨肿** 肿的形成是由于气血凝滞，经络阻隔而成的。如《内经》说："营气不从，逆于肉理，乃生痈肿。"这扼要地指出了肿的成因。由于病因和体质的不同，发生肿的症状亦有所差异（见表7）。

表7 肿的性质鉴别表

性质	肿势
寒	肿而木硬，色紫黯青，皮色不泽，不红不热，常伴酸痛
热	肿而色红，灼热，皮薄光泽
虚	肿势平坦，根盘散漫
实	肿势高起，根盘收束
风	肿而散漫宣浮，或游走无定，不红或微红
气	肿势皮紧内软，不红不热，喜消怒张
湿	肿而皮肉重垂胀急，深则按之如烂棉不起，浅则光亮如水疱，破流黄水
痰	肿势或软如棉馒，或硬如结核，不红不热
郁结	肿而坚硬如石，或有棱角，形如岩突，不红不热
瘀血	肿而胀急，色初暗褐，后转青紫，逐渐变黄消退

（二）**辨痛** 痛的形成由于气血壅滞，阻塞不通而成。如前人说："不通则痛，通则不痛。"这扼要地指出了痛的成因。由于患者邪正的盛衰、导致的原因与发病部位的深浅不同，因而疼痛的发作情况也有所不同（见表8）。

表8 痛的性质鉴别表

性质	痛的情况
寒	皮色不变，痛有定处，酸痛而不热，得暖则痛缓
热	皮色焮赤，灼热疼痛，得冷则痛减
虚	疼痛喜按，按则痛减
实	疼痛拒按，按则痛剧
风	痛无定处，忽彼忽此，走注甚速
气	流走不定，攻痛无常，时感抽掣
化脓	形势急胀，痛无止时，有如鸡啄，按之中软而有波动感
瘀血	初起隐痛、微胀、微热、皮色暗褐，继则渐转为皮色青紫而胀痛

（三）**辨痒** 痒是风、湿、热、血虚等原因所引起。古人认为："诸痒属虚，属风。热甚则痛，热微则痒。"这即是痒的一般成因和发病原理。

痒是皮肤病的一个主要自觉症状。在肿疡、溃疡的病程中，虽较为少见，但也有发生。由于发生痒的原因不一，及病变过程的不同，而痒的情况反应亦有各异（见表9）。有关皮肤病的辨痒则详见皮疹的辨证施治。

表9　痒的性质鉴别表

病种	痒	
	病变期	好转期
肿疡	风热相搏，毒势炽盛，有发展趋势	治疗后，毒势已衰，气血通畅，病变有消散的趋势
溃疡	余毒未清，脓水浸淫皮肤；或应用汞、砒药粉，敷贴膏药等过敏所致	治疗后余毒渐化，气血渐充，助长新肉，将要愈合之象；治疗后过敏减低或消失

（四）辨脓　脓是因肌腠之内热胜肉腐蒸酿而成，也是由气血所化生的。如《内经》说："热胜则肉腐，肉腐则为脓。"这扼要地指出了脓的成因。

肿疡在不能消散的阶段而出脓，是正气排毒外出之象，因此，观察脓的形质、色泽，嗅闻脓水的气味变化，对诊断体质的盛衰，病情的预后，也有一定的作用（见表10）。

表10　脓的形质、色泽、气味与预后的关系表

脓的形质、色泽、气味	预后
先出黄稠脓液，次出黄稠滋水	将欲愈合之象
脓由稀薄转为稠厚	体虚渐复，有愈合之象
脓由稠厚转为稀薄	体质渐衰，一时不易愈合
脓质稠厚，色泽黄白鲜明，略带腥味	气血充足，预后多佳
脓稀似粉浆污水，或夹有败絮状物（干酪样），腥秽恶臭	气血衰竭，而且病变往往穿膜着骨，预后多差
脓中夹有瘀血，色紫成块者	虽血络受伤，预后尚佳
脓色绿黑，稀薄而臭	蓄毒日久，有损筋伤骨之象
脓色如姜汁	每多夹有黄疸，病势较重
脓如蟹沫	穿破内膜，不易愈合

（五）辨阳证阴　诊断疮疡，如能辨清它的阴阳属性，是阳证，还是阴证，才能更好地指导治疗和判断预后（见表11）。

（续表）

表11是用类比的方法将疮疡的一些局部症状、全身症状，分别归纳为阳证、阴证两大类。所谓阳证，当感染病邪后，人体抗病力较强，局部和全身能反应出明显的症状；所谓阴证，当感染病邪后，人体抗病力弱，局部和全身不能反应出明显的症状。但由于一个病的症状表现复杂，而且病情又在不断发展和变化，所以一个病所表现的也就不会单纯为阳证或阴证。因此，在临床辨证时，要分析它属阳、属阴，只有这样，才能作出正确的诊断和治疗措施。

表11 阳证阴证鉴别表

项目	症候	阳证	阴证
发病缓急		急性发作	慢性发作
病位深浅		发于皮肉浅表	发于筋骨深里
局部症状	颜色	焮红	紫暗或皮色不变
	温度	灼热	不热或微热
	肿形	肿胀高起	肿胀平塌
	范围	肿势局限	肿势不局限
	疼痛	比较剧烈	不痛、隐痛、酸痛或抽痛
	脓液	稠厚	稀薄
全身症状		初起常伴有寒热、口渴、食欲不振、大便秘结、小便短赤，溃后渐次消失	初起一般无明显全身症状，酿脓期常有潮热、颧红或面色㿠白、自汗、盗汗等，溃后尤甚
病程长短		比较短	比较长
预后		易消、易溃、易敛，预后多好	难消、难溃、难敛，预后较差

二、施治

疮疡的治疗，分为内治疗法和外治疗法两种。内治疗法是指全身治疗，外治疗法是指局部治疗，在临床应用时，必须根据患者的体质情况和不同的致病因素，辨明阴阳，确定疾病性质，然后立出内外治法的法则。除轻浅的疮疡有时专用外治疗法能获得痊愈外，其他情况必须内治疗法和外治疗法相结合。

（一）内治疗法 疮疡发展过程中，一般可分为初起、成脓、溃后三个阶段，而治疗方法亦可分为消、托、补三个大法。

（续表）

1. **消法** 是用消散的药物，使初起尚未化脓的疮疡得到消散吸收，这是一切疮疡初期治法的总纲。具体用法是极其灵活的。因为由于发病原因不同，病情变化不一，必须针对病因、病情运用不同的方法，例如有热毒者，清热解毒；有表邪者，解表；血瘀者，和营行瘀；里实者，通里；寒邪凝结者，温通；湿阻者，祛湿等。

（1）清热解毒法：

适应证：适用于疮疡不论初期、成脓、溃后，凡有实火热毒症状表现者，均可用之，为阳证的主要治法。

用法：清热解毒分为苦寒泻火和凉血清热两法。苦寒泻火法，适用于局部红肿热痛、发热汗出、口渴喜饮、舌苔黄糙、脉象洪数者。常用药物为四季青叶、蒲公英、紫花地丁、黄连、黄芩、黄柏、山栀、银花、连翘、半枝莲、野菊花等。凉血清热法，适用于疮疡局部焮红紫暗、灼热肿痛、烦躁、口渴不多饮、舌绛脉数者。常用药物为鲜生地、赤芍、丹皮、紫草、大青叶、板蓝根等。假如热毒内传，证见神昏谵语，或昏厥不语者，又当加用清心开窍法，常用药物为安宫牛黄丸或紫雪丹等。

此外，还有养阴清热法，适用于疮疡兼见午后潮热、口干咽燥、虚烦不寐、舌光质红、脉象细数者。常用药物为玄参、麦冬、细生地、银柴胡、青蒿、地骨皮、知母等。

（2）解表法：

适应证：适用于疮疡初期或其他各期，凡有外感表证者。

用法：辛凉解表，适用于疮疡焮红、肿势宣浮、疼痛或痛无定处、恶寒轻、发热重、汗少口渴、小便赤、舌苔黄、脉浮数者。常用药物为牛蒡子、薄荷、桑叶、杭菊、蝉衣等。辛温解表，适用于疮疡局部酸痛、肿而木硬、皮色不泽、不红不热、恶寒重、发热轻、无汗、头痛、骨节酸痛、口不渴、舌苔白、脉浮紧者。常用药物为荆芥、防风、麻黄、桂枝、细辛等。

（3）和营法：

适应证：凡疮疡初起、成脓、溃后而有硬块者，均可应用。

用法：常用的为和营活血法，适用于患处结块肿硬、微胀、微热，色红或青紫。常用药物为当归、赤芍、丹参、桃仁、红花、泽兰等，挟有热象者，尚需与清热解毒药同用。

（4）通里法：

适应证：凡疮疡初期或中期，热毒入里，具有便结里实等症状者。

用法：常用的为攻泻法，适用于疮疡实热阳证、焮红高肿、疼痛剧烈、口干饮冷、高热烦躁、呕吐、便秘、腹胀拒按、舌苔黄腻或黄糙、脉沉数有力者。常用药物为土大黄、铁扁担、生大黄、枳实、玄明粉等。

（5）温通法：

适应证：适用于风寒湿痰袭于脉络筋骨者，以致阳气不和，气血凝滞的阴证、寒证。

用法：常用的为温经通阳、散寒化痰法，适用于患处漫肿酸痛、不红不热、口不作渴、畏寒、小便清利、苔白脉迟等。常用药物为麻黄、熟地、桂枝、制川乌、制草乌、干姜、白芥子、鹿角片等。

（6）祛湿法：

适应证：下肢疮疡，由湿热引起的，均可应用。

用法：常用的为清热利湿法，适用于患处灼热焮红疼痛，肿而皮肉重垂，或伴有破流黄水。常用药物为蒲公英、黄柏、紫花地丁、板蓝根、银花、苍术、萆薢、茯苓、泽泻、车前子等。

此外，尚有化痰理气等法，可见第99～104页化痰法及第114～117页理气与降气法。

2. **托法** 是用补益气血托毒的药物，扶助正气，托毒外出，以免毒邪内传。此法适用于疮疡中期正虚毒盛，不能托毒外达；疮形平塌，肿势不局限，难溃难腐的虚证，可用补托法。常用药物为党参、黄芪、棉花根、当归、白芍、角针等。如疮疡脓成，毒盛正气不虚，可用透托法，常用药物为角针。但均需与清热解毒药或和营活血药同用。

3. **补法** 是用补养气血的药物，恢复人体正气，助养新肉生长，使疮口早日愈合。此法是用于疮疡溃后，毒邪已去，但精神疲乏、面色苍白、脓水清稀、疮口不易愈合者，可用补气养血法。常用药物为党参、黄芪、白术、茯苓、棉花根、炙甘草、生熟地、当归、白芍、首乌等，但毒邪未尽之时，切勿即用补法，以免留邪为患。

（二）**外治疗法** 外治疗法是运用药物和手术或配合一定的器械等，直接作用于患者体表的病变部位，以达到治疗目的的一种方法。外治疗法的运用，须同内治疗法一样，要进行辨证施治，根据疮疡的初起、成脓、溃后的发展过程，选用不同的治疗方法和药物。

1. **箍毒消肿** 适用于疮疡初起，阳证可用野菊花、蒲公英、车前草、乌蔹莓等，任选一种或数种，最好新鲜的捣烂外敷，或煎汤作湿热敷。亦可用金黄散、玉露散以冷开水、金银花露、丝瓜叶汁调药如厚糊状湿敷，干后需时时潮润，也可用凡士林调成药膏外敷；或用太乙膏加红灵丹外贴。阴证可用回阳玉龙膏外敷，每3~5天调换一次；或用阳和膏加桂射散外贴，每5~7天调换一次。

2. **切开排脓** 适用溃疡脓成，按之有波动感时。作切开排脓术前，应选择切口的方向，估计切口的大小、进刀的深度，然后进行皮肤消毒，局部麻醉。切开排脓时，一般以右手握刀（中式手术刀），刀锋向外，拇食两指挟住要进刀的尺寸，其余三指把住刀柄，并将刀柄的末端顶在鱼际上三分之一处，同时左手拇食两指按捺在所要进刀部位的两侧，作脓肿切开。切开的大小，总以达到脓液流出通畅，不加按揿为准。

3. **疮疡破溃后** 可依据创面不同的情况，选用下列方法。

（1）清洗创面：适用于溃疡脓水淋漓，浸湿创面周围皮肤者。可用草药如葱头、野菊花、蒲公英等煎浓汁，冷却后冲洗或揩洗创面及周围皮肤；亦可应用淡盐汤作冲洗。

（2）提脓祛腐：适用于疮疡溃后，不论阴证、阳证脓液较多时。对于较深的创口，为了使脓液排出畅快，可用桑皮纸捻成的"药线"作引流。根据创口大小、深浅，选用长短、粗细不同的药线，阳证在药线上捻附八二丹或九一丹提脓祛腐药粉插入创口。阴证捻附浓度较深的提脓祛腐药七三丹插入创口。如对升丹有过敏者，均可改用黑虎丹。当脓液较少，脓腔较浅时，可逐步改短药线或停用药线。在创面上外敷红油膏或用太乙膏盖贴，脓多时每天调换2~3次，脓少时每天调换一次。

（3）生肌收口：适用于疮疡溃后，不论阴证、阳证创面脓尽时。可用生肌散、白玉膏外敷；或用生肌散、太乙膏盖贴，均每天调换一次。

三、临床举例

【病例】陆××，男，11岁。

病史：患者两周前左足背不慎被沥青烧伤，数日后继以患处又被竹竿打伤，于次日左腘窝部感觉疼痛，步履不便，并且渐渐加重。入院前三天骤发高热持续不退，患部焮红肿胀灼热，疼痛难忍，范围约10cm×6cm，按之中软有波动，头面、躯干皮肤出现风团样块物，伴有口干欲饮、大便燥结、小便短赤、苔黄、脉数等症。

治疗：切开引流，使蕴积之毒得以外泄，并予内服凉血清热解毒之剂，以挫内蕴之热毒。

处方：紫花地丁五钱，银花三钱，连翘五钱，丹皮二钱，生山栀三钱，赤芍三钱，制川军三钱，生甘草钱半，川牛膝三钱。

辨证分析：患者先由于足背烧伤，火邪热毒外侵，郁于肌肤，复因直接受竹竿的外伤，以致经脉被阻，营卫失和，血凝毒滞，而成痈肿。故《内经》有云"营气不从，逆于肉理，乃生痈肿"。本病为"委中毒"，亦即腘窝部之急性淋巴结炎，依据局部皮肤颜色焮红及温度灼热情况来辨，属火热之象；从其肿胀疼痛难忍来辨，由于血凝毒滞，不通则痛，也是由于热毒内蕴不散，以致热胜肉腐，肉腐则为脓，故而疼痛难忍，按之中软而有波动感为脓成之征；其全身高热持续不退，伴有口干欲饮、大便燥结、小溲短赤、苔黄、脉数，均属热毒内蕴炽盛之象。并因热毒交蒸入于营血，故见遍身风团，经切开排脓，流出脓液约100mL，内服紫花地丁、银花、连翘、丹皮、赤芍凉血清热解毒之剂后，局部即疼痛减轻，肿胀缩小，风疹块亦消失，体温降至38℃，二天后体温正常，而后改用和营清热解毒之剂，后期请患者患足作功能锻炼，痊愈出院。

皮　疹

一、辨证

皮疹为皮肤病的主要临床表现，但其他各种急、慢性疾病也能见到。皮疹一般分为原发疹及续发疹两种，凡在病理过程中直接发生的及初次出现的皮疹称为原发疹，如水疱、脓疱、斑、丘疹、风团等；凡发生于原发疹上或是原发疹退失后所出现的另一种皮疹称为续发疹，如糜烂、鳞屑、痂、抓痕、皲裂、苔藓样变等。皮疹的发病原因，急性病多由风湿热毒等蕴蒸皮肤所致，慢性病多由阴虚血燥，不能濡养肌肤而成。由于病因的不同，其所发生的皮疹也就各不相同，兹将临床常见皮疹的辨证简介如下。

（一）**水疱** 疱内含有水样或血样液体，呈白色或淡红色，疱壁一般较薄易破，破后可形成糜烂，干燥后结成薄痂。水疱分有小疱与大疱两种，小疱如水痘、带状疱疹；大疱如接触性皮炎，水疱往往发生在红斑之上，多属湿热或热毒所致。

（二）**脓疱** 疱内含有脓液，其色呈浑浊或为黄色，周围常有红晕。疱破后形成糜烂，上有脓液或脓痂，如脓疱疮、败血症，多因热毒炽盛所致。

（三）**斑** 为不高出皮肤表面也不凹陷的点状或片状皮疹，以手摸之而无感觉。其色有红有白：红斑因于血热、热毒、炎性反应所致者，以手按压红斑立即变淡或是完全消失，放开手指后又恢复原状，如烂喉丹痧（猩红热）、斑疹伤寒、丹毒等。因瘀血、营血不足、非炎性反应所致的，以手按压红斑不能消退，如紫癜等。一般红斑根据颜色红活，浮显皮表，分布稀疏的为轻；如果颜色紫暗，紧束皮表，分布稠密的为重。白斑多因气滞、色素的改变而成，如白癜风。

（四）**丘疹** 为丘形小粒的疹子，高出于皮肤表面，呈界限性突起，多为血热、风热所致，如麻疹、湿疹等。

（五）**风团** 为皮肤上的局限性水肿，呈片块状扁平隆起。常突然发生，经过数十分钟或数小时后，即迅速消失，不留任何痕迹，如荨麻疹。有白色与红色之分，白色者为风寒所致，红色者为风热引起。

（六）**鳞屑** 皮肤残片积存于皮疹表面者，称为皮屑或鳞屑。细小的呈糠屑状，如麻疹恢复期、花斑癣；大片呈落叶状，如剥脱性皮炎；层叠的如鳞片状，如银屑病；有的干燥，有的油腻。急性病后见之，多为热毒未清；慢性病见之，则为血虚风燥、皮肤失养所致。

（七）**糜烂** 由于水疱、脓疱的破裂，痂皮脱落，或丘疹的表皮破损，露出潮湿面的，称为糜烂。如天疱疮的大疱破裂后就出现糜烂面，愈后一般无疤痕，多属湿热所致。

（八）**痂** 皮肤渗液（滋水）或脓液干燥后即成为痂。带有脓性的称脓痂，带有血性的称为血痂，带有滋水的称为滋痂。脓痂为热毒未清，血痂为血热所致，滋痂为湿热形成。

（九）**抓痕** 为搔抓所引起的线状损害，常覆以痂皮，发于皮疹或正常的皮肤上。如抓破表皮，则不留疤痕；如抓痕更深，则愈后留有疤痕。其痒大多由于风盛或内热所致。

（十）皲裂　为发生于皮肤上的线形裂缝。多见于常需运动的部位，如指间、手掌、足底、足跟或趾间。其成因为皮肤发炎，浸润而变厚，失去弹性，再加以机械性刺激的结果，多由血虚、风燥、寒胜所致。

（十一）苔藓样变　某些慢性皮肤病，在发展过程中发生干燥、粗糙，略高出皮肤表面，局限性边界清楚的大片或小片损害，触之肥厚而硬，皮肤纹路增宽增深，称为苔藓样变。常是慢性皮肤病的表现，多由风热或血虚所致。

二、分型与施治

（一）风热型　皮疹损害微红，游走无定，遍体作痒，多为干性，抓破血溢，遇风热刺激易发，苔薄黄，脉微数。治宜辛凉散风，可选用桑叶、杭菊、薄荷、蝉衣、浮萍草等，如瘙痒病、风热引起的荨麻疹属于此型。

（二）风寒型　皮疹损害色白，游走无定，遍体作痒，多为干性，遇风寒刺激易发，苔薄白，脉浮缓或浮紧。治宜辛温祛风散寒，可选用荆芥、防风、麻黄、桂枝、制川乌、制草乌、羌活等，如由于风寒引起的荨麻疹属于此型。

（三）热毒型　皮疹损害色红灼热、斑疹、糜烂、脓疱，并表现为作痒、作痛，身热口渴，便秘，溲赤，甚至高热，胸闷烦躁，神昏谵语，发痉、发厥，苔黄或黄糙，舌质红，脉数或洪数、弦数。治宜清热、凉血解毒，可选用蒲公英、紫花地丁、银花、连翘、山栀、黄芩、黄柏、川连、大青叶、板蓝根、鲜生地、赤芍、丹皮、紫草等。如丹毒、烂喉丹痧（猩红热）、剥脱性皮炎等属于此型。

（四）湿浊型　皮疹水疱沿表皮糜烂，滋水淋漓，越腐越痒，胸闷，食欲不振，下肢浮肿，苔白腻，脉滑。治宜利湿化浊，可选用米仁、泽泻、苍术、萆薢、车前子、茯苓、白藓皮、地肤子、豨莶草等，如足癣糜烂、下肢湿疹属于此型。

（五）血虚型　病期较长，皮疹处干燥、肥厚、粗糙、脱屑、作痒，很少糜烂流水，头目眩晕，面色苍白，苔薄，舌淡，脉濡或细而无力。治宜养血润燥，可选用生地、熟地、当归、白芍、丹参、首乌、鸡血藤、桑椹子、阿胶等。如银屑病、神经性皮炎属于此型。

皮疹的发生，往往不是单一原因所引起，常为两个或两个以上原因同起作用，因此，在临床上常见到如风热挟湿浊，或热毒与湿浊并存等，所以在应用时，依据分型辨证，然后选用药物配合起来进行处方。

三、临床举例

【病例一】王××，女，46岁。

病史：因患湿疹伴有继发感染，厂保健站曾给以肌肉注射链霉素三瓶，在注射后第十天，突发高热40℃左右，伴有畏寒、食欲不振、周身关节酸楚等全身症状，并在上臂、面部、颈部、胸部出现数片暗红色斑片，自觉瘙痒，继则红斑迅速扩展，经约七天已达全身各处，两上肢及躯干部较干燥，有大片鳞屑黏着于皮肤，两下肢逐渐肿胀，皮疹处有黄色液体渗出，奇臭难闻。初服中药数剂，未能控制，且症情更趋严重，口腔黏膜出现糜烂，眉毛、阴毛、前额头发脱落，身热持续不退，苔黄糙，舌质红，脉洪数。患者既往无同样发病史，但有皮肤过敏史，贴橡皮膏后，即在局部引起潮红、水疱，青霉素皮肤敏感度试验呈阳性反应。

处方：玄参三钱，大生地六钱，麦冬三钱，鲜石斛四钱，银花四钱，黄芩三钱，黄柏三钱，川连一钱，苍术三钱，萆薢四钱，制大黄三钱，生甘草三钱。

辨证分析：根据病情，患者由于链霉素过敏引起的剥脱性皮炎。皮疹全身暗红色斑片，两下肢水肿、糜烂、滋水发臭，苔黄糙，舌质红，脉洪数，症系心火热毒湿浊，蕴蒸皮肤，并因热毒炽盛，灼伤阴液。治宜清热解毒利湿，养阴生津，故方用玄参、生地、麦冬、石斛以养阴生津；银花、黄芩、黄柏、川连、大黄、甘草等清热解毒；苍术、萆薢等利湿。而后依据辨证施治法则加减用药，经过三个月的调治，痊愈出院，并在四个月后随访，未见复发。

【病例二】张××，女，36岁。

病史：多年以来，每届冬季，遇风冷刺激或冷水浸渍，即发风团，作痒不舒，得暖则疹隐而痒减，发时风团大小不一，小者如疹，大者成块，色白，发作频繁，舌苔薄白，脉象濡缓。

处方：桂枝、麻黄、羌活各钱半，鸡血藤三钱，丹参三钱，炒白芍二钱，小胡麻四钱，姜皮一钱，炙甘草一钱，红枣五枚。

辨证分析：症属营血不足，腠理开疏，风寒之邪，易于侵袭，以致血脉阻滞，营卫不和，《巢氏病源》有"邪气客于皮肤，复逢风寒相折，则起风瘙隐疹，……所为白疹，得天阴雨，冷则剧出，风中亦剧，得晴暖则灭，着衣身暖亦瘥也。"故方中用麻黄、桂枝、羌活、姜皮温散寒邪，丹参、白芍、鸡血藤、红枣养血和营。服四剂后症状减轻，由于夜寐欠安，原方中加安神之品，再服十剂后，虽遇风冷之刺激，冷水之浸渍，荨麻疹已停发。

损　伤

一、辨证

损伤一般分为"外伤"与"内损"两大类。"外伤"其损伤部位在皮肉、筋骨等处；"内伤"则多累及脏腑，常见气血失调。不论"外伤"或"内伤"都与一定的外力作用有关，两者均能相互影响。临床又按发病时间的久暂分为新伤与陈伤，按发病情况分为急性损伤与慢性损伤。

（一）外伤

1. **伤皮肉**　分创伤与挫伤两种。凡伤后皮破肉绽、有创口流血者称创伤；凡伤后皮肉未破无创口，但有疼痛、红肿、瘀斑者称挫伤。

2. **伤筋骨**　分伤筋与伤骨两种。凡伤后局部肿痛、青紫，并有关节屈伸不利者称伤筋，是筋络、筋膜、筋腱，以及软骨等受伤的总称。多因扭伤或挫伤所引起。分筋断、筋挛、筋翻、筋结、筋缩、筋萎等不同情况；凡伤后出现红肿、疼痛、青紫，并有畸形、功能障碍、骨擦音或弹性固定等称伤骨。多因间接暴力或直接暴力所引起。有骨折和脱位两种不同情况。其中骨折又分为完全与不完全两种类型，脱位又分为全脱与半脱两种类型。

（二）内伤　某些外伤可同时累及内部脏器受损，如按内伤的部位不同可分为头部、胸胁及腹部等内伤；如按发病原理则多为气血失调。《内经》有"气伤痛、形伤肿"的记载，是因为气无形，故伤后病痛；血有形，故伤后病肿。鉴于气与血有密切关系，辨证用药也应气血兼顾，所谓"损伤一证专从血论"的立说，是有其片面性的。外伤皮肉、筋骨亦波及气血，但内伤与气血的关系更为密切。

1. **伤气**　分气闭与气滞。气闭者多因骤然受伤，气塞不通，出现晕厥、神志昏迷、不省人事等危急之症。常见于头部受损、震伤脑髓。气滞者多因伤后气机不利，运行失畅，出现胸胁腹部窜痛胀闷、呼吸牵掣不畅、心烦气急咳嗽等症。其特点为外无肿形，自觉疼痛范围较广，多无定处，体表无明显压痛点。常见于胸腹部内伤。

2. 伤血　分亡血与瘀血。亡血系指伤后血行之道失于宣通，血不循经流注，出现血逆妄行，伤血由诸窍溢于体外。如脏腑经络受伤而血上溢，表现为咳血、呕血；伤后血下溢，表现为尿血、便血；头部受伤可见诸窍出血。瘀血系指伤后血离经脉，滞留体内，瘀结不散。如滞于肌表为青紫肿痛；阻于营卫可郁而生热；积于脏腑出现胸腹胀痛。伤血的特点，是在疼痛同时体表伤处多有肿形、部位固定、压痛明显，咳呛转侧时疼痛加剧，一般疼痛范围较小。若瘀血内结经久不散易变为陈伤。伤血常见于各种内伤。

气血两者不可分割，相辅相成，故临床所见常为气血两伤，或气伤及血，或血伤及气。往往伤气、伤血两方面的症状都可出现，仅有所偏重不同而已。

二、施治

伤科治疗以"局部与整体兼顾""外伤与内损并重""固定与活动统一"等为指导原则，采用综合治疗。

（一）内治法　根据伤后气血失调，以及"肝主筋""肾主骨""脾主肌肉"等理论，内治常以理气血、补肝肾、健脾胃为原则。由于伤后易致风寒入络，湿邪留经（外伤尤为明显），故后期治疗还加用温经散寒、祛风利湿的药物。

1. 外伤（伤筋断骨脱位）

早期：以活血祛瘀、理气止痛、接骨续筋为大法。常可选用菊三七根、酢浆草、落得打、当归、赤芍、川芎、桃仁、红花、丹参、乳香、没药、地鳖虫、苦楝子、延胡索、陈皮、骨碎补、自然铜等，或服成药如七厘散、治伤消瘀丸、舒筋活血片、跌打丸等。

后期：以健脾益气、补养肝肾、温经通络为大法。常选用党参、白术、当归、白芍、金雀根、韭菜子、棉花子、川断、狗脊、补骨脂、扦扦活、牛膝、麻黄、桂枝、桑枝、制川草乌、忍冬藤、络石藤、虎杖等，或服成药如大活络丹、小活络丹、补中益气丸、附桂八味丸、健步虎潜丸、豨莶丸等。一般后期治疗除选用上述药物外，还佐以和营活血的方法，选用药物可参照早期活血用药。

2. 内伤

伤气：分理气与补气法。理气法于新伤或陈伤时均常选用。属气闭者，常选用芳香苏醒的成药化服，如苏合香丸、至宝丹、嶡峒丸等。属气滞者，常选用理气散结的药物，如苦楝子、香橼皮、香附、青皮、陈皮、枳壳、枳实、厚朴、木香、苏子、乌药等。补气法主要用于陈伤、新伤失血过多，气随血脱时亦须选用。常选用金雀根、紫河车、党参、黄芪、白术、山药、甘草等。

伤血：分理血与补血两法。理血法于新伤或陈伤时均常选用。属亡血者，常选用凉血止血的药物，如丹皮、生地、山栀、蒲黄、仙鹤草、茜草根、蚕豆花、水苦荬、藕节等。属瘀血者，常选用祛瘀活血的药物，如当归、丹参、川芎、红花、桃仁、乳香、没药、赤芍、三棱、莪术、泽兰叶、益母草、地鳖虫等。补血法用于新伤失血过多，或陈伤日久，体质虚弱者，常选用熟地、制首乌、桑椹子、功劳叶、阿胶、枸杞子、酸枣仁、桂圆肉、白芍、鹿角胶等。

内伤之症，气血往往同时受损，治疗也应气血兼顾，酸根据病情或以理气补气为主，或以活血补血为主，实行治血必须治气，治气亦须治血的原则。一般陈伤常用补法，但多佐以理气活血的药物。头部内伤与胸腹部内伤在治法上略有不同，因病情较为复杂，除活血理气外，尚需根据其他表现进行辨证施治。一般头部内伤初期，当患者清醒后，常在活血化瘀的基础上加用消肿宣散的药物，如荆芥、防风、白芷、蔓荆子、细辛等；或加用疏肝开郁、和胃止呕的药物，如柴胡、细辛、黄连、半夏、薄荷等；或加用清热平肝安神的药物，如天麻、钩藤、石决明、夜交藤、朱茯神、山栀、黄芩、牛膝等。后期常用健脾益气、补养肝肾的药物，如党参、黄芪、当归、白术、升麻、熟地、山药、川断、桑寄生、狗脊、枸杞子等；此外，也可按照临床表现不同，佐以初期各项治法和用药。

（二）外治法　一般用于外伤的治疗，或在内伤合并有明显外伤症状时应用。外治法与内治法，临床上常常兼用。

1. **药物治疗**　按损伤的不同阶段，运用敷药、膏药、药粉、搽擦药、熏洗药、热熨药等不同剂型施治。

早期：多选用具有消肿止痛、接骨续筋的敷药。如消瘀止痛膏（木瓜、栀子、大黄、蒲公英、地鳖虫、乳香、没药等），三色敷药（黄荆子、紫荆藤、当归、五加皮、木瓜、丹参、羌活、赤芍、白芷、姜黄、独活、天花粉、怀牛膝、威灵仙、木防己、防风、马钱子、甘草、秦艽、川芎、连翘等），清营退肿膏（生大黄、生川柏、黄芩、东丹、天花粉、滑石、芙蓉叶等），接骨续筋膏（自然铜、荆芥、防风、五加皮、皂角、茜草、川断、羌活、独活、乳香、没药、桂枝、白芨、血竭、硼砂、螃蟹末、骨碎补、接骨木、红花、赤芍、地鳖虫）等。

后期：多选用具有活血舒筋通络、散寒祛风利湿的药物，制成各种剂型运用。如各种常用膏药（狗皮膏等），或用温经通络敷药（乳香、没药、马钱子、麻黄等），或各种搽擦药（伤筋药水、伤油膏等），或用熏洗药（选用伸筋草、透骨草、三棱、莪术、五加皮、秦艽、威灵仙、海桐皮、红花、苏木、丁香、白芷、川椒、生川草乌等煎汤熏洗），也可用热熨药加醋待其发热后熨患处（属药房出售的成药，如"风寒砂"，旧名为"坎离砂"）。

目前，各地都发现了大量可以治疗各种跌打损伤的中草药，并积累了丰富的治疗经验，发掘了不少单方验方。这里所列的中草药，仅作为辨证施治的一些举例提供参考。

2. **手法治疗** 是伤科治病的特点之一，有悠久的历史，常与药物治疗配合使用，不仅可以将断骨、脱骱得到整复，而且能舒筋通络、驱散风寒、调和气血，在治疗中往往收到显著的效果。历代在手法治疗方面积累了极为丰富的经验。清代《医宗金鉴》总结为八大法则，即摸、接、端、提、推、拿、按、摩等。目前，临床上根据这八法又衍化为许多方法，可分为骨折复位手法和伤筋推拿手法两大类，其中推拿手法也可用于内伤，并有较好的疗效。骨折复位的基本手法，有拔伸牵引、旋转屈伸、端提挤按、摇摆触碰、夹挤分骨、反折回旋等；伤筋推拿的基本手法，有推、拿、按、摩、擦、摇、叩、扳等。

3. **固定及功能锻炼** 损伤的治疗，特别是骨折，必须坚持固定与活动的统一，努力做到"动""静"结合。伤科运用夹板、压垫等作为固定器具，不仅具有一定的固定力，可以防止断骨复位后的再移动，而且固定范围小，有利于关节的功能活动。另一方面在固定期间，肢体的生理活动力又可通过夹板、压垫作用于骨折断端，进一步纠正移位畸形，弥补复位时的不足之处，同时还能使骨折断端密切吻合，加速愈合。功能锻炼，伤科又称为"导引"或"练功"，可活动关节，防止其僵硬，及筋肉萎缩，且有促进全身和局部气血运行，增强体力的功效，故强调早期进行。但应由轻到重，由小渐大，循序渐进，使活动贯穿在整个治疗过程中。我们应按损伤部位的不同，选用适合的局部和全身功能锻炼方法（导引功）。

三、临床举例

【病例一】韦××，男，65岁。

病史：患者于一天前，因踏于不平之地，不慎蹩伤左足，当即痛剧不能步行，肿胀瘀斑复起，夜不安寐，今由家属陪来就诊。

检查：身体健壮，一般情况好。左侧外踝处肿胀甚剧，丘墟穴附近压痛明显，踝关节屈伸及内收功能障碍，但外展尚可。无外踝明显压痛及足跟纵向叩击痛。苔薄质红、脉弦带数。

治疗经过：初诊时先在伤处作推拿理筋手法，外敷消瘀止痛药膏。内服当归、赤芍、留行子、落得打各三钱，地鳖虫、丹皮、桃仁各钱半，桑枝五钱，牛膝四钱，苏梗二钱。

二诊：经上药连服二周，内外同治，伤处肿胀已微，疼痛亦除，关节功能恢复。但时时仍有酸痛，步行乏力。外用三色敷药，内服：上方去留行子、落得打、地鳖虫、丹皮、桃仁、苏梗等，加泽兰叶二钱，五加皮、生地、川断各三钱，野赤豆四钱，续服一周。

三诊：经治三周以来，伤处肿痛已消失，仅夜间及阴雨寒冷时尚感牵掣不适。外敷温经通络药膏。内服：当归、赤芍、生地各二钱，川断、狗脊各四钱，野赤豆、五加皮各三钱，炙草乌钱半。续服一周。五个月后随访，证实经三次治疗后已痊愈。

辨证分析：患者蹩伤，左踝伤筋，初期因肿胀、疼痛较剧，瘀血阻滞，络道失畅，筋脉不和，故内服药以化瘀舒筋为主，取当归、赤芍、留行子、落得打、地鳖虫、桃仁等活血化瘀，以散其瘀滞；又用桑枝、苏梗等疏通经脉之气；牛膝既可活血，又能引药下行；丹皮清热、凉血，可散瘀结之热。药后虽肿痛渐减，但气血未和，故有步行乏力、时时酸疼之感。改用活血养筋之法，用当归、赤芍、泽兰等和营活血；取川断、生地、野赤豆等补养肝肾，健脾利湿；以五加皮祛风通络。三诊时仅有遇寒疼痛，因此在原方中，除继续用活血及补益肝肾药外，还增添炙草乌以散寒温经。由此可见，伤筋之论治用药，大凡初期重在活血祛瘀，后期则按其症情演变，在和营活血的同时，兼以补养肝肾、温经散寒等法，一般均能获得较好效果。

【病例二】沈××，女，18岁。

病史：三天前，患者由两丈高的柴草堆上滑跌地面，右侧头面部碰伤，曾在受伤时昏迷约一刻钟，清醒后头痛剧烈、烦躁不安、眩晕泛恶，无再昏迷史。

检查：神清，右侧额面部血肿5cm×4cm，呈青紫色，右眼球结膜充血，视力正常，未发现病理反射。颈项因挫伤见局部轻度肿胀，转动稍受限制。脉濡数、苔薄白根腻、体温正常。

治疗经过：额面及颈项肿胀处敷消瘀止痛药膏。内服柴胡八分，细辛五分，薄荷六分，归尾、地鳖虫、蔓荆子、姜半夏、石菖蒲各三钱，川芎、防风各钱半。服六剂后，头痛已减，但仍有阵发性出现，泛恶已止，眩晕于前俯时尚可见，纳呆，额面及颈项局部肿胀已退。内服药改为柴胡、细辛、归尾、川芎、蔓荆子（剂量同前），另加天麻、红花、陈皮各钱半，钩藤四钱，朱茯神三钱。服四剂，并配合用推拿理筋手法，及针刺风池、天柱、绝骨等穴。先后共治疗十天，服药结束后一周随访，患者已恢复健康，下田参加劳动。

辨证分析：本例诊断为脑震荡，属中医伤科头部内伤。患者伤后初期，因脉络瘀阻、肝胃失和，故用柴胡、细辛、薄荷升清阳之气；当归、地鳖虫、川芎活血通络；防风、蔓荆子宣散头面之风，兼以舒筋；姜半夏、石菖蒲除痰降逆。服六剂后瘀血虽化，但肝气未平，故以天麻、钩藤、朱茯神平静肝气，再配以柴胡、细辛、归尾、红花、川芎祛其未尽之瘀，佐以陈皮开胃。后期尚配合推拿手法及针刺治疗，以疏通经络，调和营卫，因而治愈。

【病例三】沈××，男，15岁。

病史：三个月前肩挑重物迸气用力过度，当即有右胁肋部疼痛，隔日更甚，呼吸牵掣不舒，咳嗽转侧均见疼痛加剧。因未及时治疗，故三个月来疼痛不解，自觉神疲乏力、纳谷不香、四肢酸软，劳累后更见加重。

　　检查：一般情况无异常，胸胁部无肿胀畸形，右腋下第9～11肋间有较大的压痛区，但无胸廓挤压痛，肺部听诊无特殊。苔薄白舌淡、脉濡缓。

　　治疗经过：内服益母草、香附、苏梗各三钱，功劳叶五钱，红枣三枚。取药渣乘热敷熨伤处。每天一剂，连续内服、外熨二周，胁痛即除，胃纳正常，精神亦振，恢复学习，并在课余时间参加田间和家务劳动。两个月后随访未见复发。

　　辨证分析：本病属胸胁陈伤。迸气损伤以伤气为主，但气为血之帅，气行则血行，本病已三个月，从气滞导致营血凝结，脉络瘀阻。故治疗采用当地草药，以益母草祛瘀生新，活血通络；以香附、苏梗理气解郁，使气血调和；功劳叶有养阴活血之功，配以红枣补中气、调营卫，治劳损痿软效果更好。由于采用气血同治、虚实兼顾、泻中寓补的方法，所以三个月陈伤亦能较快治愈。

第三节　妇产科常见症候的辨证施治

月经不调

　　月经不调指妇女月经的周期、经量、颜色、质地等任何一方面超过正常范围所出现的病理现象。常见的有月经超前、落后或经期错乱，行经期延长，经量过少或过多甚至崩漏。月经失调多为功能性病变，但也可能为子宫、卵巢等器质性病变，特别是肿瘤所引起，必须注意鉴别。

　　月经周期也有每两月行经一次的称为并月，每三个月行经一次的称为居经，一年行经一次的称为避年，也有的终身不行经而身体健康并能受孕，称为暗经，这些都属于生理性的异常，不是疾病。

　　引起月经不调的病因可有多种，如：肝肾亏损；血热；子宫虚寒；脾胃虚弱，气血生化来源缺乏以致气血不足；精神因素刺激，情志不畅，气滞血瘀；产后失调；经期不注意卫生等，都能损伤或影响冲任二经调节月经的功能，导致月经不调。

一、辨证施治

（一）血热

主要症候：月经量增多，色鲜红或淡红，甚则下血如崩；有的出现烦热、面红升火、眩晕、耳鸣、心悸、腰酸、舌红、脉细数等阴虚火旺症状；也有的积瘀生热，全身可见到出血斑点（乌青块），舌边见到紫斑。以上两种情况，都可伴见小腹痛、胁痛、乳房胀痛。经期一般超前。

治疗方法：宜养阴、凉血、清热。常用药如生地（或鲜生地）、白芍、藕节、丹皮、山栀、黄芩、旱莲草、地榆、贯众等，可配合选用。火旺甚者，可加知母、黄柏等；淋漓不止者，可加乌贼骨、莲蓬炭、固经丸（成药）等；如有小腹疼痛、乳房胀痛等气滞症状者，可加川楝子、延胡索、制香附、青皮、郁金等。

（二）子宫虚寒

主要症候：月经量少、周期延长、色紫夹血块、经行不畅、小腹隐痛、喜热喜按；全身情况较虚弱，可出现手足不温、舌淡、脉沉细等虚寒证状。

治疗方法：原则宜暖宫散寒。常用药物如吴茱萸、当归、熟地、川芎、香附、艾叶、炮姜、肉桂、鹿角、仙灵脾等，可配合选用。如腰膝酸软者，可加川断、怀牛膝等；经量极少者，可加仙茅、枸杞子、鹿角霜等。

（三）气不摄血

主要症候：突然下血如崩，或淋漓不止，色淡质薄。经期多见提前。全身虚弱、疲乏无力、心悸、容易出汗、面目虚浮、唇色淡白。如出血过多时可发生虚脱。舌质淡、脉虚。

治疗方法：宜补气摄血。常用药物如黄芪、党参、当归、炙甘草、熟地、白芍、阿胶、艾叶、龙眼肉等，可配合选用。如大便稀薄者，可去熟地加白术、炮姜炭等；腰酸者，可加桑寄生、菟丝子等；久漏不止者，可加乌贼骨、震灵丹（成药）等。

（四）气滞血瘀

主要症候：主要表现为月经先后期不定，量少，经前与行经期小腹胀痛；也可表现为突然下血较多，色紫黑而有块，血块排出后腹痛可暂时缓解；或小腹痛，漏下淋漓不止。常伴有胁痛、乳房胀痛等症。脉象弦或沉弦。舌边有时可见到紫色斑点。

治疗方法：宜理气化瘀。常用药物如当归、赤芍、川芎、红花、益母草、蒲黄、五灵脂、木香、延胡索、乌药、香附、炒荆芥等，可配合选用。也可单用益母草或益母膏。

二、临床举例

【病例】杨××，女，15岁。

病史：经行35天未止，量多如涌，经色鲜红，夹有紫块，面色㿠白无华，精神萎靡，形体消瘦，口干欲饮，少腹时痛，舌质淡、苔白腻，脉细弦带数（经妇科检查诊断为功能性子宫出血）。

处方：党参三钱，黄芪五钱，土白术四钱，大生地四钱，黄芩三钱，失笑散三钱（包），阿胶珠四钱烊化冲，煅牡蛎四钱，旱莲草三钱，鲜茅根一把。

初以为阴虚内热，用滋阴清热固涩法，效果不显。后改用本方治疗，共服五剂，血崩止，再改用益气养血的方法，调理数剂。并常用止血片[①]，每次五片，每天2次。以后月经来潮时，经量均趋正常。

辨证分析：患者血崩一月余，经色鲜红，夹有紫块，少腹时痛，为瘀血在里，伴有血热。而血去过多，耗伤气阴，所以出现面色㿠白无华，口干，脉细带数等症。这是虚中夹实的现象，初用清热养阴之剂无效，后加入失笑散、止血片以祛瘀，参、芪、术以益气。血热除，则出血自止；瘀血去，则新血自生；元气固，则阴血自复，所以不但血崩即止，以后月经也恢复正常。

带　下

带下系指妇女阴道内流出一种黏腻或稀薄的液体，淋漓不断，一般又统称为白带，是常见的妇女病。

当青春发育期、月经前后以及妊娠期，阴道分泌物可能增多，这些都属于正常生理现象，如果这种分泌物特别多，或夹有异常颜色、气味，伴有局部或全身症状者，则属病理现象。中医中根据其不同的颜色和症状又分为白带、赤带、黄带等不同名称。白带系指阴道内流出一种白色黏液，绵绵不断，如清涕状；黄带色黄，黏稠状，有臭气；赤带色淡红，似血非血，质黏稠。

带下多由湿热蕴结下注而成；或脾胃虚弱，运化失常，湿注于下；或房室不节、多产，使肾气虚衰，冲任不固，带脉失约所致。如肾阴亏损，

---

① 止血片组成：生蒲黄，大、小蓟，生地榆。

虚火旺盛，迫血下行，则成赤带。

带下不是一个单纯性的疾病，除因身体虚弱引起带下外，生殖系统某些炎症如盆腔炎、滴虫性阴道炎、霉菌性阴道炎，或肿瘤如子宫颈癌、子宫腺体癌、子宫息肉等皆可引起带下。因此，对带下一症，应结合其他症状，考虑上述这些疾病的可能，做必要的检查，找出原因，尤应注意癌肿的早期诊断。

一、辨证施治

（一）湿热

主要症候：带下量多、色黄、质黏稠，多数有臭气，偶而有少量血液，可有阴痒、小便赤、舌黄腻、脉濡数等症。

治疗方法：宜清利湿热。常用药物如龙胆草、黄柏、黄芩、茯苓、土茯苓、椿根皮、墓头回、萆薢、车前草（或车前子）、碎米荠等，可配合选用。成药可用治带片，每次五片，每天3次。如阴道瘙痒，可用蛇床子散煎汤坐浴，一天2～3次；或用白头翁五钱至一两，浓煎，冲洗阴道。如外阴有红、肿、热、痛等炎症时，可用野菊花一两，蒲公英或紫花地丁一两，煎汤坐浴，一天2～3次。在治疗的同时，须注意阴部清洁，以防重复感染。

（二）脾虚

主要症候：带下色白，如鼻涕样，绵绵不断，无臭气。全身有面色萎黄、神疲乏力、食欲不振，或大便不成形，或两脚肿、舌苔薄腻、脉细弱等症。

治疗方法：宜健脾祛湿。常用药物有苍术、白术、茯苓、米仁、山药、白扁豆、车前子、乌贼骨等，可配合选用。成药可用白带丸，每次6~9克，每天2～3次。

（三）肾虚

主要症候：带下清稀、量多，伴有眩晕、腰酸、小便清长、小腹有冷感、舌淡、脉细。如阴虚火旺，可见带下赤色、形体消瘦、口干、面红升火、烦热、盗汗、舌质红、脉细数。如带下脓血，夹腥臭味，应作进一步检查，排除肿瘤及生殖系统的炎症。

治疗方法：宜补肾固涩。常用药物如鹿角霜、菟丝子、熟地、川断、乌贼骨、金樱子、芡实、龙骨、牡蛎等药，可配合选用。如阴虚火旺，可加知母、黄柏。

二、临床举例

【病例一】徐××，女，40岁。

病史：阴痒五六年，带下颇多，色黄，阴道瘙痒严重，致阴唇破碎，痛痒难当，影响工作，影响睡眠。此外有唇舌破碎、腹胀、大便燥结、舌苔薄腻、脉细弦等症。曾多次检查滴虫均为阴性，霉菌阴性。由于瘙痒严重，某医院曾建议切断神经，患者不愿而来治疗。

处方：龙胆草八分，制川军一钱，淡黄芩三钱，焦山栀三钱，赤、猪苓各三钱，泽泻三钱，炒黄柏三钱，知母三钱，大腹子、皮各一钱，木通一钱。

先后以上方加减连服十余剂，带下及阴痒均止。

辨证分析：上述病例属于肝经湿热下注，带下色黄，伴有严重阴道瘙痒，不论有无滴虫与霉菌，根据症状特点，是比较典型的肝经湿热下注（因肝经络阴器）而为带下、阴痒。治疗宜清化湿热法，用龙胆泻肝汤加减，药与症合，所以收到较好的疗效。

【病例二】刘××，女，34岁。

病史：月经量少，20余天来潮一次，色黑质稀，经前有腰酸痛及少腹坠胀，经行后则消失。平时白带多，质清稀、有腥秽味，食欲尚可，有时大便稀溏，苔白腻，脉濡缓。

处方：白术五钱，山药一两，木香三钱，茯苓三钱，炒白芍五钱，当归三钱，桑寄生四钱，炒贯众五钱，白扁豆三钱，车前子三钱。连服四剂。

复诊月经已行，量少，持续一天左右，色淡质稀，腰痛及少腹坠胀减轻，白带较减，苔薄白，脉缓。处方：山药一两，白术五钱，龙骨五钱，牡蛎五钱，鹿角霜三钱，茜草二钱，白芍五钱，炙甘草二钱，乌贼骨六钱，山萸肉六钱，赤石脂八钱。连服二剂。

服上方后白带量大减，再加干姜三钱，续服二剂，症状消失。

辨证分析：带下量多质稀，结合月经量少、大便稀溏、脉濡缓、苔白腻等症，属于脾虚，生化气血之源不足，而致月经不调；又因脾虚不能化湿而致带下。但带下有腥秽味，月经色黑，经前有腰腹疼胀及少腹坠胀，又表现湿中夹热，虚中夹实。初诊处方重用山药、白术、扁豆健脾；茯苓、车前利湿；由于正值经期，所以佐以当归、白芍调经；桑寄生除腰痛；木香行气滞；贯众清湿热。复诊经期已过，专意治带，除重用山药、白术健脾化湿外，再用大量固摄止带（龙骨、牡蛎、鹿角霜、乌贼骨、山萸肉、赤石脂）为主，所以取得满意的效果。

胎　漏

胎漏是指妊娠期出现腰酸、腹坠、腹痛、阴道流血的症状，其结果可致流产。胎漏及流产多发生于妊娠第2~3个月，过此期间发生就较少。如连续流产三次以上者称为滑胎。

胎漏及流产的原因，多由于孕妇脾虚、肾虚、阴虚火旺，以及跌仆外伤等所导致。脾虚则气血生化来源不足，不能养胎；肾虚则胎元不固；阴虚火旺则血热妄行，胎气不安；至于跌仆外伤则为直接损伤胞胎以致胎漏。此外，感受温热外邪，亦可致胎动不安或漏红下血。

一、辨证施治

胎漏多以腰酸或腰痛为先兆，继而腹痛、坠胀、漏红（阴道流血）。凡漏红而腰酸或腰痛很重的，保胎较难，腰痛或腰酸轻的保胎较易；腹痛重且有坠胀感，或漏红量多而持续不断的保胎较难，腹痛轻微，漏红量少的保胎较易。治疗首先应针对不同原因，用不同方法处理，除胚胎发育方面和胎盘、生殖器官有异常，以及热病伤胎应另作处理外，如因母体气血不足、肾气虚损、冲任不固，或因跌仆闪挫损伤胎元而致胎漏，可根据辨证施治原则用药安胎止漏。

（一）脾虚

主要症候：胎漏下血、精神疲倦、面色淡白、眩晕、舌淡苔薄、脉象细软而滑，甚则小腹下坠、面目浮肿、胸闷纳呆、大便稀薄、白带较多、脉象缓滑无力。

治疗原则：补脾益气，固胎止漏。如黄芪、党参（或孩儿参）、白术、炒归身、熟地、阿胶珠、砂仁、升麻、桑寄生、苎麻根、地榆炭等药可配合应用。

（二）肾虚

主要症候：胎漏下血、腰酸很重、小腹下坠、头目昏晕、白带增多、小便频数、舌淡苔薄、脉沉弱无力。

治疗原则：补肾固摄。如熟地、杜仲、桑寄生、川断、菟丝子、覆盆子、阿胶珠、炒归身、炒白芍、炒藕节等药可配合应用。

（三）外伤

主要症候：跌仆损伤后，胎动不安、腹痛下血、舌苔一般正常、脉滑无力。

治疗原则：调气养血、安胎止漏。如炒归身、炒白芍、陈艾炭、炒枳壳、炒白术、砂仁、阿胶珠、川断、桑寄生、苎麻根、仙鹤草等药可配合应用。

（四）滑胎（习惯性流产）

主要症候：滑胎有属于胚胎与孕妇两方面原因。在孕妇方面多为肾气虚弱、冲任不固与气血亏损，胎儿难得滋养所致。往往怀孕至上次流产的月份，又突然漏红流产。但在发生漏红之前，多先有腰酸、腹坠感觉，并可见到精神疲倦、食欲不振、白带较多、小便频数、脉象细弱无力等症。

治疗原则：培补脾肾、滋养气血。常用白术、党参、茯苓、杜仲（亦可用川断或狗脊）、桑寄生、糯米、红枣等药为基础方，于发生腰酸、腹坠感觉时即可服用。如腹坠显著，可加黄芪（用量至少四钱）、升麻，如腰酸显著，可加菟丝子、川断、补骨脂等；如见腹痛，可加白芍（用量至少四钱）；如见呕吐恶心，加陈皮、竹茹；如见口干、溲黄、舌红、苔黄等热象，可加黄芩；如已见胎漏下血，可用胶艾四物汤（阿胶珠、陈艾炭、熟地、归身炭、炒白芍、川芎）去川芎。

此方亦可作预防用，在怀孕后每月服2~3剂；或制成丸剂，每次10~15克，每天服2次。过习惯性流产期后，斟酌情况减少服用量或停服。

二、胎漏的预防

预防胎漏，比临时用药安胎止漏更为重要。妇女在怀孕后仍应照常参加劳动，如过于安逸，反使气血失于流通，导致胎气不安；但要避免重体力劳动，注意劳动保护，避免攀高取物和防止跌仆闪挫等外伤；更要避免性生活，少食生冷和酸辣刺激性食物；有滑胎史者，不宜妊娠过密，否则，屡次受孕，屡次流产，更使冲任亏损，故流产后一定期间（至少一年）应避免受孕；受孕后应注意精神因素对胎气极有影响，如因滑胎多次而有精神负担，反使胎气不安；在有腰酸感觉时，应注意休息，并即服药安胎。一般过了习惯性流产的月份，并认真注意预防，往往可以保全。

三、临床举例

【病例】张××，女，39岁。

病史：患者怀孕三个月，先感腰酸神疲，停数天即感腹坠漏红，量尚少，持续二天即来就诊。脉细软而滑，舌淡少苔。

处方：黄芪三钱，归身炭三钱，熟地三钱，杜仲三钱，川断三钱，菟丝子三钱，覆盆子三钱，升麻炭八分，白芍炭二钱，桔梗炭钱半，藕节炭三钱。

第二天漏红已少，腰酸、腹坠等症亦减。处方：黄芪三钱，归身炭三钱，焦白术二钱，杜仲三钱，川断三钱，菟丝子三钱，覆盆子三钱，白芍二钱，淡子芩二钱，南瓜蒂二枚，苎麻根四钱，藕节炭三钱。服二剂后漏红即停，用健脾养血药巩固疗效。后足月平安生产。

辨证分析：该妇先感腰酸神疲，继而腹坠漏红。腰酸属肾虚，神疲属气虚。肾虚胎元不固，所以胎漏，气虚下陷，所以感觉腹坠。脉象细软而滑，滑为孕脉，滑而细软，则为气血虚少。处方用熟地、杜仲、川断、菟丝子、覆盆子补肾固摄；黄芪、升麻、桔梗补气举陷；熟地、当归、白芍、藕节炭补血止漏。第二次方中白术、黄芩合用，补脾清热，均为安胎常用之药；南瓜蒂、苎麻根是止胎漏下血常用之药。本病例出血量尚少，所以预后较好。

产后恶露不绝

正常分娩或小产后，阴道出血淋漓不断，时间超过三周者，称为产后恶露不绝。本症如不及时治愈，可引起子宫慢性炎症，使子宫纤维化，影响子宫的收缩，而使以后月经增多与行经期延长，形成"崩漏"等症。

一、辨证施治

（一）气虚

主要症候：由于产妇体质素弱，或因分娩不属顺产，以致产后正气虚损，不能摄血，恶露淋漓不断，色淡红、量多质薄。全身症状神疲乏力、小腹有下坠感、舌淡苔薄、脉细软。

治疗方法：补气摄血，可用黄芪、白术、陈皮、升麻、党参、炒当归、阿胶珠、艾叶炭等药配合加减。

（二）血热

主要症候：由于产后感受湿热外邪或产时失血过多，以致阴血亏损，产生内热，迫血妄行。表现恶露量多不绝、色红，而且有时脓血杂下，质稠而气味腥臭，全身症状可见发热或低热、面红、口干、舌质红、脉细数等症。

治疗方法：凉血、清热解毒，可用生地、赤芍、荆芥炭、藕节炭、银花、连翘、蒲公英、黄芩等药配合加减。

（三）血瘀

主要症候：可因产后受寒或精神刺激而使气滞血瘀，或因胎盘残留，血瘀于内。其表现为恶露淋漓不尽、量少、色黑、夹血块，小腹疼痛拒按，舌边或见瘀斑，脉弦或涩。

治疗方法：祛瘀生新，用当归、川芎、桃仁、炮姜炭、炙甘草、红花、蒲黄、五灵脂等药配合加减。

二、临床举例

【病例】王××，女。

病史：妊娠第四胎，正常分娩一男孩，胎盘娩出完整，但流血量多，宫缩无力。

处方：卷柏（全草）洗净晒干，每次五钱，用开水浸泡30分钟，将药汁一次温服。

经服上方后，宫缩加强，流血明显减少。

辨证分析：产后恶露不绝，一般多属宫缩不良所致，上面病例即属如此。卷柏具有活血、止血作用，所以治疗本症有效。临床应用时可就地取材，以用草药为主，如用益母草一两加糖煎服，也有良好疗效。必须服中药时，可按辨证施治方法应用。

第四节　眼、喉科常见症候的辨证施治

眼科疾患

中医在长期临床实践中，总结出人体脏腑的精气都是到达于眼的。在文献中载有："五脏六腑之精气皆上注于目而为之精，精之窠为眼，骨之精为瞳子，筋之精为黑眼，血之精为络，其窠气之精为白眼，肌肉之精为约束，裹撷筋骨血气之精而与脉并为系，上属于脑，后出于项中"。在这段文献中指出各脏之所属，即肾主骨，肝主筋，心主血，肺主气，脾主肌肉，并具体地将瞳子（瞳孔）、黑眼（角膜和虹膜）、络（内、外眦）、白睛（巩膜和球结膜）、约束（上、下眼睑），分属各个内脏，从而说明了眼的结构和功能、眼与内脏的密切关系。因此，绝对不能把眼的问题孤立起来看，要有整体观念。

当内脏发生失调，有偏盛偏衰或相互制约紊乱时，都可引起眼的病变。眼的症候虽多，然根据它的病位可分为外眼病与眼内病两大类。

外眼病

一、辨证施治

凡眼睑、内外眦、巩膜和球结膜、角膜等部位发生疾患时，都属外眼病的范围。一般讲来，局部症状明显，多属邪实有余之症。

（一）**眼睑疾患** 与脾胃两经关系最为密切。多由六淫邪毒外侵，或内有湿热、痰火、血瘀等因而起，例如麦粒肿、霰粒肿、睑缘炎、沙眼等症。常用治疗方法：

1. *疏邪清热法* 适用于眼睑红肿痒痛、怕光流泪，或伴有发热、头痛等全身症状而属风热所致的。常用药物为荆芥、防风、桑叶、野菊花、蒲公英、蝉衣、车前草等。

2. *泻火解毒法* 适用于眼睑红肿疼痛，或有口渴、尿赤、便闭等，属于脾胃湿火热毒壅盛之症。常用药物为蒲公英、紫花地丁、四季青叶、生山栀、生大黄等。

3. *活血散结法* 适用于眼睑部起有硬结、肿胀不消，多属血瘀、气滞、痰凝之症。常用药物为当归、川芎、丹参、桃仁、红花、赤芍、陈皮、白芥子等。

也有由于脾虚气弱、血脉不和而致眼睑下垂的。则应益气升提、活血通络法为治，常用药物为黄芪、党参、柴胡、升麻、当归、丹参、鸡血藤等。

（二）**内外眦疾患** 与心经关系密切。多由心火血热上炎所致，因为心合脉而主血，心气和则火宁，心气盛则火炎，脉络壅滞、郁于眦部而为病。

如症见两眦赤脉深红，或眦角睑缘部发生溃疡、涩痒刺痛、眵多干结等。当以清心泻火法为治，常用药物为小生地、黄连、连翘、鲜竹叶、木通、生甘草等。

（三）**球结膜和巩膜疾患**　由于白睛（包括球结膜、巩膜）属肺，肺气不清、失宣，每易影响白睛而为病，故宣通与清肃肺气为主要的治疗方法。例如：由于风热之邪客于肺经，以致肺气不清而引起的急性结膜炎（暴风客热证），须辨：

1. **风重于热型**　症见球结膜充血、水肿、羞明难睁、头痛、鼻塞多涕等。治宜散风为主，清肺为辅，常用药物为蔓荆子、防风、牛蒡、薄荷、蝉衣、桔梗、黄芩等。

2. **热重于风型**　多见结膜赤痛、分泌物多而胶粘、口渴、尿黄、便闭等。治疗则应泻肺火为主，散风邪为辅，常用药物为生桑白皮、黄芩、生山栀、生石膏、知母、蒲公英、薄荷、桔梗、蝉衣等。

再如巩膜炎（火疳症），多由肺火热毒内盛，上攻于目而起。症见巩膜部呈现暗红色结节，有明显压痛、怕光流泪、视物模糊等。治宜泻火解毒、凉血散结法，常用药物为四季青叶、一枝黄花、野菊花、生桑白皮、黄芩、丹皮、赤芍、制川军等。也有日久不愈或反复发作，症见阴虚火旺者，则宜养肺阴、清肺热为治，常用药物为南沙参、玄参、天麦冬、地骨皮、桑白皮、知母、黄芩等。

（四）**角膜疾患**　与肝经关系较为密切。临床常见的为角膜炎（聚星障、花翳白陷），一般辨证可分以下三类：

1. **肝经风热型**　患眼有不同程度的睫状充血（或混合性充血）和角膜混浊或溃疡，或伴有眼睑水肿、刺痛、怕光、流泪、视物模糊，往往兼有头胀、鼻流清涕等。应以散风清热法为治，常用药物为羌活、防风、柴胡、黄芩、蒲公英、大青叶、车前草等。

2. **肝火热毒型**　患眼显著睫状充血、角膜浑浊或溃疡、疼痛、小溲黄赤、大便秘结等。治宜泻肝火、解热毒为主，常用药物为龙胆草、黄连、生山栀、蒲公英、板蓝根、银花、赤芍、生大黄等。

3. **阴虚火旺型**　患眼无明显充血，角膜有点状混浊，自觉干涩昏糊、口干咽燥或舌红少液等。当以滋阴降火法为治，常用药物为生地、玄参、麦冬、川石斛、黄柏、知母、赤芍等。

此外，局部治疗对外眼病也很重要，一般常用的有点眼的干眼药粉、滴眼的眼药水，以及搽眼的眼油膏等（这里从略），可根据症情需要而选用。

二、临床举例

【病例】徐××，女，38岁。

病史：主诉左眼发红十余天，有刺痛、畏明、流泪、视物模糊、大便不通等。

检查：视力右1.2，左0.7。

左眼显著睫状充血，角膜6点钟近瞳孔区混浊，荧光素染色阳性。

治疗经过：

内服：羌活、防风各三钱，柴胡三钱，黄芩三钱，赤芍三钱，蒲公英五钱，板蓝根五钱，炒车前四钱，生川军三钱（后入），连服二剂。

外用：0.5%四环素溶液5mL，每小时滴眼1次，每次2～3滴。

二诊：左眼刺激症状改善，大便已通。

检查：左眼睫状充血减退，角膜荧光素着色弱阳性。

再从前法加减为治，原方去柴胡、生军，加青葙子、谷精草各四钱。连服三剂，外用同上。

三诊检查：视力左10.9，左眼睫状充血基本消退，角膜荧光素染色阴性。

再予清化平肝法为治：

蔓荆子四钱，蝉衣一钱，青葙子四钱，谷精草四钱，潼、白蒺藜各三钱，黄芩三钱，赤芍三钱，炒车前四钱。

辨证分析：本病为角膜炎。患眼怕光、流泪，是为风象；明显睫状充血、角膜混浊、刺痛等，是由于肝火上攻于目所致，因为黑睛属肝，症属"肝经风热"。故用上类药物治疗，功能疏散风邪、清热泻火，方中青葙子、谷精草以及蝉衣等，有清化平肝、退翳明目作用。

眼内病

一、辨证施治

凡位于眼内的睫状体、玻璃体、脉络膜、视网膜以及视神经等组织有病变时，统属眼内病的范畴。一般在眼睛表面无甚病征，多属内虚不足之症，但不是绝对的，也有属于实证的，故不能拘泥于外眼病（外障）属实、眼内病（内障）属虚的说法。

中医眼科，过去因受条件限制，对眼内病无法作详细检查，是以患者的主诉和自觉症状来分析归纳为青盲症（视力逐渐减退的）、暴盲症（突然丧失视力）以及夜盲症等。其中包括有很多的眼底病在内。因此，在临床上必须采取辨证与辨病相结合、中西医双重诊断的方法，既辨证又辨病，才能对疾病的情况有整个的认识，从而订出恰当的治疗计划，运用有效的治疗方法。

中医以眼内病归属于瞳神疾患范围，与肝肾两经关系较为密切，因为"瞳神属肾""肝开窍于目""肝受血而能视"。由于肾藏精、肝藏血，如果肝肾两亏，精血不足，无以上荣而目失所养，每易导致眼目昏花，或视力逐渐减退（属青盲范围），或发生夜盲等情况，即是眼底所见的视网膜炎、脉络膜炎、视神经萎缩以及视网膜色素变性（夜盲）等眼内病。治疗方法应以培补肝肾、养血生精为主，常用药物为熟地、首乌、女贞子、枸杞子、仙灵脾、锁阳、菟丝子、五味子、当归、白芍、黄精、夜明砂等。

也有由于肾阴亏损，肝阳上亢，清窍被蒙而致视力下降，眼和头部胀痛不舒等，多见于急性球后视神经炎、青光眼等。治宜滋阴补肾、平肝潜阳为主，常用药物为制、首乌、生熟地、桑椹子、五味子、珍珠母、龙骨、牡蛎、磁石等。

也可由于肝火妄动，络伤血溢而致眼内出血，视力迅速丧失的，如黄斑部出血、静脉周围炎、视网膜中央静脉血栓等（都属暴盲范围）。治疗方法：初起眼底检查见血色鲜红的，应以凉血止血法为治，常用药物为生地、丹皮、墨旱莲、四季青叶、地榆、茜草、藕节、蒲黄、仙鹤草等；如日久形成血瘀的，则宜活血祛瘀法治之，常用药物为当归、生地、丹参、红花、桃仁、茺蔚子、生蒲黄等。

二、临床举例

【病例】王××，女，20岁。

病史：双眼近视，昨日下午右眼视力突然显著减退，看东西有黑影。

检查：视力　远　右0.02，左（带镜）0.8
　　　　　　　近　右0.2，左1.5

右眼散瞳检查，眼底呈豹纹状，视神经乳头颞侧弧形斑，黄斑部中心反射消失，四周有新鲜出血。

治疗经过：生地四钱，地榆一两，茜草四钱，小蓟四钱，藕节四钱，蒲黄（炒）四钱，阿胶珠三钱，仙鹤草一两，荆芥炭钱半，连服四剂。

二诊检查：右眼底黄斑部出血较吸收，中心反射仍消失。

前方获效，仍予原法为治。

生地四钱，阿胶珠三钱，茜草四钱，藕节四钱，炒蒲黄三钱，丹参四钱，赤芍三钱，紫草三钱，仙鹤草一两，连服五剂。

三诊检查：右眼底黄斑出血完全吸收，中心反射未见。

症情好转，视力尚无进步，拟予前法加滋阴补肾为治。

生、熟地各四钱，阿胶珠三钱，女贞子三钱，旱莲草三钱，淮山药四钱，丹皮三钱，赤芍三钱，茯苓三钱，泽泻三钱，仙鹤草五钱，连服七剂。

来第七诊时，检查视力，右远0.3，眼底病情稳定。

辨证分析：本病例右眼底黄斑部出血初起，色呈鲜红，症属血热妄行、络伤血溢所致，故用上类药物凉血止血法治疗后，能在较短的疗程中出血完全吸收，再用滋阴补肾（六味地黄汤）提高视力，获得了较为满意的效果。

咽喉疾患

咽喉为口腔达肺胃的通道，咽通于胃，喉通于肺。中医文献中载有："咽喉者，生于肺胃之上，咽者嚥也，主通利水谷，为胃之系，乃胃气通道也；喉者空虚，主气息出入呼吸，为肺气之通道也；人之一身，唯此最为关要。"这是说明咽喉与内脏有着密切的关联。

由于咽喉连于肺胃，故外感为患，咽喉常先遭其侵犯；因为咽喉为诸经行聚之处，故内脏失调有病变时，也能反映于咽喉。

一、辨证施治

临床常见的咽喉疾患，可分以下四类。

（一）风温邪毒型　由于风温、疫疠等邪毒，从口鼻来犯，咽喉首当其冲而为病。每见咽喉红肿疼痛、声嘶，兼有发热、恶风、咳嗽、舌苔淡黄、脉象浮数等。治以辛凉疏散、清热利咽，常用药物为香豆豉、生山栀、牛蒡、薄荷、桔梗、甘草、银花、连翘、赤芍等。

（二）实热火毒型 多由肺胃火热熏蒸（或平素嗜好辛辣、烟、酒等，肺胃常有积热）咽喉所致，症见咽喉红肿痛甚，吞咽不利、小溲黄赤、大便不通、苔黄、脉象弦数等。应以泻火解毒、清利咽喉为治，常用药物为一枝黄花、板蓝根、生石膏、生山栀、银花、连翘、赤芍、生大黄、生甘草等。

（三）阴虚火旺型 由于肾阴不足，虚火上炎，消灼肺阴、熏蒸咽喉所致，患者每多咽部有异物感、干燥微痛，经常有黏稠分泌物引起干咳，咽部黏膜呈暗红色，并有颗粒状突起，多少不一，或伴有精神疲乏等，苔薄舌红，脉细数。此症多见于成年人，好反复发作。治宜滋阴降火，常用药物为生地、玄参、麦冬、制首乌、金石斛、花粉、知母、黄柏等。

（四）气滞痰阻型 多因情绪不畅、肝胃不和、气滞痰阻而成。患者自诉咽喉部有物梗阻，咽之不下，咯之不出，吞咽正常，往往伴有胸闷、嗳气，心情愉快时症状减轻，情志忧郁时或工作劳累时加重。治宜疏肝开郁、理气化痰，常用药物为旋复梗、郁金、厚朴、陈皮、半夏、苏子梗、茯苓等。

二、临床举例

【病例】罗××，女，33岁。

病史：主诉左咽部疼痛，吞咽困难、痰多且稠，伴有左耳胀痛。病经五天，起病时突然高热39℃以上，即往某医院急诊，当时留在急诊室观察二天。五天来注射青霉素、链霉素、四环素等，症情未见好转。

检查：来诊时患者呈急性病容，有痛苦表情，颈部呈假性僵直，头偏向左侧，并用手托左颈部，企图减轻痛苦。左侧咽部高肿充血，软腭部明显红肿突出将扁桃体遮盖、牵引帝丁，并推向右侧而成倾斜，左颈部淋巴结肿胀而有压痛。舌苔淡黄，脉弦数。

内服：川连一钱，黄芩三钱，银花四钱，荆芥三钱，归尾三钱，赤芍三钱，皂角针三钱，炙甲片三钱，鲜芦根去节一两，消炎丸十二粒（分3次饭后吞），连服二剂。

外用：妙喉散（组成：青果核、青黛、煅月石、炉甘石、人中白、川连粉、西瓜霜、冰片、甘草粉、石膏），每两小时吹咽喉一次。

二天后复诊，左咽部肿胀充血已退八九，疼痛亦止，稍觉干燥，颈部淋巴结也缩小，再以清热解毒而利咽喉。

内服：荆芥三钱，鲜金斛一两，银花、连翘各三钱，黄芩三钱，生山栀三钱，赤芍三钱，鲜芦根一两（去节），消炎丸十二粒（分3次饭后吞）。

后随访，服药四剂后即痊愈。

辨证分析：喉痈，古称"猛疽"，说明本病是一种较为严重而又急性的疾患，症属外感风邪，引动肺胃积热上升，侵袭咽喉，由于热毒壅积，气血凝滞而成痈肿。本病现代医学称为扁桃体周围脓肿，是由溶血性链球菌或葡萄球菌感染所致，一般用抗菌素治疗，但对这个病例未能控制。后改用内服和外吹中药清热解毒、和营消肿法治疗获效，说明中草药中的清热解毒药物，对这类病例具有很好的作用。

第九章　辨证施治的原则性与灵活性

辨证施治的基本精神，就是要求对具体病情作具体的分析，以找出解决矛盾的方法，而在对具体病情进行具体分析时，既要有原则性，又要有灵活性。为了能更好地理解和掌握辨证施治，现将辨证施治的原则性和灵活性作一概括介绍。

第一节　治病必须治本

"治病必求于本"，这是辨证施治的一条根本原则。所谓治病必求于本，就是要深入疾病的本质，抓住和解决主要矛盾。例如辨别虚实，虚证用补法，实证用泻法，就是治病求本的体现。"我们看事情必须要看它的实质，而把它的现象只看作入门的向导，一进了门就要抓住它的实质，这才是可靠的科学的分析方法。"辨证施治就是要通过分析症候——疾病表现出的现象，进而掌握疾病的本质。要真正做到这一点有时是不容易的。一般说，一定性质的疾病，必然表现出一定的特定症候，如寒证表现出怕冷、面色㿠白、喜热、舌苔白等症候。但是，有时也会出现一些相反的症候，如果不仔细辨别，就会被这些症候引向错误的辨证，例如寒证出现面色潮红，如果粗枝大叶，就可能被"面色潮红"而引向"热证"的错误辨证。这种与疾病本质相反的症候，被称为"假象"。如面色潮红出现于寒证，四肢寒冷出现于热证，都是假象。因此，要真正做到治病必求于本，就必须善于识别假象。下面介绍几种属于假象的情况。

一、真热假寒

例如患者出现畏寒、四肢寒冷等寒证现象，而同时又见到唇红、口燥、声高气粗、大便秘结、渴喜冷饮、脉滑数有力等热证现象时，那么，畏寒、四肢寒冷就应考虑为假寒，而应从舌苔、脉象及其他热证症状的表现来考虑诊断。这时的畏寒、四肢寒冷是"假寒真热"，治疗应按热证处理。

二、真寒假热

例如热性病的后期，患者出现四肢冷、下利完谷、脉微欲绝，而身不恶寒、烦躁，甚则面红升火，或有咽痛，这时，则应考虑为"真寒假热"。由于阴寒内盛，虚阳浮越而出现烦躁、面赤升火、咽痛等假象。这种情况往往表明病情危重，治疗应当急需回阳救脱，用人参、附子、干姜、甘草等药。

三、至虚有盛候（真虚假实）

"至虚有盛候"的意思是说严重的虚证也会出现实证的症候，这是真虚假实。例如患者脘腹痞闷疼痛、烦躁不安、大便秘结，看来似属实证，而同时又见腹痛喜按，得热痛减，脘腹虽然胀满，但时见减轻，而且神色萎靡、舌淡胖嫩、脉微无力，就应考虑为真虚假实，采用健脾益气、温润的方法治疗，而不能用攻下法。

四、大实有羸状（真实假虚）

"大实有羸状"，意思是说严重的实证也会出现虚证的症候，这是真实假虚。例如患者尽管精神萎靡、四肢无力、大便溏泄，看来似属虚证，而同时腹痛拒按、腹胀不减、得热更甚、脉沉实有力，就应考虑为"真实假虚"，采用清热泻实、破积的方法来治疗。

辨别虚实、寒热的真假，要从错综复杂的症候中辨别哪些症候是假象，哪些症候才是真正反映了疾病的本质，这就要求医生仔细、认真对待，假象总是可以识别的。例如辨寒热的真假，口渴为热，但如果口渴不喜饮或喜热饮，那就可能不是热而可能是寒；手足冷为寒，但手足冷而按其胸腹灼热，就可能不是寒而是热等。更重要的是脉象，从上述真寒假热、真热假寒、至虚有盛候、大实有羸状的辨别中可以看出，都将脉象作为主要依据。而且，脉象必须要重按，重按有力是实证，重按无力是虚证。真实假虚和真热假寒应出现实脉（真热假寒是实热证），而真虚假实和真寒假热应出现虚脉（真寒假热是虚寒证）。但是，脉象的意义也不能绝对化，也有舍脉从症的时候。因而，必须强调全面分析，同时还要结合患者体质的强弱、发病的原因、病程的长短、精神因素，以及治疗经过等作全盘考虑，去伪存真，才能深入疾病的本质，不为假象所迷惑。

《内经》在论述治疗法则时，提出了"正治"和"反治"二种不同的治法。正治是指虚证用补药，实证用泻药，寒证用热药，热证用凉药。反治是指"寒因寒用"（寒的症候用寒凉药）、"热因热用"（热的症候用温热药）、"通因通用"（如食积泄泻用通下药）、"塞因塞用"（如便秘腹胀用健脾药）。其实，"寒因寒用"的"寒"是假象，是真热假寒，所以要用寒凉药。"热因热用"的"热"也是假象，是真寒假热，所以要用温热药。食积引起的大便泄泻用通下药，是因为这种泄泻是由病邪积滞引起的，所以不能固涩而要通下，例如第194页病例一用大黄，就是因为这个患者的腹泻是湿热积滞引起的。便秘腹胀用健脾补气药，是因为这种便秘腹胀是虚证而不是实证，所以不能攻下。由此可见，所谓"反治"，实际上也是正治。

第二节 灵活掌握标本缓急关系

本与标是相对的，从人体与病邪来说，正气是本，病邪是标；从病因与症状来说，病因是本，症状是标。

"治病必求于本"，是辨证施治的一条根本原则，它强调辨证施治必须深入疾病的本质。但是，不仅不否定辨证施治时具体处理正气与病邪、病因与症状等关系的灵活性，而是认为在辨证施治时必须善于灵活掌握上述标本关系。

一、标本兼顾问题

正虚邪实、虚实夹杂，这种情况是很常见的。这时，治疗原则应当标本兼顾，必须根据实际情况，灵活掌握。例如肝硬化腹水（臌胀）患者，表现出疲乏无力、食欲不振、大便溏薄、脉细弱等症候，显然，这种患者存在虚实两个方面：一方面是脾胃气虚，另一方面是水湿停滞造成大腹膨胀。对这种"正虚邪实"的患者的治疗，就可有不同的方法：（1）先攻后补，先用利尿或逐水的方法祛除水湿，然后补脾胃、扶正气；（2）先补后攻，先补脾胃、扶正气，待正气比较充足之后再用利尿或逐水的方法祛除湿邪；（3）攻补兼施，攻补兼施又有以攻为主、以补为主和攻补各半等不同。究竟采用哪种方法好，就必须根据患者的具体情况灵活掌握。如果患者正虚还不很厉害，能经得起攻邪法，可以考虑先攻后补。如果患者十分虚弱，就只能先补后攻或攻补兼施。

二、标本缓急问题

治标与治本的先后缓急，有一条原则：急则治标，缓则治本。对这句话的正确理解是：标急的情况下，治标为主，标不急的情况下，治本为主。如果将这句话理解为"病情紧急的情况下治标，病情不急的情况下治本"，那就错了。例如外感热病出现亡阳，当然很紧急，如果这时去治标（祛邪），就完全错了。这时的"急"是本急而不是标急，本急当然要治本，应当紧急回阳救脱。标急的情况是经常可以遇到的，例如痰饮病发作时，患者表现出咳嗽、气急、痰多、怕冷、胃口不好等等症候，辨证属于脾肾阳虚、痰饮阻肺。脾肾阳虚是本，痰饮阻肺是标，但二者比较，当时显然标比本急，因此当时的治疗应以温化痰饮为主，待痰饮减少之后，再以补益脾肾为主而治本。例如本书第210页病例就是一个例子，可参考。

第三节 密切注视症的转化

在疾病过程中，"症"是互相转化的。反对孤立地、静止地对待"症"，主张用联系的、发展的观点对待"症"，要求医生密切注视病情变化，对具体情况进行具体分析，是辨证施治的重要精神之一。

症是不断地变化和转化的。不仅表证可以发展成为里证，实证与虚证、热证与寒证也是可以相互转化的。例如一个患者起病时畏寒、发热、头痛、骨节疼痛、舌苔白、脉浮紧，这是表寒证。过一天后，畏寒消失了，而出现发热不退、出汗、口干喜冷饮、舌苔黄、脉数，这时就发展成了里热证。也就是说，这个患者由表证转化成了里证，由寒证转化成了热证。再如本书第167页外感热病辨证举例中的病例五，发热、咳嗽胸痛、痰铁锈色，本是风温实热之症，但当转变成汗多肢冷、神志昏糊、谵语声低、渴喜热饮、脉沉细时，疾病就由实证转化成了虚证，由热证转化成了寒证。由此可见，必须密切注视病情变化，分析症的转化，才能及时根据症的转化提出新的辨证施治。

第四节 注意因人、因地、因时制宜

在辨证施治时，应在掌握辨证施治原则的基础上，注意因人、因地、因时制宜。例如，对老年人、体质虚弱的人，必须慎用攻下逐水法，如必须用时，也要特别注意正气。在应用发汗法时，要注意季节、地点和体质的因素，在寒冷的季节，特别是在北方和对体质结实的人，发汗可以选用麻黄、桂枝之类药物；而在炎热的季节，特别是在南方和对体质虚弱的人，则应尽量选用香薷、荆芥、薄荷之类药物。但是，如果机械性地认为老年人不能用泻下药，或夏季不能用麻黄、桂枝，那也是违反辨证施治精神的。

附 录

常用药物索引（包括用于肿瘤的中草药）

一画	
一见喜	085
一枝黄花	087

二画	
七叶一枝花	085
八月扎	146
八角莲	145
丁香	083
刀豆	116

三画	
三七	123
三棱	118
小茴香	083
小蓟	122
大蓟	122
大黄	110
大戟	112
大青叶	090
川、象贝母	102
川芎	118
川乌	084
川楝子	114
山栀	090

山楂	105
山慈姑	104
山羊角（附羚羊角）	126
山茱萸	132
干姜	082
马齿苋	090
马鞭草	108
马兜铃	103
女贞子	138

四画	
天麻	125
天冬	138
天将壳	100
天胡荽	147
天葵子	147
天南星	105
水蛭	144
水红花子	144
水杨梅根	147
火麻仁	113
木瓜	080
木通	097
木香	114
木棉树皮	146

五加皮	079	石膏	087
五味子	131	石斛	138
五灵脂	119	石苇	097
六曲	106	石见穿	119
乌药	114	石决明	125
乌梅	131	石榴皮	107
乌骨藤	147	石上柏	143
乌梢蛇	080	石打穿	143
乌贼骨	132	半夏	099
乌梅卤水	148	半枝莲	086
牛膝	080	半边莲	086
牛蒡子	077	四季青叶	087
凤尾草	090	龙骨	132
丹参	118	龙葵	144
车前草（附车前子）	096	龙胆草	087
		仙茅	141
五画		仙鹤草	123
瓜蒌	102	仙人掌	147
生姜	076	甘遂	112
生铁落	128	甘草	135
白果	132	玉竹	138
白术	135	玉米须	096
白芍	137	玉簪花	147
白芨	123	冬瓜皮	096
白头翁	090	冬瓜仁	102
白芥子	099	冬葵子	097
白蒺藜	125	延胡索	114
白茅根	121	代赭石	116
白花蛇	080	平地木	118
白花蛇舌草	086	北沙参	138

艾叶 ………………………… 123

六画

防风 ………………………… 076
防己 ………………………… 080
老菱壳 ……………………… 146
老鹳草 ……………………… 080
红花 ………………………… 118
红藤 ………………………… 091
红枣 ………………………… 135
地榆 ………………………… 122
地黄 ………………………… 137
地肤子 ……………………… 097
地鳖虫 ……………………… 119
百部 ………………………… 100
百合 ………………………… 138
肉桂 ………………………… 082
刘寄奴 ……………………… 119
竹茹 ………………………… 103
羊乳参 ……………………… 103
芒硝 ………………………… 110
江剪刀草 …………………… 102
全蝎 ………………………… 126
合欢皮 ……………………… 128
当归 ………………………… 137
肉苁蓉 ……………………… 141
农吉利 ……………………… 145
米仁 ………………………… 094
朱砂 ………………………… 128

七画

鸡血藤 ……………………… 119
鸡冠花 ……………………… 132
鸡蛋壳 ……………………… 132
鸡肫皮 ……………………… 106
灶心土 ……………………… 123
苏子 ………………………… 099
苏铁叶 ……………………… 144
牡蛎 ………………………… 126
牡丹皮 ……………………… 090
连翘 ………………………… 087
连钱草 ……………………… 096
伸筋草 ……………………… 080
附子 ………………………… 082
花椒 ………………………… 083
苍术 ………………………… 092
赤芍 ………………………… 090
赤石脂 ……………………… 132
远志 ………………………… 128
陈皮 ………………………… 099
陈棕炭 ……………………… 122
谷芽 ………………………… 105
麦芽 ………………………… 105
麦冬 ………………………… 138
芡实 ………………………… 132
杜仲 ………………………… 141
佛甲草 ……………………… 147
龟板 ………………………… 139
沙苑子 ……………………… 141
吴茱萸 ……………………… 083

杏香兔耳风	148	枇杷叶	102
芫花	112	侧柏叶	121
没药	119	垂盆草	143
补骨脂	141	败酱草	144
		板蓝根（见大青叶）	090
		刺猬皮	119

八画

金银花	087		
金樱子	132		

九画

狗脊	141	荜澄茄	083
狗尾草	147	枸杞子	137
苦参	094	枸橘李	115
苦杏仁	099	枸骨叶	138
苦楝根皮	106	草乌	084
郁金	115	草豆蔻	093
郁李仁	113	南瓜子	107
河白草	098	南沙参	138
青皮	115	首乌	137
知母	087	首乌藤	128
佩兰	092	香薷	076
泽泻	097	香附	114
泽兰	118	荆芥	076
昆布	104	独活	079
贯众	107	砂仁	093
虎杖	118	枳实（附枳壳）	115
乳香	119	荔枝核	115
细辛	084	威灵仙	079
明矾	132	茵陈	094
羌活	076	茯苓	096
使君子	107	前胡	103
鱼腥草	086	柿蒂	116

茺蔚子	118	桂枝	076
茜草根	122	党参	135
珍珠母	126	臭梧桐	080
炮姜	123	蚕沙	080
牵牛子	112	蚕茧壳	132
柏子仁	128	蚕豆花	121
孩儿参	135	高良姜	082
扁豆	135	鸭跖草	086
姜黄	079	桔梗	100
急性子	144	桃仁	118
韭菜子	141	莪术	118
络石藤	080	益母草（附：茺蔚子、童子益母草）	118
钩藤	125		
厚朴	093	益智仁	132
穿心莲	085	徐长卿	125
		夏枯草	126
十 画		浮萍	078
柴胡	087	浮小麦	131
桑叶	077	莲须	132
桑枝	080	铁扁担	110
桑白皮	102	铁苋菜	122
桑螵蛸	132	留行子	119
桑椹子	137	鬼针草	147
海带	104	核桃树枝	146
海藻	104		
海浮石	102	**十一画**	
海蛤壳	102	麻黄	076
海金沙	096	麻黄根	131
秦艽	079	黄连	086
秦皮	087	黄芩	086

黄柏	087
黄芪	135
黄药子	104
鹿角	141
淡豆豉	076
菊花	077
寄生	080
野菊花	086
野荞麦	105
野葡萄藤	147
蛇蜕	147
蛇莓	143
蛇床子	108
猪苓	096
猪殃殃	143
梗通	096
常山	108
商陆	112
旋复梗（旋复花）	116
蚯蚓	126
菝葜	143
红硇砂	145
萆薢	097
望江南	146
淫羊藿	141
续断	141
淮小麦	128
淮山药	135
萝卜子	105

十二画

萹蓄	096
款冬花	100
紫苏（附苏梗）	076
紫草	090
紫苑	100
紫珠草	121
紫河车	136
紫花地丁	085
葱白	076
酢浆草	097
葎草	097
葫芦	097
葶苈子	102
鹅不食草	108
脾寒草	108
番泻叶	110
黑芝麻	113
锁阳	141
菟丝子	141
棉根	135
喜树	146
葵树子	147
葛根	078
滑石	097

十三画

蒟蒻	144
蒲黄	123
蒲公英	085

椿根皮	094
鼠曲草	103
蜂蜜	113
墓头回	122
榆树果	128
碎米荠	132
雷丸	107
蜈蚣	126
煅瓦楞	132
路路通	115

十四画

蝉蜕	078
辣蓼	093
槟榔	107
漏芦	145
豨莶草	080
鲜生地	090
蜣螂虫	145
磁石	126
槐花	122
酸枣仁	128

十五画以上

墨旱莲	121
瘪桃干	131
糯稻根	131
覆盆子	132
鳖甲	139
瞿麦	096

薤白	115
鹤虱	107
藿香	092
薄荷	077
藕节	122
薜荔果	144
藤梨根	143
露蜂房	145
僵蚕	126
蟋蟀	097
蝼蛄	097
壁虎	127
蟾酥	145
蟾皮	145

常用方剂、成药索引

二画

方剂名	页码
二陈汤	100
二至丸	140
七厘散	120
八角梧桐片	082
八正散	098
十枣汤	112
十灰丸	124
刀豆柿蒂汤	117

三画

方剂名	页码
三妙丸	095
三子汤（旧名三子养亲汤）	101
三甲复脉汤	140
川芎茶调散	077
川楝素片	109
小活络丹	082
小建中汤	084
小柴胡汤	088
小青龙汤	101
小承气汤	159
小蓟饮子	123
小儿回春丹	127
大补阴丸	140
大承气汤	111
马齿苋汤	091

四画

方剂名	页码
五苓散	098
六神丸	090
六一散	099
六味地黄汤	139
乌头汤	084
乌梅丸	108
午时茶	077
风湿豨桐片	081
止嗽散	100
内消瘰疬丸	105
化虫丸	109
牛黄清心丸	130

五画

方剂名	页码
四逆汤	083
四物汤	137
四神丸	142
白药	125
白带丸	133
白头翁汤	092
平胃散	093
平肝息风汤	127
甘露消毒丹	094
甘遂通结汤	112
甘麦大枣汤	129
半夏露	101

半夏白术天麻汤	100
石膏知母汤（旧名白虎汤）	088
龙胆泻肝汤	088
宁嗽露	101
失笑散	120
仙鹤草素	124
玉枢丹	131
右归丸	141
归脾汤	136

尿道排石汤	098
杏仁止咳糖浆	101
苇茎汤	103
驱蛔汤	108
苏合香丸	131
牡蛎散	133
杞菊地黄丸	139

六画

导赤散	098
导痰汤	101
安神补心丸	129
安宫牛黄丸	130
红蒲黄朴汤	111
舟车丸	113
血府逐瘀汤	120
至宝丹	130
行军散	131
阳和汤	142

八画

金铃子散	115
金锁固精丸	133
苦胆草片	089
定喘止咳糖浆	103
治伤消瘀丸	120
四君子汤（参苓术草汤）	136
羌活蒲蓝汤	078
知柏八味丸	139
明目地黄丸	139
降压丸	127

七画

抗"601"	089
抗炎灵	089
补中益气汤	136
补肾强身片	142
吴茱萸汤	083
良附丸	084
纯阳正气丸	093

九画

茵陈蒿汤	094
茵陈冲剂	095
胃可宁片	134
胃乐片	134
荆防汤	077
独活寄生汤	081
胜湿汤	081
保和丸	106
复方大承气汤	111

济生橘核丸	116	黄连解毒汤	088
活血止痛汤	119	理中汤	083
神犀丹	130	理气止痛方	115
首乌片	138	控涎丹	113
香砂六君丸	136	麻仁丸	114
		蛇床子散	109
		旋复代赭汤	117

十画

桑菊饮	078
桑络汤	081
桑螵蛸散	133
桃花汤	133
桃红四物汤	137
通关散	131
哮喘冲剂	104
调胃承气汤	111
润肠丸	114
逍遥散	115
益母草膏	120
都气丸	139
涤痰汤	101

十一画

清营汤	091
清热消炎片	089
清肝保脑丸	095
清气化痰丸	104
银翘散	078
银黄片	089
银翘解毒丸	079
黄土汤	124

十二画

紫雪丹	130
紫珠草溶液	124
葱豉汤	076
黑锡丹	142
温胆汤	223
痛泻要方	116
舒筋活络丸	082
犀角地黄汤	091

十三画

感冒片	079
感冒退热冲剂	092
蒲蓝汤	091
新制橘皮竹茹汤	117

十四画

槐花散	124
豨莶丸	081
磁朱丸	129
缩泉丸	133
酸枣仁汤	128

下篇 辨证施治的临床应用

截疟七宝饮·················· 109

十五画以上
镇痉散····················· 127
增液汤····················· 140
醒脑静····················· 130
嶙峒丸····················· 120
藿香正气散·················· 093